Médecine
Vétérinaire
Rurale

1874

MÉDECINE

VÉTÉRINAIRE RURALE

CLICHY. — IMPRIMERIE PAUL DUPONT
Rue du Bac-d'Asnières, 12.

MÉDECINE
VÉTÉRINAIRE RURALE

OU

ÉTUDE

DES CAUSES DES MALADIES QUI AFFECTENT LES ANIMAUX
DOMESTIQUES,

DES MOYENS DE LES NEUTRALISER ET DES SOINS

A DONNER AUX MALADES

SUIVIE D'UN

FORMULAIRE PHARMACEUTIQUE

PAR

UN VÉTÉRINAIRE AGRONOME

PARIS

LIBRAIRIE DE GARNIER FRERES

6, RUE DES SAINTS-PÈRES, 6

1874

AVANT-PROPOS.

Nous indiquons dans ces pages, destinées principalement à étudier les moyens de prévenir les maladies des
bestiaux, les principaux remèdes usités dans la médecine vétérinaire ; car il n'est pas toujours facile de séparer les moyens préservatifs des moyens curatifs. Et
d'ailleurs le cultivateur doit toujours surveiller l'exécu-
tion des prescriptions ordonnées par le médecin, généralement trop éloigné de ses malades pour les visiter
aussi souvent que les besoins l'exigeraient.

L'homme qui a traité de la manière la plus sensée la
question de l'instruction publique, l'agronome qui a
le mieux compris la position des cultivateurs, Ma-
thieu de Dombasle, a résumé, avec le tact qu'il de-
vait autant à son génie qu'à son expérience des choses
agricoles, les secours que le chef d'exploitation peut retirer de l'étude des maladies des animaux.

« Quelques notions d'art vétérinaire, dit-il, sont fort

utiles à un agriculteur, non pas afin qu'il puisse traiter ses bestiaux dans tous les cas de maladie, car il serait fort dangereux de vouloir le faire, pour tout homme qui n'a pas consacré un long espace de temps à l'étude et à la pratique de cet art ; et ici les demi-connaissances sont un guide fort dangereux. Mais il est bon du moins que le cultivateur sache apprécier la gravité des maladies pour lesquelles il conviendra d'appeler un vétérinaire ; il faut qu'il sache administrer aux animaux les soins qu'exige une maladie légère, ou les premiers secours convenables avant l'arrivée du vétérinaire, dans les cas graves. »

N'insistons pas pour recommander aux cultivateurs après le maître dont ils vénèrent la mémoire, de faire appeler le médecin et le vétérinaire, quand une maladie un peu grave se déclare sur les hommes et sur les animaux de la ferme. Il nous suffit d'exposer sérieusement, quoique d'une manière succincte, l'histoire des maladies. Celui qui connaît les difficultés que présente la détermination d'une affection morbide, qui connaît le danger qu'il peut y avoir à confondre deux maladies semblables en apparence ; qui sait que le même médicament peut exercer des effets différents selon l'état des individus auxquels il est administré, et que le même effet curatif, la cessation de la diarrhée, le rétablissement de l'appétit par exemple, peuvent être produits par des agents qui ont des propriétés opposées ; celui, en un mot, qui connaît toutes les données dont il faut tenir compte pour traiter les maladies, ne manquera pas quand il aura chez lui des malades, hommes ou bestiaux, de faire appeler le praticien qui a fait de bonnes études médicales.

Mais si le cultivateur ne peut pas ordonner des médicaments, ni pratiquer des opérations chirurgicales avec avantage pour les malades, il peut prévenir un grand nombre de maladies ; car elles sont nombreuses et bien nuisibles aux campagnes, celles que la médecine est radicalement incapable de combattre avec succès, et que l'hygiène peut prévenir avec certitude. Le but de la médecine vétérinaire rurale doit être de le mettre à même d'obtenir ce résultat en étudiant les causes particulières de chaque maladie, et les moyens de neutraliser ces causes ou de rendre les animaux capables de résister à leur action.

MÉDECINE VÉTÉRINAIRE

RURALE.

CHAPITRE PREMIER

MALADIES COMMUNES A TOUS LES ANIMAUX DOMESTIQUES.

Ces maladies offrent des nuances selon les espèces qu'elles affectent, mais, toujours produites par les mêmes causes, elles peuvent être prévenues par les mêmes moyens et exigent chez tous les animaux le même traitement.

SECTION PREMIÈRE

MALADIES LOCALES QUI PEUVENT AFFECTER TOUTES LES
PARTIES DU CORPS.

Inflammation.

Engorgement des vaisseaux capillaires, avec modification des tissus environnants. Elle se distingue, disent les auteurs, de la congestion, de la fluxion, qui en est le premier degré, en ce que le sang est extravasé et que les solides sont altérés. Elle peut siéger à l'intérieur et à la surface du corps. Tantôt elle constitue des maladies particulières, la gastrite, l'érysipèle, etc.;

tantôt elle n'est qu'une complication d'autres maladies, de la clavelée, des plaies, etc. Dans tous les cas, il faut en tenir compte.

SYMPTOMES. — Douleur, chaleur, tuméfaction et rougeur. Ces deux derniers signes ne sont pas toujours en rapport avec la gravité du mal ; ils sont peu sensibles dans les parties résistantes, de couleur foncée, couvertes de poils ; mais il y a alors tension, compression des tissus et douleur vive. A ces caractères fournis par les changements matériels des organes, s'ajoutent ceux qui résultent du dérangement des fonctions.

Chaque organe exécute deux ordres de fonctions : celles qui se rapportent exclusivement à l'organe lui-même, telle est la nutrition, et celles qui intéressent l'ensemble de l'économie animale, telles sont la digestion par l'estomac, les sécrétions par les glandes, la perception des sons par l'oreille, etc.

Dans les parties enflammées, la nutrition est viciée. Si l'état maladif se prolonge, il y a production de pus et changement de nature des tissus, dégénérescence. Les signes fournis par les fonctions spéciales varient selon les organes malades. En général, l'exercice de ces fonctions est pénible : la lumière fatigue l'œil dans l'ophthalmie, les mouvements sont douloureux dans l'inflammation des muscles, la digestion est pénible dans la gastrite, etc. Ces signes ne peuvent être indiqués qu'à l'occasion de l'inflammation de chaque organe.

MARCHE, TERMINAISON. — Si les symptômes se succèdent rapidement, l'inflammation est dite *aiguë*, et s'ils traînent, *chronique*. Elle se termine par *résolution* quand elle avorte, que les tissus reprennent l'état normal ; par *suppuration*, s'il y a formation de pus ; par *gangrène*, quand il y a mortification de la partie malade ; par la *mort*, quand elle entraîne la cessation des fonctions d'un organe dont l'action est indispensable à l'entretien de la vie.

CAUSES. — Une nourriture abondante et substantielle, le repos après de pénibles travaux, la cessation d'une fonction épuisante, de la sécrétion du lait, par exemple, la vigueur, la pléthore, y prédisposent. L'inflammation se montre quelquefois sans cause apparente ; elle est comme spontanée. Le plus souvent elle est occasionnée par des agents irritants, par des coups, des brûlures, des caustiques, des acides, des alcalis, etc. Elle peut être produite par des causes indirectes, par réaction : le refroidissement de la peau peut entraîner l'inflammation des bronches, du poumon, de la plèvre, du péritoine, de l'intestin, des muscles, etc. On provoque des inflammations à la peau et sur les intestins en appliquant les révulsifs, en administrant des purgatifs, afin de produire une dérivation, lorsqu'on veut déplacer une maladie qui met la vie en danger ou qu'on ne peut combattre directement avec efficacité.

PRÉSERVATIFS. — Il n'est pas nécessaire de dire qu'il faut éviter, autant que possible, les causes accidentelles de l'inflammation ; mais nous conseillerons, pour prévenir le développement des maladies inflammatoires qui attaquent comme spontanément, tantôt la peau, tantôt les viscères, de nourrir les animaux avec modération, de proportionner la nourriture aux déperditions, de la diminuer quand cessent les travaux pénibles, de rétablir les fonctions de la peau après les refroidissements en employant des couvertures , des sudorifiques (§ XX, voyez *Formulaire*), des frictions sèches, des fumigations, etc. ; de traiter rapidement les brûlures, les blessures, afin de prévenir le développement des phénomènes inflammatoires.

TRAITEMENT. — A cet effet, appliquer des astringents (§ VIII, voyez *Formulaire*), en lotions et en cataplasmes, ou des résolutifs (§ XIV) ; faire des frictions avec le liniment ammoniacal (37, voyez *Formulaire*), la pommade camphrée (188) ; un moyen presque certain de faire avorter l'inflammation c'est l'emploi des réfrigérants (133), des irrigations, des applications d'eau fraîche, longtemps continuées sur les parties blessées, contusionnées, foulées.

Si ces moyens échouent, calmer la douleur par des lotions émollientes (1, 2), par des narcotiques (§ XXV) ; diminuer la tension des parties quand le mal est à l'extérieur en pratiquant des incisions à la peau.

Si le mal est grave, le pouls fort, le malade excité, diminuer la nourriture, donner des aliments rafraîchissants, pratiquer des saignées, administrer des lavements émollients (1, 2), laxatifs (69, 76).

L'inflammation qui accompagne la clavelée, la vaccine, est traitée avec ces maladies et disparaît avec elles.

Contre les inflammations des viscères, on applique souvent, nous le verrons, des révulsifs à la peau.

Phlegmon.

SYMPTOMES. — Le phlegmon ou inflammation du tissu cellulaire sous-cutané peut siéger dans toutes les par-

ties du corps. Il se reconnaît à la tuméfaction, à la
douleur de la partie malade, à la tension de la peau qui
le recouvre.

CAUSES. — Coups, contusions, pression exercée par
des harnais mal ajustés, piqûres, introduction dans les
chairs de corps étrangers, etc.

PRÉSERVATIFS. — Aussitôt qu'on remarque chez un
animal une tuméfaction douloureuse, en rechercher la
cause, la faire cesser, si cela est possible, ou en combattre de suite les effets.

TRAITEMENT. — Par une pression méthodique au
moyen de bandages appropriés, par des frictions avec
des résolutifs (§ XIV, voyez *Formulaire*), par des cataplasmes astringents (§ VIII), provoquer la résolution de
l'inflammation au début. S'il y a formation de pus, si
la peau est fortement tendue, la douleur vive, employer
les émollients (§ I) en lotions et en cataplasmes. Les narcotiques (§ XXV) sont même indiqués si la douleur
vive persiste.

Une incision sur le phlegmon aussitôt que le pus est
formé, la ponction de l'abcès, soulage le malade. L'opération est indispensable lorsque le mal est profond,
quand le pus est recouvert par des membranes, des tissus résistants, comme cela se remarque aux membres.
Elle produit instantanément une grande amélioration.

Abcès.

SYMPTOMES. — Quand le pus est superficiel, on le
sent par l'exploration : le centre du mal est mou et
saillant. Il se produit une fluctuation sensible, lorsque,

ayant une main placée de chaque côté de l'abcès, on presse alternativement avec chaque main la partie purulente. L'abcès profond, recouvert par des membranes résistantes, se reconnaît difficilement. La douleur, la forte tension de la partie douloureuse, l'état fébrile du malade le font soupçonner.

CAUSES. — Toutes celles des inflammations profondes. Les abcès se produisent quelquefois comme spontanément, sans cause extérieure reconnue.

PRÉSERVATIFS. — Quand les causes de l'inflammation et du phlegmon ont agi, insister vigoureusement et immédiatement après, sur les résolutifs (§ XIV, voyez *Formulaire*) et les astringents (§ VIII) en choisissant selon les ressources qui se trouvent dans la ferme, selon les animaux à traiter, et selon les parties malades.

TRAITEMENT. — Ne pas attendre que l'abcès s'ouvre spontanément : opérer la ponction, faire écouler le pus au dehors, tenir l'ouverture béante, et quand l'écoulement n'est pas facile comme sur les lombes, placer dans l'intérieur, pour absorber le pus à mesure qu'il est produit, des étoupes, de la charpie, mais en petite quantité, de manière à ne pas s'opposer au resserrement des parois du réservoir.

L'ouverture doit être faite à la partie la plus basse de la poche purulente, afin que toute la matière fluide puisse s'écouler. Au besoin, on fait une contre-ouverture et on place un ruban ou une mèche de filasse pour conduire le pus là par où il doit sortir avec le plus de facilité. La pression convenablement exercée avec un bandage sur les parois de l'abcès, produit le même résultat, et provoque l'adhérence des parois. Des injections avec la teinture d'aloës (136, voyez *Formulaire*), du vin aromatique (250) ou de l'eau végéto-minérale (108) diminuent la suppuration, raniment les tissus et facilitent la cicatrisation.

Les *abcès froids*, les *abcès par congestion*, se traitent de la même manière, mais il faut insister davantage sur les injections résolutives, détersives, pour en obtenir la guérison.

Quoique la plus simple des opérations chirurgicales, la ponction des abcès exige la main d'un homme expérimenté. Pour pratiquer l'ouverture sans blesser des organes importants, un vaisseau, un nerf, sans diviser un muscle perpendiculairement à la direction de ses fibres, des connaissances anatomiques sont nécesaires. Elles le sont encore pour ne pas confondre une hernie, une varice avec un abcès ; pour ne pas pénétrer dans une articulation, tout en faisant cependant une large ouverture afin de faciliter l'écoulement du pus. On se sert d'une pointe de fer chauffée au rouge blanc pour ouvrir les abcès dans les régions où l'on peut craindre de blesser un gros vaisseau, comme dans le voisinage de la gorge.

Il y a plus d'avantage à avancer, qu'à retarder l'ouverture des abcès. La ponction hâtive ne peut pas avoir des inconvénients ; les plaies faites avec le bistouri se cicatrisent facilement, assurent l'écoulement du pus, et préviennent les décollements, toujours dangereux, qu'entraîne le séjour de ce liquide dans l'épaisseur des tissus.

Kystes.

Quand des matières étrangères séjournent longtemps dans les tissus, les parois des réservoirs qui les contiennent se transforment en véritables membranes. C'est ce qu'on appelle un kyste.

TRAITEMENT. — Quelle que soit la matière renfermée dans cette poche, il faut en provoquer la sortie, et, plus souvent que dans les abcès ordinaires, injecter dans la poche vidée un liquide irritant, de la teinture d'aloës (136, voyez *Formulaire*), de la teinture d'iode (184), afin de provoquer une inflammation adhésive.

Un kyste peut être confondu avec une hydropisie synoviale, avec une varice, plutôt qu'un abcès. N'en faire faire la ponction que par un praticien expérimenté.

Kystes, abcès aux oreilles.

Ils se forment à la base de la conque, où le tissu cellulaire est abondant. Ils peuvent se produire sur tous les animaux.

CAUSES. — Les coups de manche de fouet donnés par le charretier à son cheval ; les pressions exercées par les maréchaux avec les morailles, les tenailles, le serre-nez ; les coups de dents dans les combats entre chiens ; les morsures faites aux moutons par les chiens de garde, en sont les causes les plus ordinaires.

TRAITEMENT. — Aussitôt que l'oreille est épaisse, douloureuse, faire une incision pour faciliter l'écoulement du pus et traiter la plaie avec du vin chaud ou avec un liniment résolutif (§ XIV, voyez *Formulaire*) ; si la plaie est blafarde, lente à se cicatriser, employer une liqueur détersive (114, 115, voyez *Formulaire*).

Plaies simples.

Causes. — Des instruments tranchants, des corps piquants, etc., qui pénètrent dans les tissus.

Traitement. — Nettoyer la plaie avec l'eau ordinaire et en maintenir les lèvres en contact l'une avec l'autre, soit par des points de suture, soit par des bandelettes de papier gommé ou de taffetas d'Angleterre. Pour faciliter la cicatrisation par première intention, que ces moyens ont pour but de provoquer, tenir les parties immobiles ; si la plaie est à un membre, borner les mouvements en employant des attelles en bois, en cuir, en carton, qu'on fixe autour du membre au moyen d'une bande. Ce traitement réussit, s'il est bien appliqué et s'il l'est à temps, surtout s'il est secondé par des irrigations avec l'eau fraiche, suffisamment prolongées.

S'il est inefficace, continuer à maintenir les lèvres rapprochées l'une de l'autre ; si la plaie est belle, de couleur rosée, se borner à la tenir proprement, à la couvrir avec de la charpie ou des étoupes hachées ; on peut aussi la traiter avec des plumasseaux enduits de cérat (10, voyez *Formulaire*) ou d'un autre corps adoucissant (11) et fixés au moyen d'un bandage convenable ; si elle est pâle, employer des compresses ou des plumasseaux imbibés de vin aromatique (250) ou de teinture d'aloës (136) ; si la cicatrisation est lente, saupoudrer la plaie avec des poudres dessicatives (128, 140, 143). Écarter les mouches en badigeonnant légèrement avec de l'onguent égyptiac (118) étendu d'eau, ou en saupoudrant avec une poudre dessicative à laquelle on ajoute de la suie de cheminée pour la rendre amère ; détruire les larves s'il y en a, en versant sur la place qu'elles occupent quelques gouttes d'essence de térébenthine ou d'huile empyreumatique.

Plaies contuses, plaies par morsure, plaies avec déchirure.

CAUSES. — Chutes violentes sur des corps durs, pression des harnais, clous implantés dans les stalles et la muraille des étables et contre lesquels se frottent les animaux, coups de timon de voiture, morsures, projectiles lancés par des armes à feu, frottements violents, etc.

TRAITEMENT. — Amputer les parties de peau profondément meurtries, ainsi que les lambeaux en grande partie détachés, et rapprocher en les fixant, ceux dont on peut espérer l'adhérence soit entre eux, soit avec les tissus qu'ils recouvrent ; dilater l'ouverture si la plaie est profonde, comme cela peut arriver après une morsure, après une piqûre, après un coup d'arme à feu ; transformer autant que possible la plaie en plaie simple, et après l'avoir soigneusement nettoyée, chercher, au moyen de points de suture, de bandages, de compresses, de bandelettes gommées, à rendre les parties immobiles et à obtenir la cicatrisation, au moins d'une partie de la blessure, par première intention.

Un traitement avec de la charpie ou des étoupes sèches suffit rarement pour produire la prompte guérison des plaies contuses. Des plumasseaux imbibés de teinture d'aloës (136, voyez *Formulaire*) ou d'eau sédative (181), sont nécessaires pour ranimer les parties qui ont été meurtries. Si les plaies sont douloureuses, les animaux irritables, couvrir la partie malade, pendant les premiers jours, d'un large cataplasme émollient (5, 6, 7) ou même calmant (811). Si la plaie est à un membre, laisser le malade dans un repos complet.

Opérer avec promptitude, car le succès du traitement pour la cicatrisation immédiate dépend beaucoup du temps qui s'est écoulé depuis que la cause a agi.

Continuer le traitement, insister sur l'emploi des résolutifs, de l'eau sédative, employer avec persévérance la teinture balsamique (137); tenir la plaie dans une grande propreté tout en la mouillant le moins possible. Si, après quelques jours, les chairs deviennent pâles, si la cicatrisation se fait lentement, saupoudrer légèrement les tissus avec une poudre dessicative (140, 142).

Les plaies contuses du genou du cheval sont fréquen*tes et déprécient beaucoup les animaux quand les cicatrices restent apparentes et les parties blessées dénudées de poil. Les charlatans préconisent divers remèdes pour faire disparaître les tares. Il n'existe aucun médicament qui jouisse, à ce point de vue, de propriétés particulières. Après l'accident, après la chute du cheval sur son genou, le propriétaire n'a rien de mieux à faire que d'appeler un vétérinaire qui rapprochera méthodiquement les lambeaux de la peau, immobilisera le membre, appliquera des moyens contentifs suffisants, et conseillera les résolutifs ou les dessicatifs réclamés par l'état de la plaie.

Plaies des muscles.

Traitement. — Aucune précaution particulière quand les muscles sont divisés dans le sens de la longueur des fibres, quand celles-ci ont été séparées les unes des autres par le corps vulnérant, mais si elles ont été coupées en travers, que les bouts tendent à s'écarter par l'effet de la contraction, il faut donner à la partie blessée une position qui maintienne rapprochées les parties divisées. On obtient ce résultat au moyen de ligatures, de points de suture, de compressions convenablement faites sur la plaie, ou autour de la plaie.

Plaies par piqûres, plaies fistuleuses.

TRAITEMENT. — Retirer le corps vulnérant et presser autour de la plaie pour la nettoyer, pour faire couler le sang ; mettre ensuite les tissus divisés en contact intime, et rendre les parties blessées immobiles, afin de favoriser la cicatrisation par première intention. Si ce résultat n'est pas atteint, élargir l'ouverture de la plaie et placer dans l'intérieur un plumasseau conique imbibé de vin aromatique (250, voyez *Formulaire*), de teinture d'aloès (136). La cicatrisation doit se faire de dedans en dehors, commencer au fond de la plaie : il faut donc employer des plumasseaux de plus en plus courts. Si la plaie est pâle, faire des injections avec de l'eau sédative (181) et même avec une liqueur détersive (114, 115).

Plaies pénétrantes de la poitrine, de l'abdomen.

TRAITEMENT. — Nettoyer la plaie, extraire avec précaution les corps étrangers s'il y en a, et au moyen de bandages, s'opposer à l'entrée de l'air dans les cavités ouvertes. Dans les plaies de l'abdomen, il faut souvent faire des sutures à la peau et même aux intestins quand ils ont été ouverts.

Tenir les malades dans un air tempéré, dans des étables bien aérées, les soumettre à un régime diététique, donner des aliments de facile digestion, administrer des lavements émollients avec de l'eau tiède, et même employer le traitement de la pleurésie si la plaie est à la poitrine, et celui de la péritonite si elle est à l'abdomen.

Plaies des articulations.

SYMPTOMES. — L'écoulement de la synovie au dehors indique que la plaie est pénétrante, que l'articulation est ouverte. Douleur, mouvements difficiles. S'il y a perte de la synovie, l'inflammation de la membrane synoviale et l'ankylose de l'articulation sont à craindre.

TRAITEMENT. — Plaies graves car il est difficile de mantenir les parties immobiles et d'obtenir la cicatrisation. Nettoyer la plaie, calmer les douleurs par l'application des réfrigérants (133, voyez *Formulaire*), ou de cataplasmes anodins (311), et surtout fixer solidement les abouts articulaires. Si l'articulation est ouverte, après avoir calmé les fortes douleurs, appliquer dans la blessure des plumasseaux chargés d'onguent égyptiac (118) ou imbibés d'une solution de sulfate de cuivre (113) ou de créosote (393), ou la saupoudrer avec du sublimé corrosif (145, 146); en un mot appliquer sur la plaie un agent susceptible de coaguler la synovie, d'en arrêter l'écoulement et de faciliter la cicatrisation.

Brûlures.

SYMPTOMES. — Altérations de la peau depuis le simple racornissement de l'épiderme, la formation de vésicules remplies de sérosité, jusqu'à la désorganisation, à la mortification des tissus.

TRAITEMENT. — Préserver les parties malades du contact de l'air, les couvrir d'une couche formant vernis, de glycérine (12, 13, voyez *Formulaire*), de collodion (139) ou de liniment calcaire (138) ou d'un cataplasme soit de fécule, soit de pommes de terre râpées (7).

Si la suppuration s'établit, tenir la plaie proprement, la panser avec des compresses ou de la charpie enduites de cérat (10) et mieux imbibées d'eau tiède additionnée de quelques gouttes de teinture d'aloës (136). Si la brûlure a été considérable, appliquer des narcotiques, des compresses imbibées de solutions anodines (289) ou des cataplasmes de même nature (311, 312). Si le pouls est fort et l'appétit diminué, régime diététique, aliments de facile digestion, lavements émollients (1, 2), boissons laxatives (77). Au besoin pratiquer une saignée.

Contusions.

SYMPTOMES. — Quoique la peau ne soit pas divisée, les tissus sous-cutanés sont quelquefois meurtris après des coups violents. Il s'y forme alors des dépôts de liquides plus ou moins sanguinolents.

TRAITEMENT. — Cataplasmes résolutifs, astringents (§ VIII, voyez *Formulaire*) ou compresses imbibées de liquides de même nature. Des frictions avec la teinture de cantharides (39, voyez *Formulaire*), des applications d'onguent vésicatoire (30), peuvent faire disparaître en très-peu de temps d'énormes tumeurs produites par les harnais. Employer sur les petits animaux à peau fine,

des compresses imbibées de liqueurs résolutives (175),
d'eau-de-vie camphrée (178), d'eau végéto-minérale
(108), d'eau sédative (181); si le mal persiste, cataplasmes
émollients (5,6) ou anodins (311, 312) et ouvrir l'abcès
s'il y a suppuration. (Voyez *Phlegmon*, page 4.)

Plaies virulentes ou venimeuses.

CAUSES. — Morsures et piqûres par des animaux enragés ou venimeux, par des instruments imprégnés de
virus, ou de matières putrides. Tous les animaux enragés
cherchent à mordre, mais les dents des carnivores, plus
pointues que celles des herbivores, pénètrent plus facilement dans les tissus et font des blessures plus profondes
et plus dangereuses. (Voyez *Rage*.) La vipère, le scorpion, quelques guêpes et les abeilles, produisent sur nos
animaux des plaies venimeuses.

SYMPTOMES. — Les plaies par la vipère sont le plus
souvent sans gravité sur les grands quadrupèdes, mais
peuvent entraîner la mort des petits. Les piqûres des
insectes, quand elles sont isolées, ne produisent que
des effets locaux : tuméfaction et douleur ; mais quand
elles sont nombreuses, faites par un grand nombre d'insectes, par un essaim d'abeilles, elles sont très-graves,
et peuvent être mortelles même pour le cheval et le
bœuf. Cela se voit quand ces animaux ne peuvent pas
fuir, qu'ils pâturent dans un petit enclos ou attachés à
un piquet près d'un rucher ou d'un nid de grosses guêpes. Les accidents sont graves alors : les paupières,
les oreilles, deviennent énormes ; elles tombent quelquefois. Les animaux qui résistent aux souffrances produites par les piqûres et aux premiers effets du venin

se rétablissent rapidement : deux, trois jours après l'accident ils sont guéris.

Traitement. — Combattre l'effet local du venin, en prévenir et en atténuer les effets généraux. D'abord écarter les insectes en projetant sur l'animal attaqué du sable, de la terre ou de l'eau ; écraser ceux qui restent fixés sur le malade ; lotionner ensuite les piqûres et les tumeurs avec de l'ammoniaque (215, voyez *Formulaire*), ou du liniment ammoniacal (37), de l'eau sédative (181). Tout en cherchant à détruire le venin, en retarder les effets au moyen d'une ligature placée, si c'est possible, entre la partie blessée et le cœur ; on retarde ainsi l'absorption et la circulation du venin. Dans le même but, faire saigner la plaie si elle le comporte, en comprimant et en lavant avec une solution de sel marin, de sel ammoniac (179) ou même d'eau ordinaire ; employer autant que possible un liquide porté à la température de 30 à 40 degrés centigrades. En troisième lieu, administrer des cordiaux (257, 258, 259), des infusions aromatiques (249) auxquelles on ajoute quelques gouttes d'ammoniaque (252), ou d'eau-de-vie (259). Ces moyens ne sont nécessaires que lorsque les accidents sont graves. On agit de la même manière après les piqûres des scorpions, des guêpes, des vipères, etc.; presque toujours le traitement local, s'il est employé à temps, arrête les effets du venin. (Voyez article *Rage*.)

Congélation.

Causes. — Les parties grêles, minces, les doigts, la queue, les oreilles, la crête, sont les plus exposées à la congélation. Le repos, la faim, la vieillesse, la jeunesse, l'épuisement, y prédisposent ; le conctact de la neige, de la glace, d'un métal fortement refroidi, de l'air froid, la produisent.

SYMPTOMES. — Les régions qui ont été refroidies deviennent douloureuses quand elles sont exposées à la chaleur ; elles tombent même en gangrène si elles ont été congelées complétement, et le point de séparation de la partie saine d'avec la partie congelée s'enflamme.

En resserrant la peau, le froid fait refluer le sang dans l'intérieur du corps, ce qui entraîne la disposition au sommeil. Si la partie refroidie est étendue, il peut en résulter des congestions sanguines sur les viscères mous, sur le poumon, sur le cerveau. Ces graves accidents sont encore à craindre quand les animaux saisis par le froid, passent subitement dans un lieu dont la température est élevée.

PRÉSERVATIFS. — Nourrir avec des aliments substantiels les animaux soumis à de basses températures ; les pourvoir de couvertures et ne pas les laisser inactifs sans nécessité.

TRAITEMENT. — Réchauffer graduellement ; ne pas exposer à un air chaud les sujets qui ont eu froid ; frictionner avec des corps plutôt froids que chauds, avec de la neige même, les parties refroidies, les ramener lentement à leur état normal. Amputer celles qui ont été congelées avec l'instrument tranchant ; panser les plaies avec du vin chaud, avec de la teinture d'aloés (136, voyez *Formulaire*), avec l'eau sédative (181).

Polypes, fics, poireaux.

Excroissances qui viennent sur les membranes muqueuses et sur la peau. Les *polypes* sont vasculaires ou fibreux, rougeâtres, comme charnus, et se développent sur les membranes muqueuses, principalement dans les organes de la génération et dans les cavités nasales. Ils peuvent gêner le passage de l'urine et nuire à la respiration. Les *poireaux* sont d'un aspect grisâtre, comme cornés, saignent facilement, et se font remarquer le plus souvent sur la peau du fourreau, de la vulve, de l'abdomen, des oreilles, des paupières, des lèvres.

Causes. — Certains tempéraments sont prédisposés à ces excroissances; les contusions, les frottements, les plaies ulcéreuses, en provoquent le développement.

Traitement. — Si l'excroissance a une base étroite, la lier avec un fil de soie ou un fil de lin ciré et serrer fortement pour en produire l'atrophie et la chute; si elle a une base large, l'enlever avec le bistouri ou avec un fer chauffé au rouge blanc. Quand les excroissances sont très-nombreuses comme cela se voit quelquefois dans le vagin, les couper avec des ciseaux et arrêter le sang avec un hémostatique (129, 130, 134, 135, 140, 142, 143, voyez *Formulaire*) ou même avec un caustique (117, 223). Dans tous les cas, avoir soin de ne pas détruire toute l'épaisseur de la peau ou de la membrane muqueuse à laquelle adhèrent les corps anormaux.

Les polypes des cavités nasales sont extirpés de la même manière. S'ils sont profonds, on les lie à l'aide d'un porte-nœud; quelquefois même il faut pour les enlever pratiquer la trépanation sur les os qui les recouvrent.

Cancers, squirrhes.

Symptômes. — On méconnaît les maladies cancéreuses des animaux quand elles siégent à l'intérieur du corps, et on les confond même souvent avec les carcinomes, les tumeurs cancroïdes, les tumeurs squirrheuses, quand elles sont à l'extérieur.

Causes. — Le cancer est ordinairement la conséquence d'une diathèse particulière, et l'hérédité en est une cause au moins prédisposante. Mais la malpropreté, l'irritation souvent renouvelée, la persistance d'une cause d'irritation, peuvent faire dégénérer les plaies, les engorgements des parties fortement vasculaires, des glandes, des lèvres, du pénis, en cancer ou en affections qui ont des rapports avec cette maladie.

Préservatifs. — Ne pas employer à la reproduction les animaux qui ont des tumeurs de mauvaise nature ; prévenir la dégénérescence cancéreuse en traitant d'abord par les émollients, les calmants et ensuite par les résolutifs, les plaies, les engorgements qui siégent aux lèvres, aux mamelles, aux testicules, etc.; employer alternativement ces divers agents.

Traitement. — L'extirpation de l'organe malade, de l'œil, de l'oreille, de la mamelle, de la verge, etc., arrête l'extension du mal, quand il est accidentel, qu'il ne tient pas à une diathèse bien prononcée. On emploie aussi les caustiques (220, 221, voyez *Formulaire*) dont l'application doit être faite avec méthode et avec une grande persévérance. L'acide phénique sous toutes les formes (285, 286, 287), en boissons, en lavements, en injection dans les tissus, en applications au moyen de compresses a été fortement préconisé contre toutes les affections cancéreuses et cancroïdes.

SECTION II.

MALADIES GÉNÉRALES.

Quelques-unes n'ont pas de siége déterminé ; d'autres consistent en des altérations du sang, ou en des modifications du système nerveux, ou en des lésions des tissus répandus dans toute l'économie animale.

Courbature.

État de lassitude, de fatigue, qui se fait remarquer au début des maladies graves : des pneumonies, des pleurésies, des dyssenteries, des fièvres, etc. Le nom de *vieille courbature* s'applique aux affections chroniques de la poitrine du cheval. Nous en parlerons.

CAUSES. — Une mauvaise digestion, une grande fatigue, un refroidissement produit par un courant d'air ou par la pluie sur des animaux échauffés.

SYMPTOMES. — Frissons, tristesse, perte de l'appétit, douleurs des lombes à la pression, faiblesse, oppression, poil terne, redressé sur la région costale.

Sans gravité par elle-même, cette indisposition doit attirer l'attention des conducteurs d'animaux ; c'est le précurseur ordinaire des affections graves, affections qui peuvent souvent être prévenues par des soins faciles donnés à propos.

PRÉSERVATIFS. — Ne pas laisser exposés à l'air libre, agité, les animaux en transpiration ; les loger dans des étables assez closes ; aussitôt qu'on a dételé, remplacer les harnais par des couvertures ; user à propos de couvertures, même pendant le travail.

TRAITEMENT. — Combattre les frissons par des frictions sur la peau, sèches ou avec des liquides irritants (36, 37, voyez *Formulaire*), par des breuvages excitants (250, 257, 259) donnés à une température convenable, par des fumigations (255, 256), par des sinapismes (44, 45) aux avant-bras. Il faut tenir les malades chaudement, les envelopper de larges couvertures, administrer en boissons de l'eau chaude blanchie avec de la farine et contenant du sel de nitre et du sulfate de soude (79, 80, 81) ; nourrir avec de l'herbe, des racines cuites, du bon foin en petite quantité ; vider le rectum, administrer des lavements laxatifs (69, 76).

Si les frissons continuent, si le malaise persiste, si la tête est basse, appeler le vétérinaire qui agira selon l'affection dont le malade lui paraîtra menacé.

Fièvre inflammatoire.

SYMPTOMES. — Excitation générale, pouls plein, fort, respiration accélérée, élévation de la chaleur animale, rougeur des membranes muqueuses, soif prononcée, prédilection pour les boissons fraîches et la nourriture aqueuse.

CAUSES. — Excès de nourriture, aliments trop substantiels, cessation du travail, de la sécrétion du lait, et de la monte dans les étalons qui ont fait de nombreuses saillies, manque de boissons. On dit que la fièvre inflammatoire est *traumatique, symptomatique*, quand elle est occasionnée par une fracture, une forte contusion, une plaie grave ou une opération douloureuse, etc. : elle est en effet un des symptômes des maladies avec grandes douleurs.

PRÉSERVATIFS. — Réduire les rations des animaux dont on diminue le travail ou qui cessent de faire des déperditions : remplacer les aliments habituels par des aliments plus aqueux, l'avoine par des carottes ou des barbotages, une partie du foin par de l'herbe ou de la paille, quand les attelages gardent l'étable, quand les femelles cessent de nourrir, quand la monte est terminée ; pratiquer des saignées, mettre à la diète, donner des lavements, employer les médicaments calmants, les anodins (§ XXV, voyez *Formulaire*), quand les animaux sont sous l'influence de plaies douloureuses, de commotions violentes, quand ils ont subi une grave opération chirurgicale, etc.

TRAITEMENT. — Repos, étables fraîches, propres, aérées, peu éclairées, éloignées du bruit. Eau blanchie avec de la farine, vert, racines cuites pour nourriture, boissons tempérantes (20, 22, 23, 25, voyez *Formulaire*); s'il y a constipation, lavements laxatifs (76) et boissons de même nature (77, 79). Saignées si le pouls est fort, si les muqueuses sont injectées. Par des frictions (36, 37) et des fumigations (255, 256) maintenir ou ranimer les fonctions de la peau.

Fièvre muqueuse ou fièvre catarrhale.

SYMPTOMES. — Perte de l'appétit, dérangement des mouvements du flanc, accélération peu sensible de la circulation, excréments plutôt mous que trop durs, souvent teinte jaunâtre de l'œil et de la bouche, sécrétion abondante des membranes muqueuses d'où le nom de *fièvre catarrhale*.

La maladie que, d'après les anglais, nous appelons *influenza* revêt le plus souvent la forme de la fièvre muqueuse.

CAUSES. — Le tempérament lymphatique, la jeunesse, l'âge avancé, la faiblesse, y prédisposent. Le passage brusque d'un temps sec à un temps pluvieux, le printemps et l'automne, les brouillards, le séjour, après le travail, sur les places et les rues qui avoisinent les rivières, les aliments peu substantiels, l'insuffisance de la nourriture, les grandes fatigues la produisent. Elle est souvent épizootique sur le cheval.

PRÉSERVATIFS. — Quand la maladie règne dans le pays, diminuer le travail, donner une nourriture régulière et bonne, bien suffisante ; employer ces moyens rigoureusement quand les animaux perdent leur vivacité, qu'ils ont moins d'ardeur pour le travail et qu'ils mangent avec moins d'appétit qu'à l'ordinaire ; ajouter à la ration un peu de sel et même quelques décagrammes d'une poudre amère, quelques hectogrammes de gland torréfié (§ XVIII), quelques grammes de gentiane (§ XVII).

TRAITEMENT. — Supprimer le travail, donner des barbotages et diminuer la ration d'avoine sans soumettre cependant les malades à la diète, administrer des électuaires toniques (228, 229, 230, 231, voyez *Formulaire*), appliquer des révulsifs (41, 42, 44, 45) aux membres, un séton (49) au poitrail ; faire prendre des vomitifs (§ VI) aux animaux susceptibles de vomir.

Fièvre bilieuse ou gastrique.

SYMPTOMES. — Bouche chaude et pâteuse, appétit diminué, teinte jaune des membranes muqueuses, altération du pouls et des phénomènes respiratoires, le plus souvent constipation.

CAUSES. — Fortes chaleurs, boissons rares, mauvaises ; fourrages et grains nouveaux ; foins poudreux ; plantes des herbages dures, terreuses ; excès de travail ; poussière des routes.

PRÉSERVATIFS. — Pendant les fortes chaleurs et surtout quand la maladie règne dans le pays, atteler le matin et dans la soirée ; donner des boissons de bonne qualité, et acidulées si elles laissent à désirer quant à la fraîcheur et à la pureté ; introduire graduellement dans les rations, l'avoine et les fourrages nouveaux ; n'en former la totalité de la nourriture qu'après l'été.

TRAITEMENT. — Aussitôt qu'on remarque de la tristesse et la teinte jaune des membranes muqueuses, donner du repos, une nourriture de facile digestion, des boissons laxatives et diurétiques (79, 81, voyez *Formulaire*), des lavements laxatifs (69, 76). Révulsifs à la peau (§ IV, voyez *Formulaire*).

Ces moyens ne sont jamais nuisibles, mais tout en les employant, si les bons effets n'en sont pas bien sensibles, appeler le vétérinaire qui, au besoin, pratiquera une saignée, donnera un purgatif (51, 55), passera un séton (49) ; agir avec promptitude, car il n'est pas rare de voir le vertige, la fièvre putride, la pneumonie débuter par les symptômes de la fièvre bilieuse.

Fièvre putride, fièvre adynamique ou fièvre typhoïde.

Symptômes. — Cette fièvre est quelquefois la terminaison de la fièvre bilieuse et de la fièvre muqueuse ; mais elle débute aussi par la perte de l'appétit et la tristesse, symptômes rapidement suivis de la prostration des forces, de la tendance à la somnolence, de l'état comateux qui caractérise la maladie. Grande disposition des humeurs à devenir fétides ; membrane muqueuse de la langue se couvrant d'un enduit épais devenant noirâtre ; bouche exhalant une mauvaise odeur ; les plaies de la surface du corps, les tumeurs résultant des sétons, passent rapidement à l'état gangréneux ; la suppuration s'établit difficilement et le pus n'est pas de bonne nature. Ces symptômes ont fait donner à la maladie le nom de fièvre putride. La prostration des forces l'a fait appeler fièvre typhoïde ; mais on trouve bien rarement après la mort les lésions particulières de l'intestin, l'altération des plaques de Payer, qui caractérisent la fièvre typhoïde de l'homme. Dans le cœur et dans les gros vaisseaux, sang noir, mal coagulé.

La marche de la maladie est quelquefois très-rapide. La mort survient en deux ou trois jours, mais le plus souvent du huitième au quinzième. Quand le malade se rétablit, la convalescence est longue et pénible.

Causes. — Insalubrité des étables, ventilation insuffisante, réunion d'un grand nombre d'individus dans le même local ; cohabitation avec des malades dont les excrétions, les sétons, émettent des produits fétides ; voisinage des mares, des égouts, des fabriques insalubres ; grandes fatigues ; changement de climat et de régime ; aliments altérés et peu nutritifs. En un mot tout ce qui affaiblit, débilite, les suppurations abondantes, les longs voyages, l'âge avancé et la jeunesse, y prédisposent ou la produisent ; elle est plus commune quand les saisons sont anormales, insalubres, humides.

La maladie est-elle contagieuse ? Oui, quand elle est bien caractérisée ; dans tous les cas, il est certain que les animaux qui en sont atteints infectent rapidement l'air et qu'ils doivent être séparés des animaux en santé.

Préservatifs. — Cette affection est souvent épizootique, surtout quand elle est due aux saisons, aux fourrages mal récoltés, à des déplacements de troupeaux, à des voyages que font ensemble les chevaux d'une forte remonte, à des fatigues sous l'influence de la chaleur et de la poussière. Pour la prévenir, il faut bien surveiller les animaux, soigner ceux qui sont tristes, indisposés, d'un appétit irrégulier, ceux dont les excréments sont anormaux. Pendant qu'elle règne dans le pays, on n'exigera pas des attelages des travaux trop pénibles ; on tiendra les étables propres ; on évitera les courants d'air froid ; la nourriture sera de bonne qualité, donnée sans excès et régulièrement distribuée. S'abstenir de pratiquer des opérations pouvant fatiguer les animaux, ou par les douleurs qu'elles occasionnent, ou par les hémorrhagies qu'elles entraînent. — Séquestration des malades.

Traitement. — Aussitôt que la position basse de la tête, la diminution de la sensibilité, la tristesse du

regard, annoncent l'état adynamique, on administrera
des amers unis aux excitants, des décoctions de gentiane (224, voyez *Formulaire*) et des infusions aromatiques (259); des bols, des électuaires dans lesquels on
fera entrer des toniques (228, 229), du quinquina, si la
valeur des animaux en comporte l'emploi. Quand la maladie est intense, on ajoute aux infusions de l'acétate
d'ammoniaque (270), et aux électuaires quelques
grammes de camphre (§ XXIV). L'opium (290, 291, 296)
peut être utilement administré s'il y a surexcitation
nerveuse; il est souvent avantageux d'associer des toniques (§ XVII) aux narcotiques.

La constipation sera prévenue ou combattue par le
sulfate de soude (77, 80, 81), par l'émétique en boissons,
par des lavements composés avec l'aloès (60) et la
mercuriale (71, 76).

Il est avantageux d'exciter la peau pour réveiller
l'organisme, mais il faut employer les rubéfiants, l'eau
chaude (29), les moutardes (44), les frictions irritantes (36, 41, 42), plutôt que les sétons et les trochiques
dont l'application pourrait être suivie de gangrène. Si, à
la suite d'un séton qu'on aurait cru devoir passer, la suppuration ne s'établit pas, si le pus qui se forme est de
mauvaise nature et la tuméfaction considérable, il faut
traiter l'engorgement par les stimulants comme les
affections charbonneuses. Au moyen d'une forte litière,
on préviendra les plaies que se font les grands animaux en restant longtemps couchés.

La saignée a été quelquefois utile au début de la
maladie sur des sujets plutôt pléthoriques que gras,
plutôt sanguins que nerveux, et plus excités que fatigués, nuances dans l'état des malades qu'il est facile
de rappeler, mais que la perspicacité d'un praticien

habile peut seule distinguer. En résumé, grande prudence dans l'emploi des émissions sanguines.

Fièvre ataxique, fièvre maligne.

Symptomes. — Grande irrégularité dans l'exercice des fonctions, de la circulation, de la respiration, de l'innervation, de la sécrétion des urines ; agitation succédant à des états comateux ; mouvements convulsifs ; secousses de la tête, tendance à la porter en avant ; prostration des forces ; bouche fétide. Mort.

Causes. — Agents irritants, fortes douleurs agissant sur des individus fatigués, exténués, épuisés par des maladies graves, des suppurations abondantes, des diarrhées de longue durée ; action des lieux délétères, insalubres. Comme la fièvre adynamique, elle peut être une terminaison de la fièvre muqueuse et de la fièvre bilieuse, de cette dernière surtout. Les sujets nerveux lymphatiques y sont prédisposés.

Préservatifs. — Combattre vigoureusement les courbatures et en général les maladies graves ; faire cesser le plus tôt possible les fortes déperditions et éloigner les causes de vives douleurs sur les sujets nerveux.

Traitement. — Aussitôt qu'on remarque des désordres cérébraux sur des sujets gravement malades, on les traite par les narcotiques (§ XXV) qu'on associe généralement aux toniques (292, 296, voyez *Formulaire*). On voit le plus souvent, dans les fièvres graves, des symptômes ataxiques et des symptômes adynamiques sur les mêmes sujets. Cet état pathologique constitue ce que les auteurs appellent la fièvre ataxo-adyna-mique. On la traite en pratiquant la médecine des symptômes ; en faisant prédominer dans le traitement, ou les narcotiques, ou les excitants, selon que les symptômes de l'ataxie ou ceux de l'adynamie prédominent.

Fièvres intermittentes, rémittentes.

Les animaux sont assez souvent affectés de maladies qui présentent des accès, des rémissions, mais qui ne peuvent pas être comparées cependant aux fièvres intermittentes de l'homme.

Causes. — Une constitution particulière y prédispose. Le froid, les brouillards, les émanations marécageuses, la pluie, le pâturage dans les terrains humides, la mauvaise nourriture, l'herbe mouillée, la chasse dans les marais pour les chiens, produisent plus souvent sur les animaux la pourriture et l'anémie que la fièvre.

Préservatifs. — Bons aliments avant d'exposer les animaux à l'humidité, particulièrement à celle des marais.

Traitement.— C'est par la gentiane, l'écorce de saule, l'arsenic, par le quinquina et surtout par la quinine, qu'on guérit les fièvres intermittentes dans l'homme ; ces mêmes agents sont employés pour combattre la pourriture des animaux, et ce sont eux qui réussissent le mieux contre les affections caractérisées par des accès. Un bon régime favorise, dans les animaux comme dans l'homme, les bons effets du traitement médical.

Cocotte ou fièvre aphtheuse. Aphthes épizootiques.

Quoique généralement sans grande gravité, cette maladie occasionne des pertes considérables, parce qu'elle est très-contagieuse, qu'elle attaque tous les animaux d'une étable, d'une bergerie, d'une porcherie; parce qu'elle est douloureuse, qu'elle empêche les malades de manger, de travailler, qu'elle fait diminuer la sécrétion du lait et retarde l'engraissement.

CAUSES. — En général, quand elle apparaît dans une contrée, elle affecte en peu de temps les bœufs, les moutons, les porcs, les chèvres, les chevreuils, les daims exposés à la contagion. Depuis 1838, elle a presque constamment régné en France, ce qui s'explique par la grande extension qu'a pris le commerce des bestiaux à notre époque. On ignore les causes qui la produisent.

SYMPTOMES. — État fébrile de quelques jours; poil terne, peau sèche, dos voûté; phlyctènes à la bouche, aux mamelles et entre les onglons. A ces phlyctènes, succèdent des plaies appelées aphthes.

La période d'incubation est très-courte : une vache est achetée et introduite dans une ferme où la maladie n'existe pas le 6 juin; le 8 elle est affectée de la cocotte; le 10, six autres bêtes, à côté desquelles elle a été logée, boitent, et le lendemain, toute l'étable est malade. Il en est souvent ainsi, de sorte que l'incubation peut ne durer que de deux à quatre jours.

Après l'éruption, si le malade n'est pas soigné, il y a engorgement au pis, aux pieds et souvent aux membres; les onglons se détachent quelquefois. Il peut survenir une violente inflammation et la mort en être la suite. Mais il ne faut pas confondre la fièvre aphtheuse avec les affections qui peuvent la compliquer et qui l'aggravent toujours. Dans tous les cas, elle fait rapidement maigrir les malades, et diminuer le lait par les douleurs qu'elle occasionne et par les difficultés qu'elle oppose à la préhension et à la mastication des aliments.

Le lait des vaches affectées de la cocotte conserve dans les cas ordinaires tous ses caractères. Il ne s'altère que lorsque le pis est fortement malade, qu'il se produit un phlegmon, et alors le produit de la sécrétion des mamelles peut être mêlé à du pus. Dans ce cas, il est grumeleux et tourne quand on le fait chauffer.

En général, il est salubre ; l'homme peut le consommer sans inconvénient. Cependant, il est prudent, surtout si le mal attaque le pis, de le faire bouillir avant de l'utiliser dans les ménages et même avant de le faire consommer par les animaux, par les veaux notamment. A cet égard, il vaut mieux pécher par excès de précautions que par négligence.

PRÉSERVATIFS. — Empêcher la contagion en isolant avec soin les malades et en éloignant des lieux où ils séjournent, et même des lieux qu'ils ont seulement parcourus depuis peu, les animaux sains. La séquestration est un préservatif certain, mais elle doit être rigoureuse et assez longtemps prolongée. Ne remettre des bêtes saines là où la maladie a régné qu'après une désinfection complète.

TRAITEMENT. — Les malades guérissent spontanément, quand ils ne sont pas soumis à des causes telles que fatigues, poussière, contact du fumier, séjour sur un pavé sans litière suffisante, piqûre des mouches, développement de larves, en un mot, à des causes irritantes capables d'aggraver le mal ; mais on peut toujours, par des soins faciles, abréger les souffrances, hâter la guérison et diminuer les pertes que la maladie occasionne quand elle est abandonnée à elle-même.

Aussitôt que l'éruption apparaît, que l'épiderme de la bouche se soulève, se détache par places, que les plaques blanches se montrent sur le bourrelet ou sur la langue, laisser les animaux sur une bonne litière ou sur un gazon bien fourni ; distribuer, s'ils restent au râtelier, des aliments tendres, de l'herbe, des racines cuites, des soupes ; nettoyer les plaies de la bouche, avec une décoction de feuilles de ronces, additionnée par litre d'un quart de verre de vinaigre ou avec une solution d'acide chlorhydrique (157, voyez *Formulaire*) ; lotionner les plaies des onglons et celles des mamelles avec les mêmes agents, ou avec une dissolution d'alun (112), ou de sulfate de cuivre (113), ou d'eau de Rabel (131) étendue de cinq à six fois son poids d'eau. L'eau phéniquée (287), le chlorure de chaux (288), constituent deux médicaments très-avantageux, faciles à appliquer. Tous les astringents (§ VIII, voyez *Formulaire*) et les résolutifs (§ XIV) sont efficaces ; mais il faut avoir soin, quand on panse les plaies du pied, de ne pas se borner à badigeonner la surface, mais de faire pénétrer le liquide employé sous la corne, dans la profondeur des fistules, et d'éloigner les malades de la boue, de la poussière, des chaumes, des chemins rocailleux. Avec l'expérience que nous avons de cette maladie depuis un demi-siècle, et avec les moyens si faciles de la combattre dont nous disposons, les cultivateurs qui en éprouvent des pertes ne doivent accuser que leur négligence.

Il serait difficile de traiter individuellement toutes les

bêtes à laine d'un grand troupeau. On déterge les ulcères de la bouche en donnant à boire de l'eau vinaigrée ou de l'eau salée, et ceux des pieds avec de l'eau de chaux. A cet effet, on délaie de la chaux vive, quelques kilogrammes dans deux ou trois hectolitres d'eau. Le sulfate de cuivre, seul ou mêlé à l'alun (113, 114), peut remplacer la chaux ; on met la solution dans un vase peu profond, assez large pour couvrir le seuil d'une porte ou toute la largeur d'un corridor, et on y fait ai - gner les pieds des malades en faisant passer le troupea par la porte ou par le corridor. Placer les animaux qui ont pris le pédiluve sur une bonne litière; renouveler l'opération le lendemain.

Pendant le règne d'une épizootie de cocotte, un méde-cin distingué de la Belgique, M. Hulin, a observé aux pieds, aux mains, à la gorge de plusieurs enfants et de quelques personnes âgées, des phlyctènes et des ulcères qu'il a considérés comme l'effet de la cocotte, transmise par contagion de l'espèce bovine à l'espèce humaine. La maladie a été mortelle, surtout pour les enfants qu'on négligeait de traiter à temps; quoi qu'il en soit de la nature de cette affection, ajoutons qu'elle n'avait pas de suites graves quand on employait l'acide chlo-rhydrique (157) contre les aphthes des amygdales, et l'onguent égyptiac (118), les cataplasmes de feuilles de noyer (104), contre les ulcères des membres.

Affections charbonneuses.

Les affections charbonneuses consistent en une alté-ration du sang ; elles se manifestent sous différentes formes, mais elles se transmettent toutes par contagion. Graves, mortelles même quand elles ne sont pas traitées à temps, elles sont caractérisées par une fièvre intense, une grande irrégularité dans l'exercice des principales fonctions de la vie, et par des phénomènes locaux, des tumeurs, qui se montrent à la surface du corps. Ces deux ordres de symptômes existent tantôt séparément, tantôt simultanément, et constituent la fièvre charbonneuse si les phénomènes généraux existent seuls, et le charbon essentiel si les tumeurs se montrent d'abord.

Fièvre charbonneuse.

SYMPTOMES. — Perte de l'appétit ; abattement ; agitation du flanc, frissons généraux ; pouls petit, intermittent ; mouvements du cœur tumultueux, tantôt forts, tantôt faibles, par instants nuls ; grincement des dents ; diarrhée ; quelquefois déjection de matières sanguinolentes. Des phénomènes atoniques ou adynamiques surviennent ensuite et la mort ne se fait pas attendre.

Ces symptômes peuvent se développer graduellement et durer trois ou quatre jours, mais le plus souvent la marche de la maladie est très-rapide ; elle dure trente-six, quarante-huit heures ; quelquefois même les animaux sont gais, paraissent jouir de la plus brillante santé et tombent comme foudroyés. Avec cette précipitation des symptômes, aucune tumeur ne paraît à l'extérieur.

Dans le mouton et le bœuf, la fièvre charbonneuse est appelée *sang de rate*, et *mal rouge* dans le porc. Nous reviendrons sur ces formes des affections charbonneuses en parlant des maladies du mouton et de celles du porc.

Tumeurs charbonneuses.

SYMPTOMES. — Tumeurs se développant sur des animaux qui paraissent être en pleine santé. Elles peuvent se montrer sur toutes les parties du corps. A la langue, elles constituent le *glossanthrax*.

Le charbon est dit *essentiel*, quand l'apparition des tumeurs ou de la tumeur précède la fièvre, et *symptomatique*, quand il en est précédé.

Dans les animaux, les tumeurs sont presque toujours plus ou moins symptomatiques, car elles se montrent bien rarement sans avoir été précédées d'un état fébrile, à la vérité quelquefois léger.

Soit que la tumeur charbonneuse précède les symptômes généraux, soit qu'elle se montre pendant leur durée, elle se développe rapidement. Dans l'espace de quelques heures, elle peut acquérir sur les grands animaux le volume d'un pain de trois livres, de la tête d'un homme. Elle est douloureuse à la pression et crépitante, emphysémateuse à la circonférence. Le centre ne tarde pas à devenir froid et gangréneux. Bientôt surviennent des phlyctènes très-apparentes si le mal se trouve là où la peau est fine, dénudée de poils. Si la fièvre n'existait pas avant la tumeur, elle ne tarde pas à se montrer et acquiert en peu de temps une grande intensité.

On appelle *pustule maligne* la tumeur qui apparaît sans fièvre ; elle est alors la suite de l'inoculation d'une matière contagieuse, aussi on ne l'observe que pendant le règne des autres affections charbonneuses. Cette forme du charbon s'annonce par une tumeur d'abord peu prononcée avec une grande démangeaison et des phlyctènes. Le caractère charbonneux, la gangrène, se montre au centre, et s'étend ensuite aux parties profondes. C'est le charbon bénin.

Chez l'homme, la *pustule maligne*, le plus souvent, sinon toujours, communiquée par contagion, est caractérisée par une forte démangeaison et par une douleur brûlante. La tumeur, d'abord rouge, devient livide et se couvre de phlyctènes noirâtres qui renferment une sérosité sanguinolente, corrosive.

LÉSIONS CADAVÉRIQUES DES AFFECTIONS CHARBONNEUSES. — Après la mort, toutes les parties du corps se décomposent avec une rapidité extraordinaire. Les cadavres, distendus par des gaz, laissent écouler par les ouvertures naturelles des matières écumeuses, sanguinolentes. Le sang, déjà poisseux et noirâtre pendant la vie, est fétide, boueux, non coagulé ; à l'aide du microscope, on y remarque des corpuscules filiformes, de 1 à 2 millimètres, appelés *bactéridies*. Les tumeurs de l'extérieur sont gangréneuses, noirâtres dans leur épaisseur, crépitantes, œdémateuses; elles renferment du sang altéré ou un liquide d'une couleur citrine. Les viscères présentent dans leur épaisseur, au-dessous des membranes qui les enveloppent, des taches brunes ou noires, des ecchymoses : on en remarque au cerveau, au péricarde, au cœur, au poumon, aux reins, sous le péritoine. L'intérieur du tube digestif offre des traces d'une violente fluxion sanguine avec épanchement dans l'épaisseur des parois et à la surface des membranes muqueuses. Très-volumineux, mous, la rate et le foie se déchirent avec facilité et laissent écouler, quand on les divise, un sang noir, décomposé.

CAUSES DES AFFECTIONS CHARBONNEUSES. — Les herbi-

vores y sont particulièrement prédisposés, et la fièvre
charbonneuse s'observe le plus souvent sur les ruminants.

Elles sont plus communes sur les sols calcaires, dans
les contrées qui reposent sur les terrains tertiaires et
secondaires, que dans celles qui ont pour base les formations primitives et les terrains de transition ; plus
communes sur les contre-forts calcaires des Alpes et
des Pyrénées que sur les sommets siliceux de ces montagnes ; elles se montrent sur des sols où elles étaient
rares après qu'ils ont été amendés par le chaulage, le
marnage et les fortes fumures. Elles font souvent des
ravages dans la Brie, la Beauce, quelques parties de la
Picardie, sur les embouches argilo-calcaires du Niver-
nais, sur quelques herbages de la Normandie, sur les
plateaux de la Bourgogne, les causses du Midi et les
pâturages crayeux et oolithiques des hautes montagnes
comme sur les pâturages volcaniques de l'Auvergne.

Le sol agit-il par sa composition chimique ou par l'eau
et les gaz qui en émanent ? Tout semble démontrer que
c'est par la végétation qu'il produit.

Les plantes de la famille des légumineuses, et en général les aliments riches en principes albuminoïdes, la
luzerne, le trèfle, la jarosse, les vesces, les pois, les
féveroles, parvenus à maturité, favorisent le développement des affections charbonneuses ; le seigle, l'orge en
grains, les blés, même la paille de blé incomplétement
battue et contenant encore des grains, ont le même inconvénient.

Le charbon sévissait fréquemment dans la Charente-
Inférieure à une époque où les terres étaient en grande
partie couvertes de trèfle et de sainfoin qu'on faisait consommer par les bestiaux. « A   fin, dit M. Devers, les

habitants furent convaincus de l'influence de la nourriture sur la production de la maladie, attendu qu'un riche propriétaire du pays, M. Meunier, qui avait quelques petits prés naturels et qui nourrissait ses bestiaux avec du bon foin, ne vit pas le fléau les atteindre. » (*Mémoire sur la pustule maligne*, 17.) La science possède de nombreux faits semblables ; et tous les auteurs, ceux mêmes qui n'attribuent aucune influence particulière aux légumineuses sur la production du charbon, recommandent de ne pas nourrir les animaux exclusivement avec ces plantes. On n'a jamais eu besoin de faire une pareille recommandation pour la paille, le foin et l'avoine.

Les étables mal tenues, non aérées, les cours encombrées de matières infectes ; les fortes chaleurs et les grandes sécheresses, la diminution des sources, les eaux des mares et la rareté des bonnes boissons, l'aridité des pâturages qui force les animaux à se nourrir de broussailles, de jeunes pousses d'arbres, d'herbes dures, couvertes de poussière ; l'usage des fourrages moisis, poudreux, des plantes qui ont été submergées pendant les inondations des réservoirs et des puits où a pénétré l'eau des rivières débordées ; les marais et les émanations qui en proviennent, ont toujours été signalés parmi les causes des affections charbonneuses ; mais des étables mal tenues et trop exiguës, des mares infectes, des cours malpropres, des eaux insalubres, de maigres pâturages, etc., ne sont que des causes secondaires ; car il s'en trouve dans bien des pays où ces affections sont très-rares ou inconnues. C'est dans les années de grande sécheresse que ces maladies sévissent le plus dans les contrées où elles règnent habituellement.

Une fois né sous l'influence d'une ou de plusieurs causes, le charbon se propage par contagion. Toutes les

parties qui ont appartenu à un animal malade peuvent
le transmettre. Il a été beaucoup discuté pour savoir s'il
se communique par virus volatil ou seulement par des
corps fixes ; mais cette question offre peu d'intérêt pour
la pratique. Il importe peu de savoir si le charbon peut
être transporté d'un lieu à un autre par des matières
gazeuses, puisqu'il est démontré que les parcelles les
plus ténues des solides et des liquides — de la viande, de
la peau, de la bave, de la fiente, du sang, du pus, de
l'urine, etc.—provenant d'un individu infecté, portées par
le vent ou par les insectes, le transmettent. Pour éviter
la contagion, il faut donc prendre toutes les précautions
qu'on prendrait s'il était positivement démontré qu'elle
peut se produire par virus volatil.

Usages de la viande. — On consomme souvent et
impunément la viande des animaux morts d'affections
charbonneuses, non-seulement dans les fermes où on a
longtemps confondu ces affections avec de simples congestions sanguines, avec des apoplexies de la rate, mais
encore dans les villes où les viandes mortes sont expé-
diées et où les animaux gras surmenés, fatigués, sont
souvent malades avant d'être abattus. Malgré ces faits,
il est prudent de ne pas utiliser ces animaux, de ne pas
même les donner aux chiens, quoique les carnassiers
contractent très-difficilement le charbon. Il faut dans
tous les cas, si on veut utiliser les bœufs, les moutons
morts du sang de rate, n'en consommer la viande qu'après
lui avoir fait subir une cuisson complète par une longue
exposition devant des charbons ardents et mieux par
une ébullition prolongée dans l'eau. Les morceaux rôtis,
encore rouges à l'intérieur, tels qu'on les sert ordinairement sur nos tables, peuvent communiquer des maladies.

Nous avons insisté sur les caractères cadavériques des bêtes mortes du charbon, afin que dans les fermes on puisse distinguer après la mort cette maladie de celles avec lesquelles on peut la confondre et qui n'offrent pas les mêmes dangers.

Préservatifs des affections charbonneuses.— Quand le charbon se déclare avec gravité sur des troupeaux destinés à la boucherie, le cultivateur ne doit pas hésiter à faire au besoin un sacrifice, à vendre sans retard les animaux qui n'ont pas encore été affectés, ou à les abattre pour les besoins de la ferme ou pour la vente à la criée. Si quelques cas seulement, un, deux, se déclarent, il isolera soigneusement les malades et enlèvera avec soin les matières, sang, excréments, qui en proviennent. A plus forte raison, devra-t-il enlever les cadavres de ceux qui sont morts de la maladie. Ces produits seront transportés avec précaution, pour ne pas être répandus dans les cours et dans les chemins, sur les lieux où ils devront être enfouis. Aucun débris ne sera laissé sur les bords de la fosse. C'est avec un grand soin aussi qu'on désinfectera les murailles, les crèches, les harnais, etc., qui auront été en rapport avec les malades.

Tout en prenant ces précautions, on n'oubliera pas que le charbon se déclare souvent sans que son origine puisse être expliquée par la contagion ; il faut donc chercher à en prévenir le développement spontané. A cet effet, dans les pays qui y sont particulièrement exposés, là où il est enzootique, on nourrira les animaux convenablement toute l'année et avec des aliments bons et variés. Préférablement aux plantes de la famille des légumineuses, aux vesces, aux féveroles, aux pois en graines, on donnera du bon foin des prairies naturelles, de la paille, de l'avoine, du maïs; on conduira les troupeaux sur des pâturages artificiels, semés en avoine, en seigle, en orge. Il ne faut pas craindre d'engraisser les animaux. Le charbon frappe souvent les plus vigoureux, quelquefois les plus maigres, bien rarement les plus gras d'un troupeau. Donner pour boisson de l'eau de bonne qualité, de l'eau de ruisseau ou de rivière. Si on abreuve au baquet, ajouter à l'eau du vinaigre (20, voyez *Formulaire*) ou de l'acide sulfurique (23). C'est le cas de faire usage de boissons nitrées laxatives (79, 81).

A plus forte raison ces précautions sont nécessaires quand la maladie règne dans le pays. Il faut, alors, soigner d'une manière particulière les attelages de labour; prévenir les grandes fatigues et les indigestions qui affaiblissent et prédisposent à toutes les maladies; nourrir médiocrement les ruminants qui ne travaillent pas et qu'on entretient à l'étable : ils sont particulièrement exposés à la fièvre charbonneuse. Les promener, les laisser libres au grand air tous les jours pendant quelques heures. Quand les animaux sont soumis à la stabulation permanente et grassement nourris, les étables doivent être grandes, propres, fortement aérées, l'engraissement et la production du lait devraient-ils en souffrir.

Les marais produisent le charbon, et cependant on a plusieurs fois vu cette maladie se développer après des desséchements dans des pays où elle était inconnue : les défrichements sont par eux-mêmes dangereux; les terres imprégnées de matières organiques deviennent des foyers d'infection quand elles sont exposées à l'air. Faites-en les labours en hiver et que les attelées ne soient pas de longue durée; autant que possible les animaux seront soustraits aux émanations qui proviennent des terres nouvellement remuées.

Quant aux préservatifs tirés de la médecine, l'utilité en est fortement contestée. La saignée trop souvent conseillée n'est utile que pour prévenir la pléthore et la prédisposition au charbon ; mais quand les animaux sont sous le coup de la maladie, elle est en général nuisible. D'ailleurs les cultivateurs aiment souvent mieux s'exposer à éprouver quelques pertes que d'avoir les embarras d'une opération dont les bons effets sont problématiques et qui a toujours l'inconvénient de retarder l'engraissement et de diminuer la sécrétion du lait. L'efficacité des sétons n'est pas mieux démontrée. Cependant, au début de la maladie, ils peuvent être utiles en provoquant une forte révulsion à l'extérieur, mais il faut avoir soin de les animer fortement avec l'essence de térébenthine ou l'onguent vésicatoire (49), afin de provoquer à la peau un exanthème qui est un bon signe dans les cas graves, dans les fièvres charbonneuses. L'engorgement doit être surveillé et traité comme une tumeur charbonneuse, si la tumeur devient froide, si la suppuration du séton s'établit difficilement.

TRAITEMENT DES AFFECTIONS CHARBONNEUSES. — Il n'est efficace que lorsqu'il est appliqué au début de la maladie. Aussitôt donc qu'on remarque un commencement de tuméfaction, qu'on soupçonne l'éruption d'une pustule maligne, faire sur la tumeur des ponctions, des incisions profondes, en leur donnant une direction qui facilite l'écoulement des liquides contenus dans les tissus ; cautériser les ponctions et les incisions avec un fer chauffé au rouge blanc ; panser ensuite les plaies jusqu'à ce que la suppuration soit bien établie avec l'onguent vésicatoire (30, voyez *Formulaire*), ou la teinture de cantharides (39), ou l'essence de térébenthine (36) ou l'ammoniaque (215) ; frictionner les parties de la tumeur non incisées avec un onguent résolutif (197, 199). La cautérisation avec le sublimé corrosif grossièrement pulvérisé (47), ou avec les acides concentrés (212), peut, jusqu'à un certain point, remplacer le fer chaud. Les médecins se servent le plus souvent de ces caustiques contre la pustule maligne, en donnant la préférence à ceux qui ne s'affaiblissent pas par leur mélange avec les liqueurs animales. Les acides ont cet inconvénient et ne doivent être employés que faute d'autres agents. Le fer chaud est toujours efficace et doit avoir la préférence quand on l'a à sa disposition. Les animaux n'en sont pas effrayés comme l'homme.

L'état général des malades s'améliore presque toujours aussitôt que les caustiques sont en contact avec les tissus malades, si on agit à temps ; mais trop souvent on ne s'aperçoit de la maladie que lorsque les malades sont étendus morts ou mourants sur les herbages. Il est alors trop tard.

Appliqués au début de la fièvre charbonneuse, les caustiques énergiques, les trochisques de sublimé corrosif (47), les sétons (49) fortement animés, peuvent produire des effets utiles : provoquer une tuméfaction qui a bien de la tendance à devenir gangréneuse, mais qu'on traite par le fer chaud ou par les caustiques, comme nous venons de l'indiquer.

Ne jamais négliger de seconder l'action du traitement externe par l'administration des antiseptiques (§ XXIV, voyez *Formulaire*) donnés en breuvages, en électuaires ou en lavements, selon les animaux. L'acide phénique (285, 286, 287) a été particulièrement conseillé contre le charbon. Tout en l'employant ne pas négliger l'usage des toniques stimulants.

Glossanthrax.

Le charbon à la langue présente à cause de sa position quelques particularités. Les bêtes bovines sont surtout exposées à cette forme des affections charbonneuses.

Symptômes. — La langue tuméfiée, noirâtre, couverte de phlyctènes, ne peut pas être contenue dans la bouche : elle est pendante. Une matière ichoreuse, sanguinolente, corrosive, s'écoule des phlyctènes. Les plaies livides qui succèdent aux phlyctènes ont fait appeler la maladie « chancre de la langue. » La mort ne tarde pas à mettre fin à l'état fébrile quand la maladie s'étend à l'arrière-bouche.

Traitement. — Visiter souvent la bouche des malades ; ouvrir les phlyctènes aussitôt qu'elles se forment et les nettoyer avec une spatule ou une cuiller en métal ; les cautériser avec précaution, soit avec le fer chaud, soit avec un caustique (§ XVI, voyez *Formulaire*) ; quand la maladie est bornée, laver de temps en temps la bouche avec une éponge ou un tampon d'étoupes ou de linge fin fixé à l'extrémité d'un bâtonnet et imbibé avec une décoction fortement astringente (104) additionnée d'acide chlorhydrique, ou avec ce dernier acide (157) ou avec de l'eau phéniquée (287).

Rage.

Cette maladie présente à peu près les mêmes symptômes dans toutes les espèces. Nous l'étudierons prin-

cipalement chez le chien, sur lequel on l'observe le
plus souvent.

Symptômes. — Au début de la maladie, beaucoup de
chiens cherchent à quitter leur habitation. Ils vont
droit devant eux, la tête tendue en avant et la queue
basse. Bientôt fatigués, ils se couchent sur le bord des
chemins, là où ils se trouvent, mais pour peu de temps ;
ils repartent, restant toujours indifférents à ce qui se
trouve sur leur passage. S'ils se détournent, c'est pour
se jeter sur les animaux qu'ils rencontrent, sur les chiens
surtout (tous les animaux enragés entrent en fureur à la
vue des chiens). Ils ne font souvent attention ni aux herbivores, ni à l'homme, mais ils ne supportent jamais
paisiblement la vue de leurs semblables : ils se jettent
sur eux, peu leur importe d'être les plus faibles. Du
reste les autres chiens les fuient.

S'ils ne sont pas libres, ils se tiennent au fond de leur
loge, couchés, repliés sur eux-mêmes, le regard inquiet,
fixé sur la porte. En général ils recherchent l'obscurité
et l'isolement, mais restent peu de temps tranquilles :
ils se lèvent, se couchent, se relèvent, ne se trouvant
jamais bien ; ils changent sans cesse de position et de
place. Si on les appelle, ils dirigent du côté d'où vient
la voix des yeux hagards, effarés ; s'ils obéissent, c'est
avec indifférence et d'un air méfiant.

Le plus souvent, après deux ou trois jours de cet état,
qui dure bien rarement une semaine, les accès se montrent. Les malades mordent alors tout ce qui est à leur
portée : la chaîne qui les retient, la couverture qui les
enveloppe, la litière, les planches de la loge, les clous,
les pierres, etc. Dans ces moments ils se blessent aux
lèvres, aux gencives. Les morceaux de bois, les lanières

de cuir, la paille, les cailloux, les loques de drap, les bouts de corde, etc., trouvés dans l'estomac à l'ouverture des cadavres sont un des signes de la rage. Quelques animaux se dévorent eux-mêmes. Une grande faiblesse, la paralysie, qui commence par celle du train postérieur, précèdent la mort.

A ces symptômes, air triste, regard sombre, hagard, déplacements fréquents, disposition à errer dans les chemins, à mordre les autres animaux, à ronger, à déchirer les objets à leur portée, s'ajoutent les suivants : perte de l'appétit, refus des boissons, horreur de l'eau (chez l'homme surtout) ; mouvements insolites, bouche souvent béante, écumeuse, bave abondante, quelquefois sanguinolente, langue pendante, voix altérée ou mutisme. Ces divers signes se remarquent le plus souvent sur les chiens enragés mais aucun n'est constant, et quoique tous les malades aient quelque chose de particulier, de morne, de hagard, de capricieux dans les actions et d'insolite dans la voix, ils peuvent vivre sept à huit jours sans présenter les accès de fureur que vulgairement on considère comme caractéristiques de la rage.

On remarque presque toujours une grave altération de la voix. C'est même un signe d'une grande valeur. L'aboiement est remplacé par un hurlement particulier, rauque, saccadé, composé d'une succession de sons décroissants. Ce signe est caractéristique pour ceux qui l'ont remarqué, mais combien peu de personnes sont dans ce cas ! Et d'ailleurs, dans la rage mue, il n'existe pas ; le malade tient constamment la bouche béante et ne fait entendre aucun cri ; on peut croire qu'il a un os dans le gosier.

On considère aussi la perte de l'appétit, le refus des

boissons, la rareté des urines et l'horreur de l'eau, comme des symptômes constants de la rage ; ces signes se font en effet souvent remarquer, mais ils ne se manifestent pas constamment. La science possède sur cette question des faits bien concluants. Je me borne à citer le suivant. Je fus appelé un jour, rapporte Youalt, vétérinaire anglais, en consultation avec un médecin qui soignait un homme qu'un chien suspect avait mordu ; en entrant dans la chambre du malade nous vîmes le chien qui mangeait son déjeuner avec avidité. « Cet appétit prouve évidemment que l'animal n'est pas enragé, me dit le médecin. » A peine ces paroles étaient-elles prononcées que le chien, abandonnant sa soupe, se lançait contre le mur en poussant un cri particulier comme s'il eut voulu saisir un objet qui le menaçait. Que pensez-vous de ce mouvement ? demandai-je au médecin. Il me répondit que le chien avait sans doute entendu du bruit de l'autre côté du mur. — Sur ma recommandation, le médecin extirpa à son malade la partie qui avait été mordue. Quelques jours après, le médecin et le malade se félicitaient de l'opération. C'était, en effet, un signe de la rage que le chien avait présenté, car peu de temps après il mourut de cette maladie, ainsi qu'un autre chien qu'on lui avait fait mordre à titre d'expérience.

Ainsi que ce fait le démontre, quelques malades ont des hallucinations. Ils se jettent en l'air et en avant comme s'ils voulaient prendre des mouches au vol ; ils s'élancent pour saisir des objets qui n'existent pas, mordent dans le vide. Au moment où ils sont ainsi préoccupés, une voix qu'ils connaissent se fait-elle entendre ? Ils s'apaisent aussitôt et reprennent l'expression de tristesse, d'indifférence, qui est un des caractères de leur maladie.

Même pendant les forts accès, le chien devient quelquefois paisible devant les gens qu'il connaît, et témoigne, surtout s'il est doux, habitué à être caressé, des sentiments affectueux envers les personnes de la maison. Ces rémissions des symptômes contribuent à faire méconnaître la maladie et peuvent causer des malheurs si on ne tient pas l'animal à l'écart ; car il suffit d'une contrariété, de la présence d'un objet qui dans les circonstances ordinaires ne produirait aucun effet, pour amener une exaspération, un accès de fureur ; le malheureux animal ne connaît plus personne et se jette sur tout ce qui est à sa portée.

Mais les accidents les plus fréquents sont produits à l'occasion des cas de rage qui ne se manifestent que par des symptômes paisibles. La maladie est en quelque sorte latente, et l'animal qui en est affecté peut cependant la communiquer ; de trop nombreux exemples l'ont prouvé. C'est pour en prévenir de semblables autant que cela peut dépendre de nous, que nous insistons sur ces détails, que nous conseillons des précautions minutieuses contre le plus fidèle serviteur de l'homme. N'oublions pas, cependant, qu'il est bien involontairement la cause des dangers qu'il nous fait courir et que tout en songeant à notre sécurité, nous devons chercher à adoucir, autant que possible, les souffrances des malades, à ne pas les aggraver.

L'attachement qu'on a pour des animaux qui nous témoignent une grande affection, éloigne de notre esprit toute idée de méfiance. Nous ne pouvons pas croire qu'un animal dévoué, qui n'a jamais eu d'accès de fureur ni témoigné aucune envie de mordre, qui a bon appétit et ne manifeste aucune horreur de l'eau ; qui a seulement de la tristesse, qui de loin en loin est agité, qui

n'a qu'une légère plaie aux lèvres, et un peu de sang à
la bouche, n'a peut-être pas vingt-quatre heures à vivre
et peut communiquer la plus horrible des maladies !

On est surtout porté à méconnaître les signes de la rage
dans les animaux qu'on a élevés, qu'on voit tous les
jours, par lesquels on est sans cesse caressé. Quand un
chien n'a pas été mordu par d'autres chiens, qu'on est
sûr que la rage ne lui a pas été communiquée, qu'il se
montre obéissant, qu'il est même plus actif qu'à l'ordinaire
pour garder le troupeau, pour courir après les moutons
ou les vaches, il ne vient pas à l'idée qu'il peut être enragé, et cependant dans cet état il communique la maladie à l'enfant qu'il écorche avec sa dent, aux bestiaux
égarés qu'il ramène au bercail.

Les signes de la rage varient donc selon les individus et
peut-être selon la nature de la maladie ! Quelques malades
dans toutes les espèces sont presque constamment en
fureur, ils ont la rage furieuse et se jettent sur tout ce
qui les approche, même sur une barre de fer chauffée
jusqu'à la température rouge ; ils vont jusqu'à se dévorer
eux-mêmes ; tandis que d'autres sont dans la stupeur, restent tranquilles. Il y a une rage qu'on appelle rage calme,
dans laquelle les crises sont rares et peu marquées.

Les symptômes varient aussi selon les espèces. D'une
manière générale nous dirons que les chiens, cherchent
à mordre, que les ruminants mugissent, grattent le sol
avec le pied et frappent de la corne ; que les chevaux
mordent, frappent avec le pied et se précipitent sur les
hommes, les animaux qui veulent les approcher.

CAUSES. — Inconnues. La maladie attaque plus souvent les chiens tenus à l'attache que ceux qui vivent en
liberté, qui peuvent satisfaire leurs besoins génésiques.

La contagion par virus fixe en est la cause la plus ordinaire, et de nos jours peut-être l'unique.

PRÉSERVATIFS. — Ignorant les causes et la nature la rage nous n'avons aucun moyen de nous opposer à son développement spontané. Bornons-nous à dire qu'il faut laisser les chiens vivre autant que possible selon leur instinct, en les empêchant cependant de se réunir en groupes dans les rues pour courir après les femelles en chaleur. Ne pas abuser de la chaîne ni de la muselière si faire se peut, les laisser libres dans la cour ou dans un parc tous les jours pendant un certain temps ; tenir à leur disposition de la bonne eau à discrétion et une nourriture suffisante.

La maladie est rare sur les chiens des peuples orientaux qui vivent en liberté dans les tribus et qui ne sont jamais en grand état d'embonpoint.

Mais si nous ne pouvons pas nous opposer à la naissance du principe rabique, il est possible d'en arrêter la propagation. Il faut se bien pénétrer des signes de la maladie afin de pouvoir prendre à temps les précautions nécessaires, et comme nous croyons qu'aucune précaution n'est superflue quand il s'agit de prévenir le développement de la rage sur l'homme et même sur les animaux, nous dirons qu'il faut se méfier :

1° Des chiens mordus non-seulement par des chiens enragés mais encore par des chiens errants, inconnus ;

2° Des chiens qui sont tristes, lors même qu'ils mangent et qu'ils boivent ;

3° De ceux qui en mangeant et en buvant présentent quelque chose d'insolite, de précipité, d'irrégulier ;

4° De ceux qui ont des hallucinations, qui exécutent des mouvements qu'on ne peut pas expliquer par ce qui les entoure, qui vont, viennent, se déplacent sans raison;

5° De ceux qui sont moroses, qui recherchent l'obscurité et l'isolement, qui sont insensibles aux coups et indifférents à la voix qui les appelle ou n'y répondent pas comme à l'ordinaire;

6° De ceux qui déchirent les objets qui sont à leur portée: les couvertures, les rideaux, les nattes de paille; qui mordent le plâtre, les planches des niches; qui mangent la paille, le fumier, le cuir, le drap;

7° De ceux qui bavent et tiennent la gueule ouverte comme s'ils avaient un corps étranger au gosier;

8° Qui abandonnent la maison et suivent leur chemin sans se préoccuper de ce qui se trouve sur leur passage, ou qui ne se détournent que pour se jeter sur les animaux qu'ils aperçoivent.

Dans tous ces cas, il faut mettre l'animal dans l'impossibilité de nuire, en le tenant dans un lieu fermé, en l'attachant convenablement avec une chaîne, et en lui distribuant à boire et à manger comme à l'ordinaire. Le vétérinaire qui est appelé traite l'animal selon les symptômes observés, jusqu'à ce que la maladie soit déclarée ou la santé rétablie.

Quand on sait qu'un chien a été mordu par un animal enragé, il ne faut pas hésiter à l'abattre. D'abord parce qu'on ne peut jamais compter sur l'efficacité de la cautérisation dans les animaux poilus, à cause de la difficulté de trouver pour les cautériser, toutes les plaies qui peuvent avoir été faites. Ensuite parce que la rage qui se déclare quelquefois le 6° ou le 8° jour après la morsure, le plus souvent du 20° au 40° ou au 45°, peut ne se manifester qu'après le 60°. On a même vu la maladie ne se montrer que 10 ou 12 mois après l'inoculation. On n'est donc complétement rassuré qu'après ce long espace de temps. Comment compter sur une séquestration rigoureuse pendant une année entière! Qui peut répondre que pendant ce temps, il n'y aura pas un moment d'oubli, et que ce moment ne suffira pas pour causer d'irréparables malheurs, la mort d'une ou de plusieurs personnes.

Les suites d'une morsure peuvent être si graves, qu'on doit même abattre les animaux qui sont mordus par des chiens errants suspects.

Cette mesure rigoureuse doit surtout être pratiquée quand il s'agit de moutons, de porcs, de bêtes bovines, dont la viande peut être utilisée. Mais il faut les sacrifier très-peu de temps après l'accident, avant la manifestation des signes maladifs, afin de ne pas s'exposer à faire manier par les bouchers et les cuisinières de la viande provenant d'animaux malades.

La rage ne se développe pas spontanément sur les herbivores ni sur les omnivores. On a même cru pendant longtemps que celle des herbivores n'est pas contagieuse; que si ces animaux peuvent la contracter par l'inoculation, ils ne peuvent pas la propager. Ils sont peu portés à mordre, et leurs dents sont mal disposées pour faire des plaies et inoculer des virus. Ce qui explique pourquoi ils ne la communiquent que très-rarement. Mais ils peuvent la communiquer.

C'est par la salive que la rage se transmet, et par des morsures, qu'elle est le plus souvent inoculée. Cependant, il suffit que le virus soit déposé sur une partie privée d'épiderme pour produire la maladie. On parle de chiens qui l'ont donnée en léchant des plaies.

Le préservatif le plus sûr, après une morsure, c'est l'amputation de la partie blessée, et maintes fois des personnes n'ont pas hésité à la faire sur elles-mêmes;

c'est ensuite la cautérisation de la plaie faite le plus tôt possible après l'accident, de suite si on peut : ne pas craindre de cautériser fortement si l'extirpation ne peut avoir lieu. Cette condition est difficile à remplir dans l'homme à cause de la douleur, et dans les animaux à cause du poil. Comment découvrir toutes les égratignures qu'un chien peut avoir faites en se jetant sur un autre chien, ou sur un mouton, ou sur une vache? et des égratignures presque imperceptibles, peuvent cependant suffire à l'introduction du virus. C'est ce qui doit engager à sacrifier les animaux suspects.

On emploie pour cautériser un fer chauffé au rouge blanc. C'est le moyen le plus efficace. Il est certain quand la plaie est superficielle et récente. A défaut de fer on emploie les caustiques (§ XVI, voyez *Formulaire*), en donnant la préférence à ceux qui, comme le nitrate d'argent (223), le chlorure de zinc (213), détruisent les tissus qu'ils touchent, qui forment comme le feu des escarres solides. Sans avoir le même avantage, l'acide sulfurique, l'acide nitrique, l'ammoniaque, peuvent être utiles ; ils pénètrent plus sûrement que les agents solides dans toutes les anfractuosités des plaies, dans les fistules où le virus a pu être introduit.

Quand on ne peut pas cautériser complétement en employant des corps solides, quand les plaies sont fistuleuses, qu'il y a des déchirures, il faut plonger les parties blessées dans de l'eau à la température d'un bain chaud, eau à laquelle on ajoute du chlore (288), ou de l'acide phénique (285), ou de l'ammoniaque (215), ou du sel ammoniac (179) ou un carbonate alcalin (15), et laisser pendant longtemps la blessure dans le bain.

Si on n'a pas à sa disposition des moyens de cautériser et de détruire ou de faire couler le virus hors de la plaie par des lavages avec des dissolvants, il faut de suite après l'accident, laver grandement les blessures avec de l'eau tiède, afin de maintenir le sang fluide et d'en faciliter l'écoulement : il est utile de presser les côtés de la plaie pour en expulser, avec le sang, le virus qui peut y avoir été déposé, utile encore de mettre une ligature au-dessus de la plaie si elle est à un membre, afin de ralentir la circulation, de retarder l'absorption du virus, et son transport du lieu où il a été déposé dans le torrent de la circulation. Une ventouse appliquée sur la plaie peut aussi, en activant l'hémorrhagie, s'opposer à la pénétration du principe contagieux dans le sang. La succion, quand il s'agit d'une personne, quand il s'agit de soi-même, peut remplacer la ventouse ; elle est sans danger si on n'a pas d'excoriations à la bouche.

Toutes les morsures faites par des animaux enragés ne sont pas suivies de la rage. Celles des herbivores le sont rarement, et même celles des carnivores quand elles sont faites à travers les habits : les étoffes essuient les dents, retiennent les virus.

On avait conseillé de limer les dents des chiens pour les empêcher de mordre, mais comment pratiquer l'opération d'une manière assez complète pour mettre ces animaux dans l'impossibilité de faire des égratignures ? Ce moyen serait donc inefficace et inspirerait une dangereuse sécurité.

On a beaucoup recommandé l'usage des muselières. Elles sont rarement efficaces, quoiqu'on en ait imaginé de toutes les formes. Dans tous les cas, si l'autorité les rendait obligatoires, elle devrait tenir à ce qu'elles fussent confectionnées d'une manière qu'elle indiquerait, et solidement appliquées.

On se récrie beaucoup contre l'impôt sur les chiens ;

on rappelle pour le combattre les qualités de ces animaux, l'affection qu'ils témoignent à leur maître, les services qu'ils rendent. Ce que l'on dit à cet égard est vrai, et doit engager à soigner les chiens qu'on élève et qu'on garde, mais ne doit pas empêcher d'en restreindre le nombre. Il est à désirer qu'un impôt engage à ne conserver que ceux qui sont réellement utiles, qu'on soignera et qu'on ne laissera pas courir dans les rues. Toute la satisfaction que procurent les chiens, ni même les services qu'ils rendent, ne peuvent compenser les pertes qu'ils occasionnent en donnant la rage à des herbivores, en détruisant des troupeaux, et surtout les souffrances des personnes en si grand nombre qui meurent de la rage.

Les autorités doivent faire appliquer rigoureusement à l'occasion de cette maladie, les lois sur les maladies contagieuses ; prendre les mesures contre les chiens errants, au besoin les faire abattre ; ordonner l'abattage ou du moins la séquestration rigoureuse des animaux suspects, et sévir contre les personnes qui ne suivent pas les règlements. En outre, elles ne sauraient trop recommander à leurs administrés de sacrifier les animaux mordus par des chiens inconnus, plutôt que d'appliquer les moyens préservatifs. Quand on ne négligera plus les précautions que la prudence conseille, la rage fera peu de victimes, car elle se développe bien rarement d'une manière spontanée.

TRAITEMENT. — Pas de remède connu contre la rage. Les mille et mille médicaments recommandés depuis des siècles, tous ceux qui sont encore journellement conseillés sont également inefficaces. On cite cependant quelques cas de guérison de la rage, mais on peut encore se demander si les maladies guéries n'étaient pas des affections autres que la rage! Dans tous les cas, la guérison, quelle que fût la maladie, a toujours eu lieu sans aucun traitement particulier, par les seules forces de la nature.

Tout ce qu'on peut faire aux individus enragés, c'est de leur procurer tout le bien-être possible : très-bonne litière, tranquillité complète, demi-obscurité, aliments appétés, boissons calmantes ou autres ; surtout éloigner d'eux tout ce qui peut les exciter : bruit, cris, présence d'objets étrangers, aboiement des chiens, etc.

Anémie.

C'est un appauvrissement du sang plutôt qu'une diminution de la quantité de ce liquide.

Symptomes. — Manque d'énergie, pâleur des membranes muqueuses, état pâteux de la bouche, appétit très-irrégulier, tantôt constipation, tantôt diarrhée. Grandes rémissions : après quinze jours, trois semaines de santé, réapparition de la maladie avec plus de gravité qu'à la précédente attaque. Chez beaucoup de chevaux, on voit plusieurs de ces intermittences avant que le mal soit devenu incurable. Dans le mouton, disparition de la veine de l'œil ; laine tendre et peu adhérente. On remarque les signes de la pourriture moins l'œdème de l'auge.

Causes. — Nourriture insuffisante ou mauvaise, déperditions considérables, fatigues, souffrances. On attribue l'anémie du cheval à l'usage trop exclusif des légumineuses, parce qu'elle est commune sur les plateaux et dans les vallées de l'Ile de France et de la Lorraine, où l'on cultive beaucoup de prairies artificielles, et qu'elle est rare là où l'on fait consommer du bon foin ordinaire. Elle se montre les années de sécheresse, quand les animaux sont mal nourris. La grande fatigue, les longs parcours à la chaleur, sur des pâturages où l'herbe est rare, la produisent sur les bêtes à laine. Elle peut attaquer tous les animaux.

PRÉSERVATIFS. — Pour les solipèdes : travail modéré ; nourriture bonne et variée, composée au moins en partie de paille, de foin et d'avoine ; régime qui se rapproche de celui auquel on soumet le cheval de course ; habitations aérées, bien tenues. Pour le mouton, pâturage régulier sur des terres rapprochées de la bergerie ; au besoin, supplément de nourriture au ratelier. Éviter les fortes chaleurs comme la rosée. Grains ou tourteaux ajoutés à la ration.

TRAITEMENT. — Continuer l'usage des préservatifs. Exciter l'appétit en mêlant des toniques, de la poudre de gentiane, de la poudre d'absinthe, des baies de genièvre, à de la farine, à du son ; en distribuant au mouton de petites rations d'orge ou d'avoine avant le pâturage ; en donnant des glands, des châtaignes écrasées ; en traitant les chevaux par les toniques (§ XVII) en boissons, en provendes.

Maigreur.

CAUSES. — C'est quelquefois un état particulier, bien rare sur les animaux, qui existe avec la plénitude de la santé, mais qui ne doit pas moins provoquer la sollicitude du propriétaire. Elle est souvent le signe d'une maladie grave, latente ou visible, de la phthisie pulmonaire, d'une lésion des organes digestifs, d'une diarrhée chronique, etc. Les souffrances la produisent lors même qu'elles sont dues à des maladies locales, à des affections des membres, ou simplement à des harnais mal ajustés.

Nous devons surtout signaler la maigreur des animaux cependant assez bien nourris pour être en bon état, mais mal harnachés et tourmentés, brutalisés par des conducteurs maladroits. Ces causes de dépérissement sont quelquefois faciles à reconnaître aux blessures qu'on aperçoit sur le dos et en avant des épaules, aux plaies qu'on remarque sur les orbites, aux oreilles, à des raies que les coups de fouet ont produites sur les cuisses, les côtes. Les animaux dans cet état sont timides ou violents.

Une autre cause de maigreur qui mérite l'attention des propriétaires, c'est l'irrégularité des repas, la longueur des journées de travail, l'inégalité dans le régime.

Pour apprécier l'influence de ces diverses causes, il suffit souvent de comparer dans la même ferme, dans la même écurie, dans le même hameau, des attelages conduits par des personnes différentes. Quoique consommant tous la même quantité de fourrage et faisant à peu près les mêmes travaux, ils sont les uns en bon état, gais, à poil lisse, brillant, et les autres exténués, mornes, timides, à poil terne, hérissé. Les premiers appartiennent à de petits cultivateurs soigneux, ont pour conducteurs des hommes intelligents, actifs, naturellement doux ; les autres sont la propriété d'un négligent, sont conduits par un charretier brutal, paresseux, qui ne peut ni ne sait raisonner, qui a la main dure, les mouvements saccadés, et tracasse, fatigue inutilement son attelage.

Préservatifs. — Adoucir les douleurs qu'on ne peut ni prévenir, ni faire cesser, c'est le moyen le plus économique et le plus efficace de mettre les animaux en bon état, de les y maintenir, et d'obtenir un bon résultat des fourrages consommés, car les déperditions occasionnées par les privations et les souffrances, sont complétement improductives pour les propriétaires.

Traitement. — Si la maigreur est due à un excès de travail, à une mauvaise nourriture, à une trop grande sécrétion de lait, il suffit pour y remédier de faire cesser la cause qui la produit ; il suffit aussi de guérir les maladies qui l'occasionnent pour que les animaux profitent bien de leur nourriture. Si la maladie est incurable, on sacrifiera les animaux de la manière la moins douloureuse pour eux et la plus avantageuse pour le propriétaire.

Il n'est pas si facile de prévenir les pertes qui résultent de la maladresse, de la brutalité des conducteurs et de l'infidélité des cochers trop souvent portés à vendre une partie de la ration des chevaux confiés à leurs soins. Nous ne pouvons, à cet égard, qu'avertir les propriétaires en les engageant à exercer de la surveillance et à n'accorder leur confiance qu'à bon escient. A ce point de vue les sociétés protectrices des animaux rendent des services qui ne sont pas assez appréciés. Les propriétaires ne sauraient trop les encourager et en former là où il n'en existe pas.

Anasarque.

L'accumulation de la sérosité dans les organes qui n'en contiennent pas ou qui n'en contiennent que de moindres quantités dans l'état normal constitue l'hydropisie. Elle est appelée *hydrothorax* quand elle a lieu dans les plèvres ; *hydropéricardite*, dans le péricarde, *ascite* dans l'abdomen, *hydrocèle* dans le scrotum, *œdème*, dans une partie limitée du tissu cellulaire souscutané, *anasarque*, dans la totalité ou la plus grande partie du corps. Cet article s'applique surtout à cette dernière ; l'hydrothorax, l'ascite, etc., constituent des maladies particulières.

SYMPTÔMES. — Engorgement plus ou moins considérable, indolore, sous le ventre, au fourreau, aux membres, en un mot dans les parties déclives ; il est sans élasticité : si on le comprime, l'enfoncement produit par le doigt disparaît lentement ; membranes muqueuses pâles, peau sèche, poil terne, regard triste, mouvements lents, tissus mous.

CAUSES. — Refroidissements, arrêts de la transpiration cutanée, séjour dans une atmosphère humide, nourriture trop aqueuse, excès de boissons, herbe mouillée par la pluie ou la rosée, disparition brusque de quelques maladies, diminution de la sécrétion urinaire, maladies du cœur et des gros vaisseaux, tumeurs qui compriment les veines, enfin tout ce qui augmente la sécrétion dans les membranes séreuses et tout ce qui retarde la circulation du sang et de la lymphe, et ralentit l'absorption de la sérosité répandue normalement dans les tissus.

On appelle *idiopathique* l'hydropisie qui provient d'une lésion des organes exhalants qui ont trop d'activité ou des organes absorbants qui n'en ont pas assez, et *symptomatique* celle qui est occasionnée par une autre maladie, par un anévrisme du cœur ou des grosses artères, par une affection du foie, etc., etc.

Préservatifs. — Préserver les animaux des refroidissements, couvrir ceux qui restent exposés à l'humidité, faire consommer des aliments secs, modérer l'usage des boissons, favoriser la sécrétion des reins et celle de la peau, traiter méthodiquement les maladies des organes respiratoires et des organes de la circulation.

Traitement. — Continuer l'usage des préservatifs, activer la transpiration de la peau par des frictions sèches et des frictions irritantes (36, 37, voyez *Formulaire*), par des fumigations (255, 256), par l'usage des couvertures ; exciter la sécrétion des reins par des diurétiques en bols et en électuaires (97, 98, 99) ; administrer de temps en temps des purgatifs (52, 59, 66, 67, 68) qui poussent à la sécrétion des urines, jusqu'à la guérison, si le tube digestif les supporte sans en souffrir; donner plutôt des bols et des électuaires que des breuvages et des boissons. Cette médication active l'absorption de la sérosité répandue dans le corps en provoquant la diminution de celle du sang. Le séjour et les promenades au soleil, à l'air chaud et sec, produiraient les mêmes effets.

On ne peut guérir les hydropisies symptomatiques qu'en traitant les maladies qui y donnent lieu ; mais les moyens directs, les sudorifiques (§ XX), les diurétiques, (§ VII), les purgatifs (§ V) constituent toujours d'utiles palliatifs. Des mouchetures, des pointes de feu pénétrantes sur les parties œdémateuses, sous le ventre, au fourreau dans le cheval, soulagent les malades en faisant écouler l'humidité répandue dans le tissu cellulaire.

Ascite.

CAUSES. — L'hydropisie de l'abdomen ou ascite est souvent la conséquence d'une maladie du foie et quelquefois la suite d'une affection du péritoine. Les causes qui produisent les hydropisies peuvent y donner lieu.

SYMPTÔMES. — Outre les signes des hydropisies en général, poil terne, peau sèche comme terreuse, tristesse, on remarque dans l'ascite un ventre volumineux, tombant, et contrastant avec l'état général du corps plutôt mince, maigre, que gras et potelé ; on reconnaît la présence du liquide à la fluctuation : pour la développer et la sentir, on place une main sur un des côtés de l'abdomen pendant qu'avec l'autre on donne de légères secousses de l'autre côté.

PRÉSERVATIFS. — Traiter les péritonites avant qu'elles passent à l'état chronique, combattre les affections du foie, et faire usage des sudorifiques (§ XX, voyez *Formulaire*).

TRAITEMENT. — Administrer des sudorifiques secs (253, voyez *Formulaire*), des diurétiques et des purgatifs en électuaires, en bols (66, 67) comme nous venons de le dire en parlant des hydropisies en général. Les ponctions de l'abdomen soulagent toujours les malades, mais elles ne guérissent que les hydropisies essentielles dont la cause a disparu ; elles ne font pas cesser les lésions qui, en s'opposant à la circulation, occasionnent des hydropisies symptomatiques.

Accidents produits par la foudre.

Causes. — Les corps saillants et pointus, les métaux, les girouettes, les arbres hauts et isolés, les mâts des navires, les courants d'air, les colonnes de vapeur qui s'élèvent du sol, attirent la foudre. Les plus fréquents accidents sur l'homme arrivent dans les clochers, sous les arbres, et sur les animaux, quand, réunis en grand nombre soit dans les bergeries, soit en rase campagne, ils émettent des masses de vapeurs qui s'élèvent en colonnes dans l'espace. Les meules de foin, les meules de paille, les tas de fumier, agissent comme les troupeaux.

La foudre frappe quelquefois trois, quatre personnes, rarement un plus grand nombre, tandis qu'on la voit assez souvent détruire d'un seul coup des troupeaux entiers de moutons. Les contrées montagneuses en souffrent beaucoup plus que les plaines. Les départements du Cantal, de la Corse, de l'Aveyron, de la Haute-Loire, de Saône-et-Loire, du Puy-de-Dôme, sont ceux où la foudre fait le plus de victimes.

Préservatifs. — Pendant les orages, s'éloigner des arbres, des meules de foin et de paille au risque d'être mouillé; transformer les girouettes en paratonnerres en les faisant communiquer avec le sol au moyen de conducteurs en tringles ou en fil de fer ; diviser par petits lots les grands troupeaux, modérer la marche des voitures surtout si elles sont volumineuses et traînées par plusieurs chevaux, disposer les ouvertures des bergeries placées en rase campagne aux deux extrémités du bâtiment afin de diviser autant que possible les vapeurs qui s'élèvent dans l'espace, d'empêcher qu'elles forment de fortes colonnes ascendantes.

Traitement. — S'il y a simplement étourdissement, commencement d'asphyxie, exposer les malades au grand air, les mettre en liberté, enlever les liens, les harnais, les couvertures ; s'ils sont en état de mort apparente faire respirer du vinaigre ou de l'ammoniaque, irriter la peau avec de l'eau bouillante (29, voyez *Formulaire*) ou avec un fer chaud, administrer des lavements irritants composés avec une dissolution de sel de cuisine (180) ou une décoction de tabac (72). Aux États-Unis, d'après ce qu'on rapporte, on verse sur le corps des individus foudroyés de l'eau froide pendant une heure s'il le faut. On fait revenir ainsi à la vie des malades qui paraissaient complétement morts.

Secours aux noyés, aux asphyxiés.

Causes de l'asphyxie. — Réunion d'un trop grand nombre d'individus dans la même porcherie, la même bergerie ; dégagements de gaz impropres à entretenir la vie par la combustion, la fermentation, les incendies, et concentration de ces gaz dans les habitations ; aérage insuffisant pour les animaux qu'on fait voyager à fond de cale dans les vaisseaux ; compression des animaux les uns par les autres et impossibilité pour ceux qui tombent de respirer dans les wagons des chemins de fer.

Traitement. — Placer les individus asphyxiés ou noyés dans un air libre, les débarrasser des licous, des harnais, faire respirer du vinaigre ou de l'ammoniaque ;

jeter de l'eau froide sur la tête, administrer des lavements d'eau vinaigrée, d'eau salée, de décoctions de
tabac (72, voyez *Formulaire*). Introduire de l'air dans le
poumon à l'aide d'un soufflet et en pressant et relâchant
alternativement les parois de la poitrine, de manière à
produire artificiellement, les phénomènes physiques de
la respiration, le resserrement et la dilatation de ces
parois.

SECTION III

MALADIES DU SYSTÈME NERVEUX.

Douleur.

Symptôme de presque toutes les maladies, la douleur dans les animaux se reconnaît à des signes et
réclame un traitement qui varie selon le siége et l'intensité du mal. Dans tous les cas, la fièvre, la perte de
l'appétit, l'abattement des malades, l'expression triste
ou agitée du regard, une contraction particulière des
muscles de la face, des convulsions même, font reconnaître que les animaux éprouvent des souffrances.

Une vive douleur indique presque toujours une grave
maladie. Elle est par elle-même nuisible et il y a intérêt
à la faire cesser : elle ralentit l'assimilation des aliments
consommés et entrave l'engraissement; en diminuant la
sécrétion du lait dans les mères, elle réagit sur les nourrissons ; elle affaiblit les bêtes de travail et les expose,
si elle siége à un membre, à s'estropier en rendant
la marche incertaine et inégale. La douleur produite par
les harnais, par le collier sur une épaule, peut aussi oc-

casionner des accidents en forçant les chevaux à tirer de travers.

Traitement. — Conduire les animaux qui souffrent, qui boitent, avec douceur et intelligence. Il peut suffire de quelques soins donnés au harnachement, de quelques jours de repos après une contusion, une blessure, une glissade, une chute, pour prévenir des souffrances, des maladies même qui pourraient être très-préjudiciables.

Quand la douleur est passagère, ces précautions peuvent suffire ; mais si elle persiste, il faut administrer des narcotiques (§ XXV, voyez *Formulaire*) en breuvages, en électuaires, si la cause est interne ou inconnue, et en onctions, en cataplasmes, si elle est externe. En même temps on ne négligera pas de traiter l'état pathologique qui la produit par les moyens appropriés, et dont nous parlerons à l'occasion de chaque maladie.

Convulsions.

Les convulsions annoncent des lésions en général graves ou du moins douloureuses, des affections vermineuses, des abcès situés dans des tissus résistants, des irritations vives, de graves altérations des centres nerveux.

Traitement. — Pour les combattre directement, traiter les maladies qui y donnent lieu. Si on ignore en quoi ces dernières consistent, ou en attendant que les moyens qu'on leur oppose agissent, débarrasser les animaux des harnais, des liens, de tout ce qui peut les gêner, faire des frictions à la peau, administrer des breuvages, des électuaires narcotiques (§ XXV, voyez *Formulaire*) antispasmodiques (§ XXVI).

Les bains froids, à la température de + 18, + 20 degrés, sont utiles pour calmer les convulsions sur les petits animaux. En faire prendre quand il n'existe pas des affections de la poitrine, du gosier, du ventre, qui pourraient en être aggravées.

Crampes.

Contractions douloureuses des muscles. Elles s'observent aux membres et proviennent d'une lésion des nerfs, de la fausse position du membre ou d'une forte pression. Elles s'annoncent par la difficulté de marcher, par la levée subite, saccadée, du pied.

TRAITEMENT. — Elles sont ordinairement de courte durée. Si elles persistent, enlevez les harnais et les liens qui gênent les animaux et pratiquez sur le membre malade des frictions sèches, des onctions calmantes (306 à 310, voyez *Formulaire*). Des bains de rivière quand la température le permet, des affusions d'eau froide, peuvent faire cesser l'état qui les produit.

Ménager, ne pas brutaliser les animaux exposés à avoir des crampes : cette prédisposition constitue un grave défaut pour le cheval.

Apoplexie.

Fluxion du sang sur le cerveau et la moelle épinière, d'où résulte une paralysie plus ou moins complète et souvent la mort.

Causes. — Les animaux pléthoriques, vigoureux, fortement nourris, ceux qui cessent de faire de fortes déperditions, les mâles qui ont fait la monte, les chevaux qui après de forts travaux sont laissés inactifs, comme cela arrive souvent pendant les mauvais temps, y sont prédisposés.

Un coup, une chute sur le crâne, la pression des grosses veines de l'encolure par le collier, les fortes chaleurs, le séjour dans un lieu étroit non aéré, les rayons solaires arrivant directement sur le crâne, les froids intenses saisissant les animaux, peuvent la produire. Les porcs, les bœufs gras qui séjournent sur les champs de foire pendant les grands froids en sortant de leurs étables, y sont exposés.

Préservatifs. — Rationner régulièrement les animaux selon le travail et les déperditions, les bien nourrir toute l'année pour n'être pas obligé d'accroître trop fortement les rations à l'époque des grands travaux, ne les atteler que quelques heures après les forts repas, et faire boire pendant les chaleurs de l'eau acidulée (20, 23, voyez *Formulaire*); ne pas donner de trop fortes quantités d'aliments très-riches en azote, de gesse chiche, de vesces, d'épeautre, de seigle, etc.; réduire les rations des étalons avant la fin de la monte ; supprimer une partie de l'avoine aux attelages abondamment nourris et dont le travail diminue ou doit être suspendu, ne le serait-il que pendant deux, trois jours; couvrir la tête des bêtes attelées et exposées à un soleil ardent ; réchauffer graduellement, ne pas placer dans un lieu trop chaud, les animaux saisis par le froid ; couvrir ou placer sous des abris les bestiaux gras, porcs, bœufs, exposés pendant les gelées sur les champs de foire.

TRAITEMENT. — Oter les harnais et mettre les animaux à leur aise dans un lieu frais ; faire sur la tête des affusions d'eau froide, des applications de glace (133, voyez *Formulaire*) ; tirer du sang à la queue, aux oreilles, aux membres et même à l'encolure ; appliquer des révulsifs, l'eau bouillante (29), des sinapismes (44) ; faire des frictions sur les membres avec l'essence de térébenthine (36), avec le liniment ammoniacal (37). Les lavements irritants (50, 72, 73, 74), sont alors indiqués.

Sur les bêtes de boucherie, le porc, le bœuf, le mouton, se borner aux premiers moyens, aux applications sur la tête ; s'ils sont inefficaces, abattre les malades par effusion de sang, en attendant l'arrivée du boucher qui enlève la peau, dépèce le cadavre.

Coup de sang. Coup de chaleur.

SYMPTÔMES. — Lenteur dans les mouvements, insensibilité à la voix du conducteur et même au fouet ; faiblesse, respiration accélérée, sueurs froides, affaissement, chute sur le sol.

CAUSES. — Pâturage succulent livré à des animaux qui ont été mal nourris pendant l'hiver, qui sont épuisés par la lactation, les saignées, les fatigues et par un mauvais régime ; travaux pénibles sur les chemins rocailleux, échauffés par le soleil ; labour au printemps de coteaux exposés au midi ; air chaud et humide ; temps lourd.

PRÉSERVATIFS. — Affections rares sur les animaux qui travaillent à leur aise avec des harnais bien ajustés. Les bêtes bovines attelées avec un collier, craignent moins les coups de chaleur que celles dont la tête fixée par le joug reste presque immobile, exposée pendant des journées entières aux rayons du soleil. Laisser donc autant que possible les animaux libres et leur éviter les efforts qui précipitent les mouvements du cœur et les phénomènes respiratoires. En été, faire une attelée le matin et une le soir plutôt qu'une seule au milieu du jour, laisser souffler de temps en temps les animaux qui font de rudes travaux.

TRAITEMENT. — Cet état cède aux affusions d'eau froide sur la tête, aux frictions sèches, aux applications de liquides irritants, de liniments ammoniacaux (37, voyez *Formulaire*), d'essence de térébenthine (36) sur les membres. Si l'affection est grave, employer le traitement de l'apoplexie.

Les faiblesses qui, sous l'influence de la chaleur, se montrent sur des animaux plutôt exténués que pléthoriques, cèdent à des breuvages cordiaux (257, 258, 259, 260), à des infusions aromatiques (249).

Paralysie. Paraplégie.

SYMPTÔMES. — La paralysie peut être générale ou partielle, complète ou incomplète; il y a tantôt perte du sentiment et du mouvement, tantôt perte seulement de l'un ou de l'autre.

CAUSES. — La paralysie du train postérieur ou *paraplégie* est assez fréquente sur les vaches à l'occasion du vêlage, sur les gros limoniers fortement nourris et laissés en repos, et sur les chevaux de sang qui galopent en liberté dans les herbages.

La pléthore, tempérament développé par le régime du

cheval de course et des chevaux qui travaillent beaucoup y prédispose, et les aliments fortement azotés, les vesces, la petite gesse, l'épeautre, la produisent.

Les efforts pour la parturition, les manœuvres des accoucheurs, les courses violentes, les glissades, les chutes, les coups sur la colonne vertébrale, les refroidissements subits, les courants d'air froid, le contact longtemps prolongé d'un mur humide, de la terre mouillée, du fumier, les habitations mal fermées, en sont les causes les plus ordinaires.

La paralysie est un symptôme des affections du système nerveux et peut être produite par tout ce qui blesse, comprime l'encéphale, la moelle épinière et les nerfs. L'oblitération des artères, le transport par le sang d'un caillot dans un vaisseau du cerveau, peut y donner lieu. Les fluxions, les congestions sur les centres nerveux, en sont assez souvent la cause.

Elle peut être occasionnée aussi par des tumeurs dures, des exostoses de la boîte crânienne, par des hydropisies du centre cérébro-spinal, par des hémorrhagies, par des hydatides qui se développent dans le système nerveux et en compriment une partie. Le pus, en pénétrant dans le crâne ou dans le canal rachidien, peut produire le même effet : elle est quelquefois la conséquence de maladies, de lésions de la nuque et des lombes qui, primitivement, n'affectaient pas le système nerveux.

On peut pressentir les causes de la paralysie d'après la manière dont elle se manifeste : si la maladie est instantanée, elle est la suite d'une congestion cérébrale, de l'arrivée d'un caillot fibrineux dans une artère, d'un coup violent sur le crâne ou sur une région de la colonne vertébrale, d'une forte commotion ; si elle se manifeste graduellement, elle est l'effet d'un hydatide qui grossit dans la pulpe nerveuse, d'un anévrisme qui se forme, d'une tumeur qui rend saillantes en dedans les parois de la cavité crânienne.

PRÉSERVATIFS. — Proportionner la nourriture aux déperditions que font les animaux et aux fatigues qu'ils éprouvent ; ne pas introduire dans la composition des rations de trop fortes quantités de jarosse, de pois, de vesces, de seigle ; ne pas exciter au travail, retenir plutôt les animaux ardents, attelés avec des animaux mous ; prévenir les glissades et les chutes par une ferrure convenable et un bon entretien des chemins ; nourrir avec modération les femelles qui approchent du terme de la gestation pour ne pas les rendre pléthoriques, placer celles qui viennent de mettre bas dans une stalle fermée ou au fond de l'étable et loin des ouvertures qui donnent passage à l'air extérieur ; pratiquer à propos, soit avant, soit après le part, des saignées de précaution ; tenir les animaux proprement sur de bonnes litières ; faire usage de couvertures et garnir de planches ou de nattes de paille les murs des étables ; soigner, laisser tranquilles les vaches dont le part a été laborieux et qui ont de la peine à se relever, dont les membres postérieurs sont sans mouvements : cet état sur les jeunes femelles, peut tenir à une lésion des os du bassin qui disparaît par le repos.

TRAITEMENT. — Vider le rectum avec la main, donner des lavements et faire couler souvent les urines ; saigner à la queue et aux membres ; appliquer les moutardes (44, voyez *Formulaire*) aux avant-bras et aux fesses ; donner des breuvages purgatifs (51, 52), des lavements irritants (50, 72, 73, 74) ; faire sur le tronc des frictions sèches et sur les membres

des frictions avec l'essence de térébenthine (36), le
liniment ammoniacal (37) ; frictionner avec la teinture de
cantharides (39), avec un feu anglais (200 à 204) les parties affectées de paralysie locale. Contre la paraplégie,
appliquer ces topiques sur les lombes et couvrir cette
région d'un sac contenant du son ou de la sciure de
bois chauffé. Si le mal persiste, y appliquer une
charge (205 à 208).

Tétanos.

Causes. — Les basses températures, les vents froids,
les douleurs vives, produisent le tétanos. Il se montre
assez souvent après les blessures graves, les fractures
compliquées, après les grandes opérations, après la
castration et pendant les maladies de la région digitée.

On appelle *symptomatique*, *secondaire*, celui qui peut
être attribué à une plaie douloureuse, à une blessure,
et *idiopathique*, *primitif*, celui qui est produit par un
refroidissement ou par une cause inconnue.

Symptômes. — Au début il est rarement général.
Une région montre d'abord de la raideur et ensuite le
mal s'étend en même temps que la raideur de la partie
primitivement affectée augmente. Dans le tétanos symptomatique, les muscles de la mâchoire sont affectés les
premiers. Le port de la tête en avant, la raideur des
muscles, la dureté des parties malades, font facilement
reconnaître le tétanos.

On appelle *pleurothotonos* le tétanos des parties latérales du corps, *épisthotonos* celui de la région dorsale
et *emprosthotonos* celui de la région thoracique et abdo-
minale. Dans le premier, la colonne vertébrale est cour-

bée de côté ; elle est courbée dans le sens de l'extension dans le second, et de la flexion dans le troisième. Assez souvent le tétanos n'affecte que les muscles des mâchoires, celles-ci ne peuvent pas s'écarter l'une l'autre. On le nomme alors *trismus*.

PRÉSERVATIFS. — Pendant le règne des vents du Nord et des pluies froides, préserver des causes de refroidissement les animaux échauffés par la fatigue ; débrider les plaies douloureuses et les panser avec les calmants en lotions, en cataplasmes et même en breuvages (§ XXV, voyez *Formulaire*) ; maintenir le ventre libre par des lavements (76) et des boissons laxatives (77). La peau sera toujours maintenue en état de moiteur au moyen de couvertures.

TRAITEMENT. — Aussitôt qu'on s'aperçoit qu'une partie est raide, que des muscles restent durs, tendus, c'est-à-dire au début de la maladie, entourer le malade de larges couvertures et exciter la transpiration cutanée par des frictions et des fumigations (255, 256, voyez *Formulaire*) ; donner des breuvages narcotiques (289, 290), des électuaires de même nature (295, 298, 299) et des boissons laxatives (77, 79).

Si la bouche ne peut pas s'ouvrir, injecter dans cette cavité et dans le rectum au moyen d'une seringue, des liquides alimentaires (241, 242, 243, 244).

Le vétérinaire qu'on a le temps de faire appeler pourra soulager les malades en faisant respirer le chloroforme ou l'éther, et en donnant ces mêmes liquides et le cyanure de potassium en électuaires (298, 299), en gargarismes et en lavements (303, 305).

Épilepsie.

SYMPTÔMES. — Le plus souvent chute sur le sol,
bouche écumeuse, mouvements convulsifs suivis d'un
moment de repos ou simplement légers tremblements,
raideur des membres, appui contre la muraille ou la
crèche. Attaques se renouvelant à des époques plus ou
moins éloignées, selon les sujets, mais devenant plus
fréquentes à mesure que le mal devient plus ancien.
Dans le cheval, l'épilepsie est un vice rédhibitoire. La
durée de la garantie est de trente jours.

CAUSES. — Des chutes, des frayeurs, des affections
cérébrales incomplétement guéries. La présence des
vers dans l'intestin peut produire des convulsions épileptiformes.

TRAITEMENT. — La valériane, l'assa fœtida, le camphre, seuls ou mêlés entre eux, administrés en bols et en
électuaires (§ XXVI, voyez *Formulaire*) sont les médicaments qu'on a toujours employés contre cette maladie,
mais rarement avec succès. Les vermifuges (§ XXXII)
sont indiqués quand on soupçonne la présence de vers
dans les organes digestifs.

Il faut se méfier des chevaux affectés d'épilepsie, les
utiliser en prenant des précautions pour éviter les
accidents qu'ils peuvent produire lorsqu'ils ont des
attaques pendant le travail et livrer à la boucherie les
porcs et les ruminants. La viande des chevaux épilep-
tiques peut également être consommée.

SECTION III

MALADIES DES ORGANES DIGESTIFS.

Inflammation de la bouche, stomatite et inflammation des glandes salivaires, parotidite.

CAUSES. — Ces deux maladies existent souvent simultanément et sont produites par les mêmes causes : les plantes piquantes, irritantes, prises seules ou avec d'autres aliments; la moutarde des champs, les renoncules, les euphorbes peuvent les occasionner.

SYMPTÔMES. — Rougeur de la membrane muqueuse de la bouche, avec ou sans excoriations. L'inflammation s'étend plus ou moins au pharynx, et de là, difficulté de manger, d'avaler les aliments et les boissons; surabondance de salive et écoulement de ce liquide hors de la bouche.

PRÉSERVATIFS. — Éviter les causes, ne donner les plantes irritantes, rudes, qu'après les avoir fait cuire ou les avoir soumises à une trituration complète.

TRAITEMENT. — Aussitôt qu'on remarque sur un animal que la salive coule hors de la bouche, examiner les fourrages et enlever les plantes irritantes qui s'y trouvent; faire consommer des racines cuites, des barbotages à la farine, de l'herbe tendre et douce; injecter dans la bouche de l'eau acidulée et miellée (20, 21, 22, 23, voyez *Formulaire*). Si le mal persiste, faire des injections avec des décoctions de feuilles de ronce (152) ou d'écorce de chêne (104); si la bouche est douloureuse, remplacer les feuilles de ronce par des têtes de pavot (289) ; enfin, quand la maladie est ancienne, laver la bouche avec une dissolution astringente (112, 157) à laquelle on ajoute deux cuillerées de miel par litre.

Abcès des glandes salivaires.

CAUSES. — Grains d'avoine, épilets du brome stérile ou du brome des toits, barbes de blé dur, épis de seigle, etc., implantés dans les canaux salivaires et dans les gencives ; calculs formés dans ces canaux. Coups sur la parotide.

PRÉSERVATIFS. — Explorer la bouche des animaux qui mangent avec difficulté, qui bavent ; palper le trajet, des canaux salivaires et retirer les corps implantés dans les chairs, ceux qui s'opposent au passage de la salive.

SYMPTÔMES. — Difficulté à prendre les aliments, gonflement des glandes salivaires, accumulation de liquide dans les canaux de ces glandes et fluctuation sur les parties saillantes.

TRAITEMENT. — Ouvrir l'abcès dans la bouche, si c'est possible, à la partie la plus basse pour faire couler le pus ; injecter par l'incision et dans la bouche de l'eau acidulée (20, voyez *Formulaire*), de l'eau phéniquée (287). Éviter d'ouvrir les gros vaisseaux en choisissant bien le lieu pour l'opération et en employant des instruments plutôt pointus que tranchants.

Calculs salivaires.

Concrétions salines dans les canaux des glandes salivaires ; ces concrétions sont denoncées par des tumeurs sur le trajet de ces canaux, là où elles se trouvent.

CAUSES. — Certains animaux y sont prédisposés. Corps étrangers introduits dans les canaux et provoquant le dépôt de matières salines.

TRAITEMENT. — Autant que possible, extirper les calculs par une incision faite dans la bouche, afin de ne pas occasionner des fistules salivaires à l'extérieur, et de prévenir l'écoulement de la salive au dehors.

Anorexie, perte de l'appétit.

Symptôme de plusieurs maladies, la perte de l'appétit s'annonce par le refus des aliments, et le plus souvent par de mauvaises digestions, de la tristesse, un peu de météorisme après les repas, la bouche chaude et pâteuse.

CAUSES. — Fourrages mauvais, air impur, grandes fatigues, nourriture trop substantielle, défaut d'exercice, séjour trop prolongé dans des étables chaudes, non aérées, maladies de la bouche, de l'arrière-bouche, de l'estomac, etc.

PRÉSERVATIFS. — Donner une nourriture convenable, éviter le travail excessif; varier les aliments des animaux à l'engrais, en faisant entrer dans la composition des repas des farineux délayés dans l'eau, de l'herbe fraîche ou des racines, du foin et des tourteaux; en ajoutant aux aliments des poudres amères, du sel de cuisine, du sulfate de soude.

TRAITEMENT. — S'il n'existe pas de lésion des viscères, des affections douloureuses, il suffit pour rétablir l'appétit d'un peu de diète, et si les animaux sont fatigués, d'un peu de repos; on ranime les forces par une nourriture plutôt bonne qu'abondante, par des barbotages composés avec de la farine délayée dans du thé de foin, par des aliments salés, de l'eau ferrée ou rouillée (226, 227, voyez *Formulaire*). Si l'anorexie persiste, donner des électuaires toniques (228, 229, 230), de légers purgatifs (51, 52, 59) qu'on répète à quelques jours d'intervalle.

On remédie à la perte de l'appétit, à la lenteur des digestions qui dépendent d'une maladie particulière de l'estomac en traitant cette maladie.

Gastrite ou inflammation de l'estomac.

CAUSES.—Aliments grossiers, mal triturés, âcres, moisis ; plantes irritantes, piquantes, fourrages nouveaux, boissons froides, eaux des mares après les fortes sécheresses, pâturages couverts de poussière, jeunes pousses des arbres résineux, poisons irritants, refroidissement de la peau, changements brusques de la température, etc.

SYMPTÔMES. — Perte de l'appétit, tristesse, abattement plus ou moins marqué ; souvent constipation ; mauvaises digestions. Bouche chaude, pâteuse, poil terne, ventre douloureux à la pression.

PRÉSERVATIFS. — Bons aliments et distribution régulière de la nourriture.

TRAITEMENT. —Régime diététique : peu d'aliments et des aliments de facile digestion, farineux délayés dans l'eau, grains cuits, herbe fraîche si la saison le permet, racines en hiver, boissons blanchies avec de la farine et légèrement acidulées avec le vinaigre (20, voyez *Formulaire*) ou même avec la crème de tartre (26); s'il y a constipation, faire usage de laxatifs en breuvages (77, 79) ou en lavements (71, 75). Si la maladie est grave, avoir recours aux révulsifs à la peau (41, 42, 44, 49). Chez le porc et chez le chien, traiter la maladie par les vomitifs (§ VI) administrés au début.

Entérite ou inflammation de l'intestin.

CAUSES. — Aliments grossiers, difficiles à digérer, plantes irritantes seules ou mêlées à la nourriture, refroidissements subits de la peau.

SYMPTÔMES. — Peau sèche, adhérente, poil terne, abdomen douloureux à la pression et tendu, coliques légères, le malade regarde son flanc ; tantôt *constipation*, tantôt *diarrhée*, d'autres fois *dyssenterie* ; dans certains cas *coliques* intenses. Ces quatre symptômes indiquent des états maladifs dont nous parlerons.

PRÉSERVATIFS. — Bien régler la nourriture et donner le moins possible des fourrages poudreux ; si on est obligé d'en faire consommer, les secouer avant de les administrer, les mêler à d'autres de bonne qualité, et les asperger avec de l'eau salée.

TRAITEMENT. — Aliments de facile digestion : des farineux délayés dans l'eau, des racines ou des tubercules cuits, des grains ramollis ; ni féveroles, ni orge, peu d'avoine, des fourrages hachés, cuits. Boissons tempérantes (§ III), lavements avec des décoctions de mauves et de têtes de pavots (1, 2); repos, couvertures et logements chauds ; bonne litière. Ces moyens suffisent ordinairement pour combattre l'entérite qui ne présente aucun symptôme grave.

Diarrhée.

CAUSES. — Herbe trop tendre, trop fortes proportions de racines dans les rations, excès de boissons prises à la fois, mauvaises digestions, fourrages irritants, sels de cuivre mêlés à la nourriture, refroidissements subits de la peau.

SYMPTÔMES. — Déjection par l'anus de matières aqueuses ou muqueuses mêlées à des aliments mal digérés. Rendre compte de l'état de ces matières au vétérinaire, qui d'après leur nature prescrit le traitement.

PRÉSERVATIFS. — Diminuer la quantité de racines, de pulpes, quand les excréments deviennent mous ; avant de conduire les troupeaux aux pâturages, donner un quart de ration au râtelier ; administrer les boissons souvent et peu à la fois ; supprimer le pâturage dans les marais, l'usage des herbes trop tendres ; examiner les fourrages et en enlever les mauvaises plantes.

TRAITEMENT. — Le traitement de l'entérite suffit si la diarrhée est légère ; si elle résiste, donner des boissons à l'eau de riz, à l'eau de son, à l'amidon (158, 159, voyez *Formulaire*), et des petits lavements antidiarrhéiques (170, 171, 172, 173). On emploie contre les diarrhées rebelles des astringents plus puissants en breuvages (164, 165, 166) et en lavements (172, 174), toujours à petites doses. Ne donner que le tiers ou le quart de la ration, et en aliments faciles à digérer.

Dyssenterie.

CAUSES. — Mauvaise nourriture, aliments moisis, altérés, pâturage dans les marais, surtout en automne. Maladie souvent épizootique sous l'influence de causes inconnues.

SYMPTÔMES. —Tristesse, yeux ternes, déjections par l'anus de matières sanguinolentes, ténesme, épreintes, ventre douloureux à la pression. La dyssenterie peut être le symptôme d'une autre maladie, de la peste bovine.

PRÉSERVATIFS. — Quand la maladie règne dans le pays, donner de bons aliments, diminuer le travail, tenir les animaux avec propreté, les pourvoir de couvertures, ne pas les laisser boire dans les mares, supprimer le pâturage de nuit ; ne faire pâturer que sur des terrains salubres éloignés des lieux malsains.

TRAITEMENT. — Breuvages et lavements avec des décoctions de riz, de son, d'amidon, de têtes de pavot (158, 162, 168, 171, voyez *Formulaire*) ; breuvages et lavements au laudanum (159, 160, 164, 170, 173, 474) toujours de petits lavements, mais en augmentant les doses du laudanum si les déjections sont fréquentes ; aliments farineux, soupes, en petites rations. Habitations propres, tenues à une température de 18 à 22 degrés ; aération suffisante ; bonnes couvertures ; fumigations (255, 256) ; frictions souvent répétées, sèches sur le tronc, et avec l'essence de térébenthine (36) ou le liniment ammoniacal (37) sur les membres.

Constipation.

CAUSES. — Nourriture sèche, fortement alibile et échauffante ; foins, grains, graines, os en excès chez le chien ; fatigues ; maladies du foie, de l'estomac, quelquefois de l'intestin.

PRÉSERVATIFS. — Diminuer les aliments secs, et augmenter les rations d'herbes, de racines, quand les excréments deviennent fermes, noirs, luisants ; au chien, soupes, aliments végétaux.

TRAITEMENT. — Nourriture rafraîchissante, herbe tendre des prairies naturelles, graines concassées, macérées ; carottes ou betteraves ; farines délayées dans l'eau en substitution d'une partie du foin, de la paille et de l'avoine. Au chien, assez disposé à la constipation, moins de viande, moins d'os, plus de soupe, plus de pain, plus de pommes de terre, lait étendu d'eau. Au porc, aliments fibreux, choux, feuilles et racines de betteraves. Diminuer les rations des femelles dont les nourrissons sont constipés, supprimer même les grains, les féveroles et les vesces si elles en reçoivent. Si ces moyens sont insuffisants, boissons laxatives au sulfate de soude, à la crème de tartre soluble (77, 79, 80, voyez *Formulaire*), lavements à la mercuriale (76), jus de pruneaux (53, 62), aux petits animaux ; si c'est nécessaire, breuvages purgatifs (51, 52). Bols au savon, aux chevaux échauffés par le régime de l'entraînement (67, 68). Chez le chien, extraire le corps dur qui se trouve dans le rectum lorsque les autres moyens restent inefficaces.

Coliques.

CAUSES. — Les coliques *vermineuses* sont produites par des vers intestinaux ; les coliques *néphritiques*, par des calculs urinaires ; les coliques *biliaires* par des calculs formés dans les voies parcourues par la bile ; les coliques *sanguines*, par des congestions sur les membranes intestinales. Les coliques néphritiques et les coliques biliaires se remarquent le plus souvent sur les ruminants et les coliques sanguines sur le cheval ; nous reviendrons sur ces maladies.

SYMPTÔMES. — Des marques de souffrance, des mouvements désordonnés constituent un caractère propre à toutes les coliques. Ce signe commun varie du reste par son intensité, selon la gravité du mal et les causes qui l'occasionnent.

TRAITEMENT. — Il doit varier selon ces causes ; mais *dans tous les cas* il faut distraire les animaux, les promener, les engager à rendre les urines et les excréments ; vider le rectum avec la main, explorer la vessie et la presser d'avant en arrière si elle est pleine ; donner des lavements d'eau tiède en attendant qu'on en prépare de laxatifs (75, 76) ; administrer des calmants (§ XXV, voyez *Formulaire*), sous toutes les formes, si les douleurs sont vives.

Péritonite ou inflammation du péritoine.

CAUSES. — La castration dans les deux sexes, les manœuvres nécessitées par l'accouchement, y prédisposent. La ponction du rumen et de l'intestin dans les indigestions peut y donner lieu. Les pluies froides, les coups d'air, l'immersion dans l'eau, l'herbe couverte de gelée blanche, les boissons à la glace, la produisent sur les animaux prédisposés. L'ouverture d'un abcès situé dans les parois abdominales ou dans le foie, la rupture de la vessie dans les rétentions d'urine, dans quelques cas celle de l'utérus, celle de l'intestin, et l'épanchement des matières contenues dans ces cavités en sont des causes déterminantes. Produite par ces causes, la péritonite est mortelle.

Symptômes. — Inquiétudes, tristesse, mouvements désordonnés, regard tourné vers le flanc ; tension des parois abdominales, douleurs déterminées par la pression et la percussion. Les malades se couchent avec précaution ; on voit qu'ils cherchent à éviter un choc.

Préservatifs. — Placer les animaux opérés, les femelles qui viennent de mettre bas, dans un lieu tranquille, dans un air pur, tempéré, sur une litière abondante et propre ; les éloigner des portes et des soupiraux ; préserver autant que possible tous les animaux qui sont échauffés par le travail, de la pluie, des brouillards froids, du vent, etc. ; les pourvoir à temps de couvertures ; exciter par des frictions sèches et par des fumigations aromatiques (255, 256, voyez *Formulaire*), par des breuvages sudorifiques (249, 250), la transpiration cutanée.

Traitement. — Vider le rectum ; diminuer la tension des tissus et calmer les douleurs par de petits lavements narcotiques (302, 303, 304, voyez *Formulaire*) ; composer des rations peu volumineuses, avec farine, grains ramollis, racines cuites. S'il y a constipation, rendre les lavements laxatifs (76, 71, 75) et donner des breuvages de même nature (53, 55, 57, 59) ; faire sous le ventre des fumigations émollientes (9), recouvrir les parois de cette cavité de cataplasmes narcotiques (311, 312, 313) ou de compresses imbibées de liquides de même nature (289, 302) ; pratiquer sur la même région et à la face interne des cuisses, des frictions avec la pommade mercurielle (192, 193). Saignées aux veines thoraciques et aux veines des membres, application à la peau des révulsifs (42, 44), frictions avec l'essence de térébenthine (36) sur les membres et administration de breuvages calmants, narcotiques (§ XXV) si les coliques sont fortes. Continuer les petits lavements.

Hépatite. Jaunisse.

CAUSES. — Aliments excitants, fourrages nouveaux, boissons de mauvaise qualité ; eau des mares pendant les sécheresses ; pulpes de betteraves surchargées d'acide sulfurique. La jaunisse accompagne souvent la gastrite et l'entérite.

SYMPTÔMES. — Teinte jaune des membranes muqueuses qu'on observe facilement sur le blanc des yeux ; digestion irrégulière, constipation, toux sèche, foie volumineux ; dans quelques cas, boiterie du membre droit antérieur, mouvements respiratoires irréguliers. On remarque quelquefois des coliques.

PRÉSERVATIFS. — Ne distribuer les foins que lorsqu'ils ont ressué.

TRAITEMENT. — Diminuer la ration si elle est forte, donner des aliments de facile digestion, des farineux, des racines cuites, du vert, des grains ramollis, des rafraî-

chissants (27, 28, voyez *Formulaire*). Boissons laxatives
(77, 78, 81) et lavements de même nature (71, 75, 76) ;
s'il y a constipation, purgatifs (§ V) selon les animaux ;
appliquer les révulsifs avec les moutardes (44), avec
l'huile de croton tiglium (41, 42).

Si les coliques persistent, abattre pour la boucherie
les porcs et les ruminants.

La jaunisse est souvent le prélude d'une maladie des
organes digestifs et des organes respiratoires, du vertige,
de la pneumonie, et disparaît avec ces maladies.

Égagropiles.

Calculs, masses de poils feutrés qui se forment dans
les organes digestifs des jeunes animaux.

CAUSES. — Poils qu'avalent les animaux en se léchant
les uns les autres et en se léchant eux-mêmes ; en mangeant des plantes poilues : des fleurs du trèfle incarnat
pris sur place, de l'avoine verte en épi donnée au râtelier.
Les poils de ces plantes se feutrent dans les organes
digestifs et produisent des masses qui ont de la ressemblance avec les égagropiles formés par des poils d'animaux.

SYMPTÔMES. — Tristesse, maigreur, diarrhée incurable. A l'autopsie on trouve dans les organes digestifs,
chez les veaux dans la caillette, des pelotes fusiformes,
coniques, sphéroïdes, formées de poils de dix à quinze
millimètres s'ils proviennent d'animaux, et de deux à
trois, s'ils sont d'origine végétale.

PRÉSERVATIFS. — Mettre une muselière aux animaux
dans les étables, empêcher les poulains qui sont à côté

des mères, sur des champs de trèfle incarnat, de brouter cette plante; donner du sel aux animaux qui vont dans les pâturages, car il paraît que c'est le besoin de sel qui les engage à se lécher réciproquement.

TRAITEMENT. — Purgatifs oléagineux (58, 64, 71, 75, voyez *Formulaire*); sacrifier pour la boucherie les ruminants.

Hernie ombilicale.

CAUSES. — Quelquefois congéniale. La jeunesse, le relâchement de l'anneau ombilical y prédisposent. Elle est fréquente sur les poulains. Les efforts la produisent.

SYMPTÔMES. — Tumeur d'un volume très-variable, molle, réductible par la pression, située dans la région ombilicale.

TRAITEMENT. — La hernie des poulains disparaît assez souvent naturellement, mais on peut en faciliter la réduction en appliquant sur le sac herniaire des compresses imbibées d'un liquide résolutif, d'eau sédative (181, voyez *Formulaire*), ou mieux d'un agent pouvant produire un fort engorgement capable de s'opposer à la rentrée de l'intestin dans le sac herniaire. On maintient les compresses mouillées appliquées contre la peau, en les couvrant d'une planchette qu'on fixe au moyen d'un surfaix.

Si la hernie persiste, si on ne peut pas en obtenir la réduction spontanée, à cause de son volume considérable, on fait racornir la peau par l'application d'agents irritants. On emploie à cet effet l'acide nitrique (216), qu'on applique à l'aide d'un tampon de linge ou d'étoupes disposé en pinceau. L'application doit être assez forte pour tanner la peau, mais faite cependant avec précaution, surtout sur les jeunes animaux dont la peau est mince. Une application ne suffit pas toujours pour opérer la guérison ; mais il faut néanmoins n'en commencer une seconde que lorsque les traces de la première ont complétement disparu.

La pommade de bichromate de potasse (195) produit à peu près le même effet que l'acide nitrique, et, en l'employant, on a moins à craindre de désorganiser la peau.

Beaucoup de praticiens traitent la hernie ombilicale par une opération. Après avoir fait rentrer l'organe déplacé, ils le maintiennent en place en faisant à la base du sac herniaire une ligature circulaire ou une suture longitudinale, ou en y appliquant deux casseaux entre lesquels ils compriment fortement la peau. Dans le même but, on emploie une plaque en plomb quadrangulaire pourvue à chaque angle d'un trou et au milieu d'une fente d'une longueur égale au diamètre de la hernie. Une fois l'intestin repoussé dans le ventre, on fait entrer la peau du sac dans la fente et on y fait une suture pour en provoquer l'adhérence. Avant de fixer la plaque, on met à chaque trou un cordon et on réunit ensuite sur le dos les quatre cordons au moyen d'un nœud. La plaque peut rester ainsi entre le corps de l'animal et la suture jusqu'à la chute du sac herniaire.

Avant de tenter la réduction des hernies, il faut s'assurer que l'intestin n'adhère pas au sac herniaire, dans lequel cas il faut renoncer à l'opération. Il faut dans tous les cas surveiller les animaux afin de les empêcher de se mordre, de se frotter : une éventration pourrait être produite par la destruction de l'escarre.

Hernie inguinale.

CAUSES. — Se remarque surtout sur les chevaux entiers, sur les vieux étalons. Les grands efforts pour traîner, pour se cabrer, la produisent. Elle est quelquefois la conséquence des mouvements que font les chevaux pendant la castration à testicule découvert.

SYMPTÔMES. — Douleurs graves, coliques ; les malades se roulent sur le sol et cherchent à se maintenir sur le dos. Par l'exploration du scrotum, à l'aine, ou par la main introduite dans le rectum, on sent l'intestin engagé dans l'anneau inguinal. Cette hernie peut se produire graduellement ; l'ouverture inguinale s'élargit et l'intestin entre, sort, séjourne même dans le scrotum sans incommoder l'animal. La hernie intermittente est rédhibitoire dans le cheval. Dans le mouton, le porc et le taureau, la hernie inguinale n'est pas un obstacle à la reproduction de l'espèce.

TRAITEMENT. — Coucher le malade, l'éthériser et le maintenir sur le dos le corps fléchi ; faire rentrer l'intestin dans l'abdomen en agissant sur le scrotum et par le rectum dans lequel l'opérateur a introduit un bras. On maintient l'intestin en place après la réduction, en pratiquant la castration à testicule couvert avec des casseaux.

Quand la hernie ne peut pas être réduite, on pratique l'opération de la hernie étranglée, opération souvent mortelle, et à cause de sa gravité, et parce que l'intestin est déjà profondément lésé par la compression exercée par l'anneau inguinal. Le conducteur, le garde-étalons doivent se presser de laisser l'animal en repos et d'appeler le vétérinaire quand ils ont lieu de soupçonner l'existence d'une hernie sur un cheval et même toutes les fois que l'animal paraît souffrir du ventre. Les détails qui précèdent font comprendre l'importance de cette recommandation.

Si la hernie se produit pendant la castration, on la réduit immédiatement, et si c'est l'épiploon qui est déplacé, on peut en pratiquer l'amputation sans grand danger.

On remédie à la hernie intermittente par la castration à testicule couvert. L'éthérisation des malades facilite beaucoup la pratique de ces diverses opérations.

Toutes les fois que les animaux éprouvent de grandes coliques, et en particulier dans le cas de hernie, le conducteur doit, en attendant l'arrivée du vétérinaire, vider le rectum et donner des boissons calmantes (289, 290, voyez *Formulaire*). Une saignée, l'amputation du bout de la queue, soulage toujours les malades.

Après l'opération des hernies, placer les animaux dans un lieu propre, bien aéré, mais sans courants d'air; prévenir les refroidissements; nourrir modérément avec des aliments de bonne qualité : bon foin, grains ramollis, farine délayée; donner des boissons nitrées (79, 81) et des lavements laxatifs (69, 70, 71, 75, 76).

Éventrations.

CAUSES. — Coups qui blessent les parois abdominales. Les animaux qui pâturent avec des bêtes bovines, les chiens qui chassent le sanglier et le cerf, y sont exposés. Les palissades mal faites en produisent souvent sur les animaux qui les franchissent.

SYMPTÔMES. — Les éventrations sont complètes ou

incomplètes. Dans les premières, toutes les couches des parois du ventre sont blessées et les organes abdominaux se montrent au dehors; dans les secondes, la peau est restée intacte, les intestins franchissent l'ouverture faite aux muscles et forment une tumeur molle, quelquefois très-volumineuse et généralement indolente.

Traitement. — Les éventrations incomplètes ont souvent peu de gravité. On voit des animaux travailler, des vaches mettre bas sans accident, quoique ayant des éventrations incomplètes considérables sur les parois latérales du ventre. On peut les réduire en pratiquant, après avoir fait rentrer les intestins, une suture à la base du sac herniaire comme dans la hernie ombilicale (page 89).

Dans l'éventration complète on nettoie les intestins déplacés et on les réduit avec précaution. L'épiploon apparaît quelquefois au dehors. S'il est altéré, on en fait l'amputation. Après la réduction, faire une suture à la peau et la couvrir d'une compresse imbibée de vin aromatique (250, voyez *Formulaire*), ou d'une teinture balsamique (137); entourer le corps, pour maintenir l'appareil, d'un vaste bandage; mettre le malade dans un lieu propre, à une douce température; donner des aliments de facile digestion, des grains ramollis, des racines cuites, des boissons laxatives (77); faire des fomentations avec la décoction de mauves, de têtes de pavot (2) et des onctions avec l'huile opiacée (306, 307, 309, 310). Nourrir les chiens avec du lait et du bouillon; peu d'aliments solides.

Vers intestinaux cylindriques.

Les vers qu'on trouve dans les intestins et qui nuisent aux animaux domestiques forment deux principales catégories, d'après leur conformation, leur manière de vivre et leurs effets : les ténias, vers aplatis en ruban; et les *ascarides*, les *filiaires*, les *strongles*, etc., vers cylindriques, filiformes dont nous allons parler.

Ces parasites vivent, les uns dans les cavités séreuses et dans l'œil, dans le nez, les bronches, les voies urinaires, les muscles, les organes de la circulation; les autres dans l'estomac et les intestins. Nous nous occupons seulement de ces derniers. Ils appartiennent aux genres ascaride, strongle, filiaire, oxiure, trichocéphale, échinorynque, trichine, dochmie, sclérostome, etc. L'*ascaride du cheval*, improprement appelé ascaride lombricoïde, long de 15 à 30 centimètres, le *sclérostome* ou *sclérostome armé* de 2 à 5 centimètres, l'*oxiure du cheval* de 1 à 4 centimètres, se trouvent, le premier surtout, en nombre quelquefois considérable dans les intestins grêles du cheval. Le *trichocéphale* n'est pas rare dans les ruminants. Les *larves des œstres*, souvent en si grand nombre dans l'estomac et quelquefois dans le rectum du cheval, quoique si différentes des vers au point de vue de l'histoire naturelle, car elles appartiennent à des insectes ailés, sont comprises dans cet article; elles peuvent être détruites par les vermifuges que nous allons conseiller.

Symptômes. — La présence des ascarides dans les intestins s'annonce par les symptômes suivants : appétit irrégulier, capricieux, mais en général bon; douleurs intestinales sourdes, légères coliques, excréments mal digérés, un peu mous; poil terne, toux sèche. Ces signes sont équivoques et on peut conserver des doutes jusqu'à ce qu'on trouve des vers dans les excréments ou dans les matières vomies par le chien. On rencontre souvent d'énormes quantités d'ascarides dont rien n'avait fait soupçonner l'existence dans l'intérieur de chevaux morts d'une affection de poitrine, par exemple; si un cheval se nourrit médiocrement, présente de temps en temps quelques jours de malaise, s'il paraît souffrir du ventre sans s'agiter fortement, il faut voir s'il n'y a pas dés vers dans ses matières fécales. Chez le chien on tronve dans le rectum un ascaride qui occasionne des démangéaisons et porte les malades à se frotter l'anus contre le sol; mais ce n'est encore que par la présence des vers dans les matières fécales et dans les matières vomies qu'on a la certitude de l'existence des parasites. Si depuis peu de temps on a trouvé des vers dans les intestins d'animaux morts de coliques ou d'autres maladies, on a déjà une donnée qui peut mettre sur la voie de la nature du mal.

Causes. — L'origine des vers intestinaux à corps cylindrique est inconnue. Les animaux supérieurs en prennent-ils les germes avec les aliments, avec les boissons ? Les saisons pluvieuses, les pâturages humides, les marécages, la mauvaise nourriture, et en général tout ce qui débilite, favorisent la multiplication de ces parasites. Les individus jeunes, sevrés sans précautions, nourris avec des aliments mauvais et trop durs pour leur âge, sont prédisposés aux maladies vermineuses.

Préservatifs. — Lorsque l'année est pluvieuse, quand on a des animaux qui ont été malades et ont rendu des vers, il faut soigner particulièrement les poulains, les gorets, les veaux; retarder le moment du sevrage et, si on le pratique, donner des farineux, des grains écrasés délayés dans l'eau, pour remplacer le lait qu'on supprime; mettre autant que possible tous les animaux à l'usage des fourrages secs, des grains, des aliments salés; donner de l'eau ferrée, de l'eau vinaigrée; chercher à faire prendre des poudres amères, de la suie de cheminée, de la tanaisie en les mêlant à du son, à de la farine, en les incorporant dans de la pâte, en les plaçant dans un morceau de pain pour les petits animaux.

Traitement. — Suivre la médication que nous allons conseiller contre les ténias; donner des vermifuges (§ XXXII, voyez *Formulaire*) en breuvages, en électuaires, en bols et en lavements, selon les animaux. Ajouter quelques grammes d'éther aux vermifuges (356, 357, 358, 365); quelque temps après donner des purgatifs (§ V) pour faire rejeter du corps les parasites simplement engourdis. Les lavements (71, 72, 75), sont toujours utiles. Donner aux porcs les vermifuges et les purgatifs en bols (367) ou en lavements (368, 70, 71, 72, 74, 75).

Ténias.

Rubanés, cestoïdes, les ténias éprouvent plusieurs métamorphoses et se présentent sous différentes formes.

C'est d'abord un *œuf* qui est pris par un porc avec les matières fécales d'un homme affecté du ver solitaire, ou par un mouton ou un lapin avec l'herbe sur laquelle ou à côté de laquelle un chien ayant des ténias a déposé ses excréments. De cet œuf, parvenu dans l'estomac, sort une larve, *scolex*, qui traverse les parois intestinales, parcourt les tissus, suit peut-être le cours du sang, et, arrivée dans un organe favorable à son développement s'y transforme.

Elle constitue là une vésicule contenant de la sérosité et une ou plusieurs têtes de ténia; on l'appelle *proscolex*. La vésicule, la sérosité, est considérée comme servant de nourrice : elle loge et alimente le parasite. Tantôt elle ne renferme qu'une seule tête et ne peut produire qu'un ténia comme celle du cysticerque, qui ne donne naissance qu'à un ténia ou ver solitaire; tantôt elle en renferme plusieurs et peut donner un nombre plus ou moins grand de ténias comme celle des cœnures, celle des échinocoques. Les proscolez du cysticerque, se trouvent dans le tissu cellulaire; ceux du cœnure dans le cerveau et la moelle épinière; ceux des échinocoques dans le foie, le poumon, la plèvre, le péritoine, etc. Les uns ont à peine le volume d'un pois, d'autres sont plus gros qu'un œuf de poule.

Mangée par l'homme avec la viande crue ou incomplétement cuite d'un porc ladre, ou par un chien avec la cervelle d'un mouton affecté de tournis, la vésicule est digérée en partie ; les membranes disparaissent et la tête ou les têtes qu'elle renferme se fixent à la muqueuse intestinale. Elle forme un seul ténia s'il n'y a qu'une tête comme dans le cysticerque, plusieurs s'il y a plusieurs têtes comme dans le cœnure.

Devenue libre et fixée aux parois intestinales, la tête du ténia émet une suite de disques, d'anneaux, qu'on appelle *cucurbitains* à cause de la ressemblance de ceux du ver solitaire avec des graines de courge. L'ensemble de ces anneaux, *proglottis*, forme le ténia, *strobile*. Chaque anneau constitue un animal complet. Il est hermaphrodite et produit des œufs féconds; à mesure qu'un anneau se forme, il pousse, éloigne de la tête ceux qui l'avaient précédé. Les plus anciens se détachent les premiers. Quelques ténias atteignent plus d'un mètre de longueur.

Les œufs de ténia deviennent libres de trois manières : tantôt ils sortent des proglottis, se mêlent aux excréments dans l'intestin même où ils se sont formés; d'autres fois c'est après que les proglottis ont été rejetés du corps avec les matières fécales ou lorsque les proglottis ont été mangés par un porc avec ces matières : ils en sortent dans l'estomac de ce dernier. Dans tous les cas, les germes que renferment ces œufs sont très-vivaces : ils résistent à la sécheresse, à la pluie, aux grands froids, et même à certains agents chimiques; arrivés dans l'estomac d'un porc, même longtemps après qu'ils ont été rejetés de l'intestin où ils s'étaient formés, ils peuvent encore se développer.

Les ténias se multiplient donc de deux manières. Par division : les têtes renfermées dans les vésicules se séparent et chacune produit un individu distinct ; par génération : par la production d'œufs dans les proglottis.

L'histoire de tous les ténias n'est pas complète. Nous en trouvons sur nos animaux dont l'origine est inconnue ; mais nous savons d'où proviennent les deux ténias qui intéressent le plus le cultivateur, celui qui constitue la ladrerie du porc et celui qui produit le tournis des ruminants. Le premier est un cysticerque, le cysticerque celluleux; l'autre un cœnure, le cœnure cérébral. Il est prouvé que ces hydatides sont des ténias agames, incomplets, qui ont besoin pour acquérir tout leur développement, pour éprouver leurs métamorphoses, de changer d'habitation, de séjourner, l'un dans les intestins de l'homme et dans le tissu cellulaire du porc, et l'autre dans les intestins du chien et dans les centres nerveux du mouton.

Les parasites cestoïdes se présentent et nuisent aux animaux sous deux formes principales, sous la forme d'hydatide et sous celle de ténia proprement dit.

A l'état d'hydatide les cestoïdes produisent des effets qui varient selon les espèces et les organes dans lesquels ils se développent ; nous étudierons ces effets en parlant des maladies du porc et du mouton ; mais à l'état de ténia ils occasionnent tous des accidents de même ordre, se reconnaissent aux mêmes symptômes et sont détruits par les mêmes agents. Nous pouvons donc en tracer l'histoire dans cet article. On en trouve dans le chien, le chat, le porc, le mouton, la chèvre, le cheval, etc.

Symptômes. — L'animal qui a des ténias dans les intestins présente les caractères suivants : tristesse, appétit inégal, maigreur, faiblesse, peau sèche, poil terne, œil languissant, chassieux, toux, tremblements, spasmes, convulsions, attaques épileptiformes, vomissements chez le chien. De temps en temps se trouvent dans les excréments des parties de ténia, de proglottis. Ce dernier caractère seul est concluant.

Causes. — La jeunesse est favorable au développement des ténias. Un cœnure qui, parvenu dans l'estomac d'un jeune chien, y produit des larves, pourrait être digéré par un chien adulte, vigoureux, et rejeté avec les excréments sans laisser des traces de son passage dans les intestins. De même un cysticerque de porc donne plus sûrement le ténia à une personne faible qu'à un homme fort et bien portant.

Ce sont surtout les ténias des chiens qui doivent préoccuper le cultivateur : les chiens en introduisent les germes dans leurs organes en mangeant du mouton, du

porc, du lapin, des rats dont les tissus renferment
des cœnures, des cysticerques, des échinocoques ; ils en
disséminent ensuite les œufs avec leurs excréments et
deviennent ainsi des causes de tournis, de ladrerie,
d'hydatides.

PRÉSERVATIFS. — Il y en a deux : 1° enfouir profondément la viande des porcs ladres et celle des moutons
affectés de tournis, ou du moins ne faire consommer cette
viande par les animaux qu'après lui avoir fait subir
une cuisson complète, qu'après l'avoir soumise dans
toutes ses parties à une température de 80 degrés ou
plus ; 2° traiter méthodiquement, les chiens, les chats,
l'homme qui nourrissent des ténias, afin d'arrêter la
multiplication de ces parasites; surveiller particulièrement à ce point de vue les chiens employés à la garde
des troupeaux.

TRAITEMENT. — Détruire les ténias ou les engourdir
et les chasser ensuite de l'intestin. On produit le premier effet en administrant des vermifuges qui contiennent de la fougère mâle, de l'écorce de grenadier (354,
voyez *Formulaire*), du cousso (360, 367) ; au vermifuge
proprement dit, ajouter, afin d'engourdir les parasites,
de l'éther (355, 369). On les expulse ensuite de l'intestin
par des purgatifs seuls (58, 60, 63, 66, 70, 72) ou mêlés
à des vermifuges (356, 364) et administrés en breuvages,
en électuaires, en boissons, en lavements, selon les animaux médicamentés.

Les habitants de l'Abyssinie, qui vivent en partie de
viandes crues ou incomplètement cuites, sont très-ex-
posés au ténia, et s'en débarrassent avec des infusions
de cousso. Le parasite ne résiste pas à une infusion de
15 à 30 grammes de cette fleur, dont on fait suivre l'ad-

ministration peu de temps après, de celle de 25 à 30 grammes d'huile de ricin.

Sangsues.

En Afrique comme en Espagne et en Italie, les sangsues occasionnent assez souvent des accidents sur l'homme et sur les animaux. A peine sorties des cocons, elles arrivent encore filiformes et presque imperceptibles dans les fontaines et les abreuvoirs, en grande quantité dans les mois d'avril et de mai. Privées de dents, ces sangsues ne peuvent pas être utilisées pour les usages de la médecine ; mais à l'aide d'une large ventouse dont elles sont pourvues, elles adhèrent aux parois de la bouche et aux membranes muqueuses des voies digestives et respiratoires. Elles sont molles, flasques, et très-avides de sang. Une fois fixées, elles grossissent rapidement et peuvent causer de graves accidents, des hémorrhagies et même la mort.

Ces parasites appartiennent à la sangsue du cheval, *hœmopis sanguisaga*.

Signes qui en annoncent la présence. — Écoulement de sang par les fosses nasales ou par la bouche, selon qu'elles sont fixées sur la membrane pituitaire ou dans l'arrière-bouche, on à la voûte palatine. Si elles ne sont pas visibles, le diagnostic est quelquefois difficile, même dans l'homme ; car la succion se fait sans douleur, et malgré l'hémorrhagie, les malades refusent de croire à la présence d'une sangsue dans leur gorge.

Préservatifs. — On a essayé d'empêcher les sangsues d'arriver dans les fontaines et dans les réser-

voirs en garnissant les tuyaux, les robinets, de toiles métalliques et de filtres en lin ; mais ce moyen n'arrête pas les
très-petites sangsues, qui sont les plus dangereuses. On
n'obtient également qu'un succès incomplet d'une muselière mise aux chevaux avant de les conduire à l'abreuvoir. On réussit mieux en peuplant les réservoirs d'an-
guilles ou de carpes dorées qui mangent les parasites.

TRAITEMENT. — Extraire les sangsues avec les doigts
ou avec des pinces. Si l'extraction n'est pas possible, les faire détacher au moyen d'injections, de gargarismes, d'eau salée, d'eau vinaigrée ou de décoctions
de tabac.

Empoisonnements.

L'empoisonnement constitue un des cas assez rares,
dans lesquels chacun devrait pouvoir être son propre médecin et le cultivateur le médecin de ses bestiaux. Quelque diligence qu'on mette à faire appeler l'homme de
l'art après un empoisonnement, quand il arrive, il est
souvent trop tard.

CAUSES. — Les animaux qui peuvent suivre leur instinct s'empoisonnent rarement ; ils repoussent les substances malfaisantes et s'éloignent quand ils sont libres
des milieux nuisibles, des gaz, des vapeurs, des corpuscules solides répandus dans l'air. Ils ne s'empoisonnent
en général que lorsqu'ils sont pressés par la faim ou
quand ils reçoivent des rations composées d'un mélange
de bons aliments et de mauvaises herbes ; quand dans
un pré ils ne peuvent pas brouter les herbes nutritives
sans en prendre de toxiques ; quand ils sont renfermés
dans un lieu où se dégagent des émanations malfaisantes,

des particules de mercure, de plomb, de cuivre, de zinc, d'antimoine, de chlore, etc. Les empoisonnements les plus fréquents sont occasionnés par le pâturage dans les prés où se trouve beaucoup de colchique ; par la distribution au ratelier de raclures de jardin, contenant avec quelques bonnes plantes, des plantes narcotiques, de la ciguë, du pavot, de la morelle, ou des plantes irritantes, des renoncules, de la mercuriale ; par l'usage de fourrages secs contenant des hellébores, des renoncules, des colchiques, etc. Des empoisonnements assez fréquents sont produits par des soupes, des boissons alimentaires faites avec des végétaux nuisibles ou avec les eaux de la vaisselle dans lesquelles se trouvent quelquefois des sels de cuivre détachés de vases mal étamés, d'autres fois, des sels de potasse usités dans quelques ménages pour laver la vaisselle.

Les cantharides sont assez souvent des causes d'empoisonnements accidentels, soit que les animaux en avalent avec les boissons, quand les abreuvoirs sont ombragés par des frênes, soit qu'ils en prennent avec l'herbe dans les pâturages, soit que le principe actif des insectes soit absorbé quand ils sont employés à titre de révulsifs.

Les allumettes chimiques, la pâte phosphorée, ont été dans plusieurs circonstances des moyens de produire des empoisonnements sur l'homme et sur les animaux.

La noix vomique, répandue dans les rues de certaines villes pour détruire les chiens errants, empoisonne quelquefois des animaux que l'on tiendrait à conserver. Trop souvent les malfaiteurs ont fait prendre des poisons mis dans du pain ou de la viande pour se débarrasser de chiens de garde qui les gênaient.

Symptômes. — Malaise général, douleurs d'entrailles qui rendent les malades inquiets, coliques quelquefois très-vives ; envies de vomir dans l'homme, dans le porc et les carnivores ; dérangement dans les phénomènes de la circulation, de la respiration, de la digestion, de l'inner-vation, variant selon la nature des poisons ; soif ardente, fièvre, excoriations, taches à la bouche, déjections al-vines plus ou moins fluides, avec ou sans stries sangui-nolentes, si le poison est un agent irritant ; salivation abondante, irritation des voies urinaires, si c'est le su-blimé corrosif ; grande excitation, vives douleurs suivies de faiblesse, de prostration, si c'est le phosphore ; som-nolence, insensibilité, ou diminution de la sensibilité, perte de la vue et de l'ouïe, si un narcotique ; dilatation des pupilles, si la belladone ; irritation des voies génito-urinaires, si les cantharides ; raideur des muscles, contractions tétaniques, si c'est la noix vomique ou ses analogues. Dans tous les cas, avant la mort, pros-tration, sueurs froides, diminution de la chaleur ani-male.

Un des caractères de l'empoisonnement aigu, et qui doit le faire soupçonner, c'est l'apparition subite de l'état maladif sur des animaux, qui un instant avant, pré-sentaient tous les signes de la santé.

L'empoisonnement est dit chronique, quand l'action du poison est lente, que les animaux en prennent peu à la fois et pendant plusieurs jours de suite. Des accidents de ce genre ont été plusieurs fois occasionnés par le colchique d'automne, par des renoncules, par des hellé-bores, par des euphorbes, etc., mêlés à des plantes ali-mentaires. Les signes de ces empoisonnements se con-fondent avec ceux de la gastrite, de l'entérite, de la diarrhée, de la dyssenterie. Le seigle ergoté produit l'ergotisme, empoisonnement que nous allons examiner dans le paragraphe suivant.

Ne pas négliger les renseignements commémoratifs ; interroger les personnes qui ont distribué la nourriture aux animaux, rechercher dans les crèches, dans les auges et les greniers, les restes du repas qui a produit la maladie, examiner les vases qui ont servi à la distribution des aliments ; s'informer si le fourrage provenait d'un pré, d'un jardin ou d'une terre vague. Si la maladie est accidentelle, si elle n'est pas l'effet d'un acte criminel, on arrive ainsi à la connaissance de la nature du poison et des moyens les plus propres à en arrêter les effets.

TRAITEMENT. — Il doit tendre d'abord à expulser le poison ou à le détruire ensuite, à en combattre l'action et les effets.

1° *Moyens généraux applicables à peu près à tous les empoisonnements*. —Le plus souvent on ignore la nature des substances qui ont produit les empoisonnements sur les animaux domestiques, et l'on est indécis sur le traitement qui convient.

Dans tous les cas, il faut donner des vomitifs (§ VI, voyez *Formulaire*) au chien, au porc, au chat ; choisir même les plus énergiques parmi ceux dont on peut immédiatement disposer. Le sulfate de cuivre (86, voyez *Formulaire*) lui-même, quoique si violent, est préconisé quand l'estomac est en partie paralysé par les narcotiques, par les champignons vénéneux. Faciliter l'action des évacuants en donnant de l'eau tiède, contetant de petites quantités de poudre vomitive d'hellébore, d'ipécacuanha. Administrer surtout aux animaux qui ne peuvent pas vomir et auxquels on n'a pas donné des vomitifs, des purgatifs (§ V) en breuvages et en lavements, afin de provoquer l'évacuation des particules toxiques parvenues dans les intestins. Le sel marin, qu'il est toujours facile de trouver, peut être fort utile; les médecins le conseillent pour l'homme en fortes dissolutions, 50 grammes par litre d'eau, contre les substances végétales nuisibles. Il agit comme émético-cathartique dans les animaux susceptibles de vomir.

Des aliments farineux, du pain, des pommes de terre cuites, des bouillies, produisent un effet physique salutaire, nettoient la bouche, l'arrière-bouche, enveloppent les grains de poison, en rendent le contact moins intime avec les tissus vivants et en diminuent les effets. Ce moyen, à la portée de tous, doit être employé surtout contre les poisons violents, l'arsenic, le phosphore, dont on ne connaît pas de contre-poisons bien efficaces.

2° *Moyens propres à neutraliser les divers poisons.* — Quand on connaît la nature du poison, on peut agir avec plus de certitude.

On emploie contre les *acides sulfurique, nitrique, phosphorique,* contre les *acides* en général, des alcalis, de la magnésie (399), des cendres (400), de la chaux éteinte délayée dans l'eau ordinaire ou dans des liquides mucilagineux si l'on a le temps de les préparer.

Contre les *alcalis,* contre la *potasse,* la *soude,* des acides étendus d'eau (20, 22, 23). Donner ces liquides sucrés ou miellés.

Contre les composés métalliques en général, des eaux sulfureuses naturelles ou artificielles (402), qui forment avec les sels solubles des composés insolubles, inoffensifs ou peu actifs ; des décoctions de substances riches en acide gallique, en tanin (105), sont également indiquées.

Contre l'*arsenic*, du peroxide de fer hydraté nouvellement préparé (403) et de la magnésie calcinée (899).

Contre le *phosphore*, contre la *pâte phosphorée* des allumettes, administrer du pain, des pommes de terre cuites, en attendant qu'on prépare un breuvage à l'essence de térébenthine (401).

Contre le *sublimé corrosif*, du lait, des boissons albumineuses (404); mais il ne faut pas oublier que l'albumine employée en excès, redissout le précipité, et qu'on ne doit donc pas l'employer en trop forte quantité.

Contre les sels de *zinc*, de *fer*, d'*étain*, de *cuivre*, des carbonates de potasse, de soude (405), le carbonate de magnésie (399). On peut employer aussi contre les sels de cuivre, de zinc et d'étain, une dissolution d'albumine (404), du lait.

Contre les sels solubles de *plomb* et de *baryte*, des sulfates solubles (406).

Contre les sels d'*argent*, le sel de cuisine qu'on fait dissoudre dans de l'eau sucrée.

Contre les sels d'*antimoine*, contre l'*émétique*, des décoctions de tanin (105).

Contre les *cantharides*, le camphre et les mucilagineux donnés en breuvages et en lavements (407).

Contre les *plantes irritantes*, les émollients administrés en breuvages et en lavements (1, 2, 289, 290).

Contre les *narcotiques* en général, des décoctions astringentes (104, 105) et des boissons excitantes (250, 257), de fortes infusions de café, de thé. Exciter les malades pour les empêcher de s'engourdir. Le vinaigre, préconisé contre les empoisonnements par les narcotiques, par les *champignons*, peut être plus nuisible qu'utile si on l'administre avant la neutralisation ou l'expulsion du poison, car il peut en faciliter la dissolution et l'absorption. Contre les *alcaloïdes*, on conseille en outre l'iodure ioduré de potassium (186).

En outre, *contre la noix vomique*, les lavements avec l'éther sulfurique et le laudanum (408).

Contre l'*acide hydrocianique*, on emploie le chlore, les chlorures, les sels de fer (409, 410, 411) ; on doit aussi faire respirer l'ammoniaque et faire pendant long-temps des aspersions d'eau froide sur la colonne ver-tébrale. Enfin dans les animaux susceptibles de vomir, il faut contre *tous les poisons* commencer par les vo-mitifs, et faire agir en même temps que les contre-poisons spéciaux, les vomitifs et les purgatifs en breu-vages et en lavements.

3° Quand on a lieu de croire que le poison a été rejeté du corps ou qu'il est neutralisé, il faut chercher à en combattre les effets. Cette indication se présente toujours dans les *empoisonnements chroniques*. C'est même quel-quefois la seule indication qu'on puisse remplir. Si la maladie a été occasionnée par un poison irritant, et si elle est grave, on donnera des breuvages et des lave-ments émollients (1, 2) et des calmants (289, 302). Ap-pliquer si c'est possible des cataplasmes de même nature (5, 6, 7) sur les parois abdominales, et même diriger des fumigations émollientes (9) vers cette région.

Après les poisons narcotiques on continuera l'usage des infusions aromatiques, des infusions de thé, de café.

Les excitants à la peau, les frictions avec l'essence de térébenthine (36), avec le liniment ammoniacal (37), l'application des sinapismes (44), sont même indiqués si les suites de l'empoisonnement ont de la gravité.

Dans les empoisonnements, l'efficacité du traitement dépend beaucoup du temps qui s'est écoulé entre le mo-ment de l'introduction du poison dans les organes et celui de l'administration des contre-poisons. Il faut agir avec célérité, préférer l'agent qu'on a sous la main à un agent plus efficace dont on ne peut pas disposer immédiatement ; et surtout il faut chercher à remplir plusieurs indications à la fois, à provoquer la sortie du poison par la bouche et par l'anus, à le décomposer, à le neutraliser, et enfin à combattre les effets qu'il tend à produire en agissant par des breuvages et par des lavements.

Ergotisme, empoisonnement par l'ergot.

Symptômes. — Tristesse, tremblement, état comateux, pouls lent, faible, marche difficile, paralysie incomplète, poil terne, refroidissement du corps, taches brunes, livides à la peau, gangrène locale et chute des phalanges des doigts, des onglons, de la queue, des oreilles, du bec, avortement des femelles pleines, dépérissement, mort.

Ces effets sont lents à se produire quand l'ergot est pris en petite quantité, mêlé à des aliments.

Causes. — On a observé l'ergot sur le seigle, le maïs, le froment, et sur un grand nombre d'espèces de graines fourragères, les ivraies notamment. Mais l'ergotisme n'est produit que par le pain fait avec de la farine de seigle contenant des grains ergotés chez l'homme, et par des criblures du même grain chez les animaux. L'ergot des autres plantes n'est pas assez abondant pour entraîner des effets sensibles, si ce n'est peut-être celui de l'ivraie qui, en automne est commun dans quelques pâturages, et peut produire des étourdissements sur les bêtes qui la broutent. Il faut, à ce qu'on rapporte, qu'il y ait un huitième ou un dixième d'ergot dans du seigle, pour que le pain provenant de ce grain produise l'ergotisme.

Préservatifs. — Il est plus facile de prévenir la maladie que de la guérir, car elle est généralement incurable quand les signes qui la font reconnaître se manifestent.

L'ergot, ou seigle ergoté, est commun les années pluvieuses et dans les lieux bas, exposés aux brouillards. Dans les épis affectés, plusieurs grains, rarement un seul, sont malades, ou plutôt transformés, remplacés par une substance brune, violacée, de forme allongée, qu'on a comparée à l'ergot du coq. C'est le seigle ergoté. Il est cassant, grisâtre à l'intérieur. A l'aide du microscope, on peut en reconnaître les débris mêlés à la farine. Il est plus léger que le bon grain, et peut en être séparé par l'eau et par le vannage. Si on verse du seigle contenant de l'ergot dans l'eau, les grains altérés montent à la surface. Au vannage, ils sont entraînés plus loin par le vent que les bons grains ; d'un autre côté, les ergots plus volumineux que ces derniers, ne passent pas à travers les cribles, et se réunissent à la surface de la masse, quand on ressasse le grain, de sorte que les criblures, quel que soit le mode de nettoyage des grains, peuvent être toxiques, alors même que l'ergot est peu abondant dans une récolte.

Il est donc facile, en lavant le grain, en le vannant ou en le passant au sas, de séparer l'ergot du bon grain et de prévenir l'ergotisme. S'il n'y a qu'une petite quantité d'ergot, on peut même le trier à la main, mais on facilite l'opération en passant d'abord le grain au crible. L'ergot peut être vendu pour les usages de la médecine.

Traitement. — Une bonne nourriture, des poudres

amères données en électuaires (§ XVII, voyez *Formu-laire*), du vin aromatique (250), peuvent être utiles au début de la maladie. Contre l'empoisonnement aigu, produit par de fortes doses d'ergot, employer les sti-mulants et les antispasmodiques (§ XXI, § XXVI).

SECTION V.

MALADIES DES ORGANES DE LA RESPIRATION.

Toux.

Expulsion violente et sonore de l'air renfermé dans la poitrine, la toux constitue le symptôme le plus ordi-naire des affections des organes respiratoires, et se remarque aussi dans plusieurs maladies de l'appareil digestif.

La toux est dite *humide, grasse, catarrhale*, quand il y a des mucosités, des matières fluides dans la poitrine ; *sèche*, quand les bronches sont libres ; *quinteuse*, quand plusieurs expirations bruyantes se succèdent avec rapi-dité.

Le premier de ces caractères indique que les voies respiratoires ne sont pas libres, et quand il succède à une toux sèche, c'est une preuve que l'irritation dimi-nue et que l'inflammation devient catarrhale ; le second est un des symptômes de la présence de tubercules dans le poumon, de vers dans l'intestin, un symptôme des maladies du foie, des affections de l'estomac, des irritations du larynx, etc. ; le troisième se remarque quand les voies respiratoires sont fortement embarras-sées ou sont le siége d'une irritation nerveuse.

Le cultivateur doit observer le caractère de la toux pour en rendre compte au vétérinaire qui, pendant sa visite, peut ne pas avoir l'occasion de le constater.

CAUSES. — Ce qui irrite directement ou d'une manière indirecte les voies respiratoires provoque la toux : les gaz irritants, le chlore, l'acide chloridryque, le gaz ammoniac ; l'air froid, surtout quand les animaux n'y sont pas habitués, qu'ils sortent d'un lieu chaud ; les boissons froides ou prises précipitamment ; les liquides irritants, l'eau crue, sélénitense ; l'introduction d'un liquide dans les voies aériennes quand on administre des breuvages ; les aliments durs, rudes, les fourrages poudreux, moisis, souillés par des plumes, par des plâtras ; la présence de mucosités dans les voies respiratoires ; l'ouverture d'un abcès dans les bronches ; la compression et la percussion du larynx, de la trachée artère, des parois de la poitrine ; enfin les affections qui, comme celles du foie, de l'estomac, de l'intestin, comme les maladies vermineuses, irritent indirectement les voies respiratoires.

PRÉSERVATIFS. — Par elle-même la toux est incommode, fatigue les animaux, surtout ceux qui travaillent, et on doit s'attacher à la prévenir. D'ailleurs, les moyens qu'on emploie dans ce but préservent les animaux des maladies dont elle est le prélude avant d'en être le symptôme. Il faut donc faire cesser les causes dont la persistance produit des angines, des bronchites, des pneumonies, la phthisie pulmonaire, etc. : aérer les usines dans lesquelles se dégagent des vapeurs et des gaz irritants ; ne pas mettre un trop grand nombre d'animaux dans la même étable, y pratiquer des fenêtres et des cheminées d'appel pour entraîner le gaz ammoniac au dehors ; ne pas exposer sans précaution les animaux qui ont chaud à l'air froid ; ne pas distribuer les boissons à une trop basse température ; secouer, avant de le mettre dans le ratelier, le fourrage vieux, poudreux, pour le débarrasser des plumes, de la poussière, des excréments de rats, de poules, qui y sont souvent mêlés; enlever au moment de la récolte les ronces, les genêts, les ononis, les chardons, qui sont mêlés à l'herbe ; employer des licous, des brides, des colliers bien ajustés aux animaux ; serrer modérément les sangles, surtout si les chevaux doivent faire de grands efforts, des courses violentes ; enfin prévenir et traiter les affections nombreuses dont la toux est un des symptômes.

TRAITEMENT. — Les toux produites par des causes passagères seraient-elles incommodes, quinteuses, ne réclament que la continuation des précautions hygiéniques que nous venons d'indiquer ; mais il faut combattre même celles qui sont légères quand elles persistent, par des infusions béchiques (325, 326, voyez *formulaire*), par des décoctions de guimauve (1), des décoctions de têtes de pavot (2), par du miel pur ou dans lequel on a incorporé de la poudre de réglisse ou de la farine (8). Si la toux persiste, donner des électuaires opiacés (295, 297), des lavements purgatifs (69, 70, 76), et placer un séton (49) au poitrail en même temps que par l'usage de couvertures, d'infusions aromatiques (249), par des fumigations (255), on active les fonctions de la peau. Ces divers moyens agissent directement contre la toux et sont en outre utiles contre les maladies qui la provovoquent ordinairement.

Saignement du nez ou épistaxis.

CAUSES. — Des corps durs introduits dans les cavités nasales; des sangsues, des larves qui se fixent sur la pituitaire ou à l'arrière-bouche; de fortes contusions sur le chanfrein; la fracture des os du nez; des coups de soleil sur la tête; l'immersion des pieds dans l'eau froide en été; des maladies des cavités nasales, etc. le produisent le plus souvent. La jeunesse, la vigueur, l'état pléthorique, une nourriture copieuse, et dans quelques cas l'atonie, y prédisposent et peut-être l'occasionnent.

SYMPTÔMES. — Le sang qui provient du nez coule sans discontinuer, sans toux, et il est pur; celui qui provient de la poitrine ne coule que de temps en temps et il est plus ou moins écumeux, souvent mêlé à des mucosités et accompagné ordinairement de toux. L'épistaxis peut être un symptôme de la morve ou du farcin. Dans ce cas, il y a des ulcères sur la pituitaire et un engorgement des ganglions de l'auge.

PRÉSERVATIFS. — Faire cesser les causes qui prédisposent à l'hémorrhagie, donner des toniques aux animaux débilités et mettre au régime les sujets pléthoriques; pendant les temps chauds, ne pas laisser boire les bestiaux aux sources froides, les éloigner également des lieux humides, des ruisseaux frais, ombragés où ils cherchent à se mettre à l'abri du soleil et des insectes ailés.

TRAITEMENT. — Le plus ordinairement le saignement du nez s'arrête spontanément; s'il persiste, laver le chanfrein avec de l'eau fraîche, faire des affusions sur la tête, appliquer sur la même région de la terre humide. Si ces moyens restent inefficaces, laver le chanfrein avec de l'eau vinaigrée, de l'eau à la glace (133, voyez *formulaire*), avec une dissolution de sulfate de fer (129), de perchlorure de fer (130). A la dernière extrémité, tamponner les ouvertures nasales et même pratiquer la suture des ailes du nez pour maintenir les tampons. Traiter, bien entendu, les maladies, fractures, plaies, affections parasitaires (voyez maladies des chiens) qui entraînent des hémorrhagies nasales.

Coryza ou catarrhe nasal.

CAUSES. —Refroidissement; passage subit d'une température chaude à une température froide; exposition aux temps froids et humides; contact de fluides, de gaz irritants.

SYMPTÔMES. — Écoulement par le nez de mucosités plus ou moins fluides; teinte plus colorée de la pituitaire; engorgement des tissus placés dans l'auge. Si la maladie est grave, pouls agité, respiration accélérée.

PRÉSERVATIFS. — Prendre des précautions quand les animaux quittent des étables chaudes; les pourvoir de couvertures, d'oreillères; ne pas les laisser exposés aux courants d'air, au brouillard, quand ils sont échauffés par le travail.

TRAITEMENT. —Tenir les malades dans une atmosphère tempérée, une étable chaude, placer sous la gorge un bandage garni d'étoupes ou une peau de mouton; faire

boire de l'eau tiède dans laquelle on a mis de la farine ;
si la maladie persiste ou est grave dès le début, diriger
des vapeurs émollientes (9, voyez *Formulaire*) dans les
cavités nasales ; pratiquer même une saignée à la queue
ou à l'encolure ; appliquer des sinapismes (44), mettre
un séton (49) au poitrail. A ces moyens ajouter, si c'est
nécessaire, des lavements purgatifs (69, 70), des électuaires adoucissants (8). Si la peau est sèche, rétablir la
transpiration cutanée par des boissons aromatiques (249)
et par des fumigations (255, 256).

Coryza gangréneux.

CAUSES. — Refroidissements brusques ; séjour des
animaux échauffés par le soleil dans l'eau fraîche, à l'ombre des saules et des vernes ; pâturage de nuit après des
journées de travail aux fortes chaleurs ; pâturage dans
les marais ; étables mal tenues. Les bœufs épuisés par
le travail et mal nourris y sont prédisposés.

SYMPTÔMES. — Écoulement par le nez de mucosités
sanguinolentes, de sang même peu coagulable ; phlyctènes, ulcérations sur la membrane pituitaire ; pouls accéléré ; respiration difficile, irrégulière ; faiblesse ; yeux larmoyants ; dépôts purulents dans les sinus. La percussion
exercée sur le chanfrein rend un son mat.

PRÉSERVATIFS. — Éviter les marais à la fin de l'été et
au commencement de l'automne ; en éloigner surtout les
animaux fatigués par le travail du jour ; faire usage à
propos de couvertures ; nourrir uniformément et d'une
manière convenable.

TRAITEMENT. — Exciter la transpiration cutanée par

des breuvages aromatiques (249, 250, voyez *Formulaire*) et par des fumigations excitantes (255); donner des boissons nitrées, laxatives (77, 78, 79); faire sur la pituitaire des injections toniques (224), astringentes (104); mettre un séton (49) à l'encolure, sur les bœufs un trochisque (46, 47, 48) au poitrail; si la maladie persiste, administrer des toniques excitants en breuvages, en électuaires, en lavements (272, 274, 276, 279).

Angine simple.

On distingue l'*angine simple* qui s'observe dans tous les animaux; l'*angine gangréneuse* qui attaque le plus souvent le bœuf, l'*angine membraneuse* qui est assez fréquente sur le porc. Nous étudierons ces deux dernières formes en traitant des maladies de l'espèce bovine et des maladies de l'espèce porcine.

On appelle l'angine simple *pharyngée* quand l'inflammation siége surtout au pharynx, et *laryngée* quand elle siége au larynx. Les deux maladies existent souvent à la fois et réclament le même traitement.

CAUSES. — Boissons froides, prises par des animaux échauffés par le travail; refroidissements subits; arrêts de transpiration; fraîcheur des soirées après des journées chaudes; air agité et chargé de poussière; gaz irritants introduits dans les voies respiratoires; brouillards froids; irrégularité des saisons. La maladie est commune au printemps et en automne. Les harnais mal ajustés, une sous-gorge trop serrée peuvent y donner lieu.

SYMPTÔMES. — Difficulté d'avaler les boissons et les

aliments, respiration difficile, mouvements de la tête gênés, douleur à la gorge quand on la comprime, écoulement de mucosités par les cavités nasales, engorgement des parties parotidiennes avec ou sans formation d'abcès. État fébrile plus ou moins prononcé.

PRÉSERVATIFS. — Faire boire en été l'eau des puits après qu'elle a été échauffée par une exposition de quelques heures à l'air atmosphérique, et en hiver immédiatement après qu'elle a été tirée; éloigner les animaux, surtout quand ils sont échauffés, des courants d'air et des autres causes de refroidissement subit.

TRAITEMENT. — Repos dans un lieu chaud, légèrement humide, boissons adoucissantes, anodines (1, 2, 289, voyez *Formulaire*), électuaires avec de la farine ou de la poudre de réglisse dans le miel (8). Envelopper le corps d'une couverture, l'encolure d'un camail et la gorge d'une peau d'agneau; exciter la transpiration cutanée par des frictions et par des fumigations excitantes (255, 256); donner des lavements purgatifs (69, 70); supprimer les aliments durs, les remplacer par des grains ramollis, par des racines et des tubercules cuits, par des barbotages, de l'herbe tendre.

Si la maladie est grave, appliquer à la gorge un cataplasme (311, 312) et y faire des onctions (306, 307); mettre les moutardes (44) aux avant-bras et un séton (49) au poitrail. Faire une saignée à la queue, aux membres; ne saigner à l'encolure qu'avec de grandes précautions, car un thrombus à cette région aggraverait l'état des malades. S'il se forme un abcès, l'ouvrir sans tarder avec un instrument tranchant et mieux avec une pointe de fer chauffée au rouge blanc.

Il importe d'appliquer dès le début un traitement

méthodique et même énergique, surtout sur le cheval ; car quand le mal traîne en longueur, les voies respiratoires peuvent s'altérer, la membrane muqueuse s'épaissir et le cornage se produire. Il faut éviter aussi l'état suraigu, et autant que possible, la formation des abcès. Le retard dans l'emploi des moyens curatifs ordinaires peut obliger à ouvrir la trachée artère, à pratiquer la trachéotomie, opération qui entraîne souvent la déformation des voies aériennes, le cornage et une grande difficulté à respirer.

Bronchite ou inflammation des bronches.

Causes. — Temps humide, variations brusques de température ; courses violentes, surtout contre le vent ; poussière des routes ; gaz irritants.

Symptômes. — Toux sèche au début, devenant bientôt grasse ; écoulement de mucosités par les ouvertures du nez ; respiration fréquente ; râle facile à entendre quand on approche l'oreille des parois de la poitrine; pouls accéléré.

Préservatifs. — Quand le temps est humide, couvrir les animaux avant de les exposer à l'air extérieur ; les éloigner des causes de refroidissements brusques ; quand ils rentrent après le travail, les pourvoir de couvertures en enlevant le harnais; les bouchonner, faire couler la sueur avec le couteau de chaleur ; tondre aussitôt que le poil est long et touffu les chevaux soumis à des travaux pénibles et qu'on ne peut pas toujours bien soigner quand ils rentrent à l'écurie, surtout si les écuries sont spacieuses, mal fermées ; employer les moyens conseillés contre la courbature, page 20.

Traitement. — Si la maladie est légère, il suffit d'abriter les animaux, de les laisser en repos, de donner des boissons légèrement chauffées, d'exciter la transpiration par de bonnes frictions et des couvertures ; si elle est grave, donner des boissons sudorifiques (249, 250, voyez *Formulaire*). Si la résolution ne se produit pas, administrer des béchiques (325, 8, 297), faire des frictions irritantes (36, 37) sur les membres, mettre un séton (49) au poitrail et au besoin un vésicatoire (30) sur la poitrine, administrer des lavements laxatifs (69, 76), des électuaires pectoraux (337, 339, 340) et même toniques (342) quand le jetage persiste.

Bronchite vermineuse.

Symptômes. — Des difficultés plus ou moins grandes à respirer, une toux persistante, la font soupçonner, et des vers rejetés de la poitrine la font reconnaître. A l'autopsie, on trouve dans le poumon et à la surface de cet organe, de petites tumeurs renfermant des strongles, et dans les bronches des individus du même genre plus développés ; on rencontre quelquefois chez de jeunes solipèdes, plus souvent chez les veaux, le *strongle micrure* en très-grand nombre ; chez la chèvre et le mouton, le *strongle filaire* et chez le porc, le strongle qui porte le nom de l'espèce qui le nourrit.

Causes. — Les très-jeunes animaux, les sujets faibles, débiles, sont prédisposés à cette maladie. Les germes parasites qui la produisent sont très-vivaces, se conservent longtemps en vie dans l'eau, sur l'herbe : on croit qu'ils s'introduisent dans le corps de leurs hôtes avec les boissons et l'herbe des pâturages.

Préservatifs. — Ne pas conduire les très-jeunes animaux dans les pâturages humides, dans les marais où se trouvent des eaux stagnantes; les en éloigner surtout quand le temps est pluvieux et la température élevée; nourrir les jeunes animaux avec de bons aliments, leur faire prendre du sel de cuisine et des poudres toniques (§ XVII, voyez *Formulaire*) pour les fortifier. Surtout éviter de conduire les malades dans les herbages où ils pourraient communiquer leur maladie à des animaux sains.

Traitement. — Remettre à la mamelle les jeunes animaux nouvellement sevrés; continuer à donner du bon lait à ceux qu'on élève au baquet; si on n'a pas de lait, nourrir avec de la farine, des tourteaux; mêler aux aliments du sel marin, des poudres amères (§ XVII); administrer des vermifuges sous forme de breuvage (355, 358, voyez *Formulaire*), en injecter dans les voies respiratoires (369, 370, 371), et diriger dans les cavités nasales des vapeurs de même nature ou des vapeurs empyreumatiques que l'on fait dégager en brûlant des matières animales, du vieux cuir; remplir de ces diverses vapeurs un lieu bien fermé dans lequel on laisse les malades pendant un certain temps.

Fluxion de poitrine, pneumonie ou inflammation du poumon.

Causes. — Refroidissements; séjour dans des lieux froids, humides; travaux pénibles, surtout après des temps de repos; pression trop forte exercée par les sangles; la nourriture échauffante, les grains riches en albuminoïdes, l'épeautre, le seigle, les pois, les féveroles, y prédisposent.

Symptômes. — Respiration gênée, difficile. Son mat ou nul à la percussion et bruit respiratoire diminué dans les parties qui correspondent aux lobes du poumon affecté, tandis qu'il est fort, supplémentaire, à côté. Les malades se couchent rarement. Toux sèche d'abord, devenant grasse ensuite, expectoration de matières souvent sanguinolentes, *rouillées*. Au début, teinte jaune de l'œil.

Préservatifs. — Proportionner la nourriture au travail; réduire celle des attelages fortement nourris quand le travail diminue; réchauffer par des frictions, des couvertures, des fumigations excitantes (255, 256, voyez *Formulaire*), par des breuvages stimulants (249, 257) les animaux qui ont été surpris par la pluie et le froid, quand ils paraissent tristes, qu'ils ont des frissons, que le poil est hérissé.

Traitement. — Mettre les animaux à la diète; donner de l'eau blanche, des béchiques (325, 8, 297, voyez *Formulaire*); continuer les sudorifiques, en seconder les effets en appliquant les moutardes (44) aux avant-bras, un séton (49) au poitrail et même un vésicatoire (30, 31, 32) sur les parois de la poitrine; faire une saignée qu'on répète au besoin si l'état du pouls le demande et que la force du malade le permette. Les pectoraux (337, 340), les contre-stimulants (§ XXVIII, voyez *Formulaire*) peuvent aussi être indiqués, même au début de la maladie. Si les symptômes persistent, la diète serait un danger; nourrir légèrement alors avec des barbotages, des aliments cuits ou ramollis; donner des boissons laxatives émétisées (78), des lavements de même nature (74), des électuaires toniques, diaphorétiques (232, 233, 253, 254).

Pleurésie ou inflammation des plèvres.

CAUSES. — Refroidissements de la peau, boissons froides prises par des animaux en sueur, grands efforts, courses violentes quand la poitrine est fortement serrée, coups sur les côtes, chutes, plaies, pénétration de corps étrangers dans la poitrine. Il n'est pas rare de voir l'inflammation des plèvres se montrer après la pneumonie, la bronchite, la phthisie pulmonaire.

SYMPTÔMES. — Difficulté de respirer; inspirations courtes et irrégulières; pouls fréquent et très-peu développé; toux sèche; douleur quand on presse ou que l'on percute les parois de la poitrine. La pleurésie est le plus souvent locale; elle est très-grave lorsqu'elle siége sur la totalité des plèvres.

La sonorité de la poitrine à la percussion, est moins grande qu'à l'ordinaire dans les parties où la plèvre est malade; l'auscultation fait entendre un son particulier, *bruit tubaire* ou de *frottement*, qui varie selon le degré de la maladie et l'abondance du liquide répandu dans les plèvres, selon la présence ou l'absence des fausses membranes.

Les grands animaux affectés de pleurésie se couchent rarement, et cependant la station debout les fatigue, aggrave leur état, augmente la fièvre et la faiblesse.

PRÉSERVATIFS. — Réchauffer par des frictions sèches, et même par des frictions avec des substances irritantes (36 , 37, voyez *Formulaire*), par des fumigations (255, 256) et par des couvertures, les animaux qui, ayant été exposés à la pluie pendant qu'ils étaient en sueur, manifestent de la tristesse, ont des frissons ; leur administrer des boissons stimulantes (249, 250, 257).

TRAITEMENT. — Continuer l'emploi des moyens préservatifs, tenir les malades dans un lieu chaud, où l'air soit plutôt humide que sec ; administrer des béchiques (325, 297), des électuaires émollients (8), des boissons laxatives (77, 78) ; mettre un séton (49) au poitrail. Des lavements purgatifs (69, 74) sont également indiqués. Il peut être utile aussi d'appliquer les moutardes (44) aux avant-bras et même un vésicatoire (30, 31) sur les parois de la poitrine si la maladie est grave. Si elle persiste malgré l'administration des béchiques et l'emploi des révulsifs, donner des électuaires diaphorétiques (283, 337, 339, 340). Les évacuations sanguines doivent être pratiquées avec une grande prudence.

Phthisie pulmonaire, pommelière, vieille courbature.

SYMPTÔMES. — Toux sèche particulière plus ou moins fréquente ; grande difficulté à respirer, augmentant rapidement par l'exercice ; son mat à la percussion et absence de bruit respiratoire à l'auscultation dans les parties correspondant à la présence des tubercules ; appétit irrégulier ; maigreur ; poil terne, hérissé ; peau sèche, adhérente ; poitrine douloureuse à la pression ; grande sensibilité de la colonne vertébrale. Les tubercules dans la substance pulmonaire qui caractérisent cette maladie, d'abord petits et durs, prennent du développement et se ramollissent. Il s'établit une communication entre les foyers purulents qui se forment et les bronches, de là des embarras de la respiration, des quintes de toux, et des expectorations purulentes souvent sanguinolentes.

CAUSES. — La maladie est héréditaire et constitutionnelle. Les mâles et les femelles qui en sont affectés, qui ont la poitrine étroite, donnent souvent naissance à des produits qui leur ressemblent, qui y sont prédisposés et en meurent ; la mauvaise nourriture, surtout dans le jeune âge, les logements étroits, froids et humides ; l'air malsain des étables, la cohabitation avec des malades et surtout avec des phthisiques ; les grandes fatigues, l'épuisement par la lactation y prédisposent, et les refroidissements, surtout les bronchites et les pneumonies mal traitées la produisent.

PRÉSERVATIFS. — Exclure de la reproduction les mâles et les femelles phthisiques ou issus de parents morts de phthisie, et ceux qui ont la poitrine étroite et la respiration peu étendue ; nourrir les jeunes animaux avec des aliments appropriés à leur âge et à leurs fatigues, les éloigner des malades affectés de vieilles maladies de poitrine ; traiter convenablement la courbature qui précède les bronchites et les pneumonies ; employer contre ces maladies les moyens appropriés et les continuer jusqu'à guérison complète ; ne soumettre les malades au travail, ne les conduire dans les herbages le matin et le soir, que lorsque la santé est rétablie.

TRAITEMENT. — Une fois que la phthisie est bien déclarée sur les bêtes de boucherie, qu'il n'y a plus de doute sur son existence, il est moins avantageux de traiter les malades que de les soigner en vue d'en utiliser les produits.

Au début de la maladie, les animaux se nourrissent

encore bien, et s'ils sont bien soignés, ils se maintiennent et prennent même de la graisse. Il faut profiter de cette disposition pour mettre en chair les bêtes bovines (chez lesquelles la maladie est appelée *pommehère*). Du reste, le séjour dans une atmosphère tempérée et humide, le repos, une nourriture de facile digestion et riche en corps gras, circonstances favorables à l'engraissement, constituent le moyen le plus propre à combattre la phthisie. Ce sont aussi les moyens auxquels il convient de soumettre même les bêtes de travail. Employer en même temps les révulsifs (§ IV) choisis selon les animaux et l'état de la maladie, et faire des frictions sur la poitrine avec l'iodure de potassium (189, voyez *Formulaire*), avec l'iode (183).

Dans le cheval, la phthisie pulmonaire a reçu le nom de *vieille courbature*. Elle est rédhibitoire d'après la loi du 20 mai 1838. Au point de vue de la garantie, il ne faut pas ignorer que les fausses membranes qui se forment à la surface des plèvres dans les maladies de poitrine prennent rapidement de la consistance. Dès le dixième, le douzième jour, il s'y forme des vaisseaux, et des traces d'organisation y apparaissent. On avait cru pendant longtemps que ce caractère indiquait toujours une maladie ancienne rentrant dans le cadre des vices rédhibitoires.

SECTION VI.

MALADIES DES ORGANES GÉNITO-URINAIRES.

Acrobustite, phymosis, paraphymosis.

SYMPTÔMES. — Les organes externes de la génération peuvent être le siége de plusieurs maladies, en général sans gravité. Ce sont de petits boutons, des rougeurs, des gonflements, de légères tuméfactions, qui apparaissent à la vulve, sur le pénis. Il y a quelquefois ulcération, et le mal peut s'étendre à l'intérieur du vagin, du fourreau. Il se produit même dans ces organes des excroissances, et l'urine coule difficilement. Le rétrécissement du fourreau est appelé *phymosis* s'il s'oppose à la sortie du pénis, et *paraphymosis* s'il s'oppose à sa rentrée une fois qu'il est sorti. L'inflammation, le gonflement du bout du fourreau n'est pas rare chez le mouton. Les bergers l'appellent *boutri*. C'est l'*acrobustite*.

Causes. — La conformation du bélier, du taureau, du chien, les prédispose à cette affection. La malpropreté des étables, le fumier, la nourriture échauffante qui rend l'urine rare et irritante la produisent. Les coups les frottements, les accidents qui font tuméfier l'extrémité libre du pénis y donnent également lieu.

Préservatifs. — Couper le poil ou la laine de la région ombilicale ; tenir les étables proprement ; laver de temps en temps le fourreau des animaux qui ont eu la maladie ; faire dans l'intérieur des injections d'eau vinaigrée, d'eau phéniquée (286, voyez *Formulaire*). Ne pas employer à la reproduction les individus qui ont aux organes de la génération une éruption venue spontanément ou après le coït.

Traitement. — Lotions avec l'eau de mauves, l'eau acidulée, avec de l'eau végéto-minérale (108, voyez *Formulaire*) ; si la maladie est ancienne, employer des astringents (104, 112) ; s'il y a des ulcérations, les badigeonner légèrement avec l'eau phagédénique étendue

(116) ou une dissolution de sulfate de cuivre (113). Il est quelquefois utile de débrider, d'ouvrir le fourreau, et de toucher les chairs fongueuses avec les mêmes liquides. Le phymosis, le paraphymosis peuvent aussi nécessiter le débridement.

Abcès urinaires.

CAUSES. — Irritation, malpropreté, tout ce qui peut obstruer l'ouverture du fourreau, la rétrécir, et retenir l'urine. Le bœuf, le mouton, le porc, y sont exposés.

SYMPTÔMES. — L'urine, en séjournant sous la peau la soulève graduellement; il se forme comme une seconde vessie dans la région ombilicale; en comprimant la tumeur, on fait couler de l'urine.

TRAITEMENT. — Ces abcès sont sans gravité. Nettoyer le bout du fourreau, l'ombilic, et faire cesser la cause du mal.

Cystite. Urétrite.

L'inflammation de la vessie et celle du canal de l'urètre, sont souvent produites par les mêmes causes, et réclament le même traitement.

CAUSES. — Chutes, coups sur le ventre, calculs vésicaux, rétentions d'urine, contusions sur le pénis. En outre les causes de la néphrite (voyez page 128).

SYMPTÔMES. — Envies très-fréquentes d'uriner, urines peu abondantes, chargées, rouges, sanguinolentes, purulentes dans la cystite chronique ou *catarrhe vésical*, ventre douloureux à la pression, coliques, piétinement.

PRÉSERVATIFS. — Ne pas laisser manquer les animaux de boisson quand les temps sont chauds, les pâturages secs, les herbes rares et couvertes de poussière ; donner assez souvent des moments de repos aux animaux qui travaillent afin de les laisser uriner, les préserver des irritants dont nous allons parler dans l'article suivant.

TRAITEMENT. — Boissons émollientes, mucilagineuses (1, 2, voyez *Formulaire*) ou anodines (289), diurétiques (402 ; aliments cuits, peu abondants ; lavements avec les décoctions de mauves, de graine de lin et de têtes de de pavot ; linges mouillés avec les mêmes liquides ou cataplasmes (5, 6, 311) sur les lombes ; fumigations émollientes (9) sous le ventre. Saignées, révulsifs non cantharidés (32, 42, 44) à la peau. Administrer le camphre (407, 290, 304) si la maladie est produite par les cantharides. Si on a lieu de croire que la vessie est pleine, qu'elle se vide difficilement, introduire (dans les grands animaux) le bras dans le rectum, et la presser d'avant en arrière.

Dans la cystite chronique ou catarrhe vésical, donner une bonne nourriture, insister sur les révulsifs. Il y a souvent avantage à exciter l'organe malade par l'emploi des diurétiques chauds (91, 92, 95).

Néphrite ou inflammation des reins.

CAUSES.— Bourgeons de conifères, plantes amères, genêt à balai mangés en fortes quantités ; cantharides prises avec les boissons ou employées à titre de médicament ; sel de nitre, résineux, colchique donnés en breuvages ; refroidissements subits ; coup d'air ; présence de calculs dans la vessie ; efforts violents, coups sur la région lombaire, grandes secousses. L'inflammation des reins peut être la suite de la disparition d'une autre maladie.

SYMPTÔMES. — Tristesse, raideur du corps et marche pénible, difficile, faiblesse du train postérieur, lombes douloureuses à la pression, rétraction du cordon testiculaire, urines colorées, sanguinolentes même, filantes, rendues fréquemment et en petites quantités.

PRÉSERVATIFS. — Quand on emploie des emplâtres de cantharides, les saupoudrer de camphre avant de les appliquer sur la peau ; ne conduire les animaux dans les genestières et dans les taillis, que lorsqu'ils ont brouté pendant un certain temps des plantes herbacées, ou reçu un supplément de bonne nourriture au ratelier ; donner de bonnes boissons ; rétablir la transpiration de la peau par des frictions et des couvertures chez les animaux qui ont été mouillés ou exposés à l'air froid étant en sueur.

TRAITEMENT. — Remplacer le pâturage dans les bois, les bruyères et les genestières par le pâturage sur des gazons ; nourrir à l'étable avec des racines, des farineux délayés dans l'eau, de l'herbe ; donner des boissons mucilagineuses à la graine de lin, à la guimauve (1, 2, 102, voyez *Formulaire*) ; administrer des lavements narcotiques (302) ; mettre sur les lombes de larges cataplasmes de mauves, de farine de lin (5, 6), de morelle (311) ; appliquer à la peau des révulsifs (32, 33, 35, 44), qui ne renferment pas de cantharides ; quand la maladie est occasionnée par un vésicatoire ou par des cantharides introduites dans les organes digestifs, employer les médicaments camphrés (407, 290, 291, 296, 304) en breuvages, en électuaires et en lavements.

Rétention d'urine.

CAUSES. — Calculs dans la vessie ou dans le canal de l'urètre, rétrécissement de ce canal ou excroissances au col de la vessie, cantharides, résineux, nourriture échauffante, rareté des boissons ou boissons impures, séléniteuses, irritation des voies urinaires, travail longtemps continué qui ne permet pas aux animaux d'uriner, d'où résulte la dilatation excessive et la paralysie de la vessie.

SYMPTÔMES. — Les malades n'urinent pas quand ils se lèvent le matin ni quand ils sortent de l'étable : leur place est sèche. Ils sont agités, regardent le flanc ; se campent souvent sans parvenir à uriner. Si l'obstacle à la sortie de l'urine est vers l'extrémité libre de l'urètre, il y a des fluctuations au-dessous de l'anus, sur la région ischiale, au périnée. Ne pas confondre la rétention d'urine avec la suppression ; dans celle-ci, il est rendu sans difficulté quelques gouttes d'une urine souvent sanguinolente.

PRÉSERVATIFS. — Boissons acidules légèrement nitrées, données en petites quantités ; substitution de carottes, de betteraves, de farine à une partie de la ration d'avoine ; usage du vert ; interruptions assez fréquentes du travail pour laisser souffler et uriner les animaux ; les faire reposer toujours au même endroit quand ils travaillent souvent sur le même chemin. Ils ne manquent pas de se camper et de rendre les urines en y arrivant.

TRAITEMENT. — Exciter les animaux à uriner en remuant la litière, en sifflant à côté d'eux, en chatouillant légèrement le canal de l'urètre. Introduire le bras dans le rectum et presser la vessie d'avant en arrière ; sonder les malades ; si l'obstacle au cours de l'urine est insurmontable, et s'il a son siége dans le canal de l'urètre, près de l'extrémité libre, y faire, vers la région ischiale, des incisions pour livrer passage au liquide. Donner des boissons émollientes (1, 2, voyez *Formulaire*) en très-petite quantité. En bouchant les naseaux, on peut provoquer de violents efforts et faire uriner dans les cas de paralysie de la vessie ; mais ce moyen pourrait entraîner la rupture de ce viscère, si un calcul ou un autre obstacle insurmontable s'opposait à la sortie du liquide.

Suppression de l'urine.

CAUSES. — Aliments échauffants, bourgeons résineux pris pour nourriture, cantharides.

SYMPTÔMES. — Urines fortement colorées, très-rares, rendues goutte à goutte le matin quand les animaux sortent de l'étable au moment où, dans l'état normal, elles sont émises en abondance.

TRAITEMENT. — Aliments aqueux, boissons rafraîchissantes (§ III, voyez *Formulaire*), mucilagineuses (1, 2), diurétiques (102), quand on s'est assuré que la vessie est vide, qu'on est certain d'avoir à traiter une suppression et non une rétention d'urine.

Calculs urinaires.

Ils se forment dans les reins ou dans la vessie, et peuvent se trouver dans toute l'étendue des voies urinaires. Les petits calculs sphériques du bœuf arrivent souvent dans l'urètre, et ceux du mouton à l'extrémité de ce canal.

CAUSES. — Nourriture échauffante, trop exclusivement formée d'aliments secs, riches en phosphates, son, avoine. Certains animaux y sont prédisposés.

SYMPTÔMES. — Tristesse, position fréquente du corps comme pour uriner, et difficulté de rendre l'urine, inquiétude, douleurs, coliques, piétinements, regard tourné vers le flanc, fluctuation dans la région ischiale, causée par l'urine contenue dans le canal de l'urètre, si le calcul est parvenu dans ce canal. La cessation des douleurs et un mieux sensible qui se montre tout-à-coup sans évacuation d'urine, indiquent la rupture de la vessie et l'irruption de l'urine dans l'abdomen. Quelque temps après, odeur urineuse, sueurs froides, mort.

PRÉSERVATIFS. — Substitution d'aliments aqueux à une partie des fourrages secs, usage du vert.

TRAITEMENT. — Ajouter à la boisson 20 grammes de carbonate de soude par sceau d'eau, pratiquer des incisions sur l'urètre, en arrière des calculs, quand il y en a dans ce canal; extirper le filament qui termine ce canal dans le bélier. Livrer à la boucherie le bœuf et le mouton avant la rupture de la vessie, d'où résulterait l'infection de la viande par l'urine.

Mammite ou inflammation des mamelles.

CAUSES. — L'abondante sécrétion du lait et des traites trop rares, la pression des mamelles contre les jambes pendant la marche, les coups de tête donnés par les nourrissons, la ligature des trayons pour faire accumuler le lait dans le pis et tromper les acheteurs de vaches. Les piqûres par les dents des porcelets la produisent, et la nourriture trop abondante, trop substantielle aux brebis qui ont mis bas, l'occasionnent aussi : la maladie est commune sur les bêtes à laine là où les troupeaux sont bien nourris ; elle est très-rare dans les pays où ils le sont mal.

PRÉSERVATIFS. — Quelques jours avant la mise bas, modérer la nourriture des très-bonnes laitières, faire téter les nourrissons ou traire trois ou quatre fois par jour quand le lait est très-abondant, ne pas laisser accumuler une trop grande quantité de lait dans le pis, ne pas faire faire des marches rapides aux vaches dont le pis est long et tombant.

SYMPTÔMES. — Tension des mamelles, douleur à la pression, altération du lait : ce liquide tourne quand on le chauffe. Quand la maladie se produit à la suite de plusieurs mises bas, il peut se former des abcès. L'induration est quelquefois la terminaison de la mammite.

TRAITEMENT. — Nourrir peu, faire téter souvent ou traire avec précaution et fréquemment ; grande propreté ; soutenir les mamelles au moyen de bandages matelassés, troués pour laisser passer les trayons, et mouillés avec la décoction de mauves et de têtes de pavot (2, 289, voyez *Formulaire*) ; appliquer des cataplasmes de farine de lin arrosés avec du laudanum (5, 6, 7) ou de morelle (311, 312). S'il y a suppuration, ouvrir l'abcès et traiter la plaie par des astringents légèrement résolutifs (175, 176, 112)

Induration, squirrhe des mamelles.

CAUSES. — Contusions, pressions, sevrage brusque des nourrissons ; nourriture trop abondante. C'est une affection commune sur la chienne, et sur la brebis dans les troupeaux fortement nourris ; elle est souvent la terminaison de la mammite.

PRÉSERVATIFS. — Sevrer graduellement, préparer les femelles à la suppression de l'allaitement en donnant une nourriture peu substantielle ; au moment du sevrage, administrer de 15 à 30 grammes de sulfate de potasse aux chiennes pendant quelques jours, surtout si on leur enlève les petits de suite après la mise bas ; réformer les femelles dont les mamelles ne donnent pas de lait, les brebis dont le pis reste dur et gros après le sevrage ; bien traiter les mammites, par les émollients et les résolutifs ; malheureusement, ces dernières maladies restent souvent inaperçues.

TRAITEMENT. — Application de pommades résolutives (188, 190, 192, voyez *Formulaire*) ; quand la maladie est ancienne, vendre les femelles pour la boucherie. Chez les chiennes, extirper les tumeurs. L'opération est sans danger.

Crevasses aux mamelles.

CAUSES. — Toutes les femelles y sont exposées ; la malpropreté, le contact du fumier, l'air froid sur le pis ramolli par la bouche du veau ou du poulain, en sont les causes les plus ordinaires.

Préservatifs. — Laver assez souvent les mamelles avec de l'eau douce, non séléniteuse, les laisser sécher avant de les exposer à l'air froid, faire une bonne litière.

Traitement. — Tirer le lait avec précaution ; lotionner les mamelles avec de l'eau fraîche ; faire sur les parties enflammées des applications de crème, de collodion (139, voyez *Formulaire*), de cérat, de glycérine (10, 12) ; si la maladie persiste, employer un liquide résolutif (175) ou astringent (112, 104).

Métrite ou inflammation de la matrice.

Causes. — Les manipulations que nécessite le part laborieux, l'action du forceps, des crochets, avec lesquels on extrait le fœtus, les refroidissements de la peau, les boissons à la glace, l'herbe couverte de gelée blanche, les coups et les diverses causes de l'avortement, l'occasionnent. L'accouchement est une cause prédisposante, même quand il s'effectue sans accidents.

Symptômes. — Frissons, douleurs de ventre, sensibilité des lombes, envies fréquentes d'uriner, écoulement de matières fluides par la vulve, coloration de la membrane vaginale.

Préservatifs. — Écuries chaudes, aérées sans courants d'air, bonne litière pour les femelles nouvellement accouchées, couvertures convenables, suppression du pâturage le matin et pendant les temps froids, pluvieux, distribution de boissons tièdes.

Traitement. — Un peu de diète, aliments herbacés,

racines cuites ; boissons mucilagineuses ; injections par le vagin de liquides tièdes, émollients (1, 2, voyez *Formulaire*) calmants (289) ; lavements de même nature ; fumigations émollientes (9) dirigées sous le ventre ; cataplasmes (5, 311) sur les lombes. Si la maladie est grave, le ventre tendu : saignées ; électuaires au mercure doux, à l'extrait d'opium (300) ; frictions avec la pommade mercurielle (192) à la face interne des cuisses ; révulsifs (§ IV) à la peau. Contre la forme chronique : électuaires au seigle ergoté (354) ; boissons toniques avec une décoction de plantes amères (104) ; injections dans le vagin avec de l'eau chlorurée (288) ou phéniquée (286, 287) ; breuvages à la crème de tartre soluble (26, 77, 79) s'il y a constipation.

Nymphomanie.

Causes. — Nourriture très-alibile, échauffante, vesces, féveroles ; usage exclusif d'aliments secs ; la présence des mâles ; désirs génésiques non satisfaits au début ; tempérament particulier. Certaines maladies, la phthisie, la produisent ou y prédisposent les vaches et les juments.

Symptômes. — Excitation, irritabilité très-grande ; mouvements désordonnés au contact d'un corps dur, de l'éperon chez la jument ; perte de l'appétit ; soif ardente ; peu de lait ; fréquentes envies d'uriner. Libres dans les pâturages, les malades vont, viennent, tourmentent les autres femelles, franchissent les haies pour courir après les mâles. Très-peu de dispositions à être fécondées.

Préservatifs. — Nourriture rafraîchissante, usage

du vert, barbotages à la place de l'avoine, faire travailler les juments, faire féconder toutes les femelles au début des chaleurs.

TRAITEMENT. — Diète, saignées, bains froids, travail régulier avec d'autres femelles. La castration constitue un remède radical qu'il faut employer sur les vaches. On les prépare ensuite pour la boucherie.

Satyriasis.

CAUSES. — Rations trop fortes d'avoine ; nourriture composée de pois, de féveroles ; cantharides appliquées sur la peau ou introduites dans les organes digestifs ; repos prolongé ; cessation subite de la monte ; habitation des mâles et des femelles dans la même écurie. Le printemps y prédispose.

SYMPTÔMES. — Ardeur à rechercher les femelles ; érections prolongées ; propension à se défendre, à mordre ; quelques chevaux dans cet état sont très-dangereux pour l'homme qui les approche.

PRÉSERVATIFS. — Régime doux, travail régulier, pénible, avec d'autres mâles. Loger les étalons dans un lieu assez éloigné de l'endroit où l'on fait saillir les femelles, afin qu'ils n'entendent pas ces dernières.

TRAITEMENT. — Diète, boissons mucilagineuses, pour combattre l'excitation quand elle est accidentelle ; breuvages au camphre si elle est produite par les cantharides ; quand elle tient au tempérament, la castration constitue souvent le seul moyen de la faire cesser, et de rendre les animaux susceptibles d'être utilisés sans danger.

Sarcocèle ou engorgement du testicule.

CAUSES. — Contusions, pressions des testicules contre des corps durs, tempérament particulier; on remarque souvent des sarcocèles sur les chevaux disposés à contracter la morve.

SYMPTÔMES. — Testicules durs, engorgés, douloureux à la pression.

PRÉSERVATIFS. — Repos des animaux dont les testicules sont douloureux, ont été contusionnés; y appliquer des cataplasmes émollients résolutifs. Les soutenir avec un bandage.

TRAITEMENT. — Onctions avec des fondants (189, 193, 194, voyez *Formulaire*). Si l'organe malade est très-volumineux, gênant, en opérer l'extirpation.

Lorsque, dans le cheval, le testicule s'engorge sans cause physique, il faut soigner le malade, le soumettre à un bon régime et visiter souvent les cavités nasales et l'auge, afin de pouvoir au besoin prendre les précautions que nécessite la morve.

Hydrocèle ou hydropisie du scrotum.

CAUSES. — Cette maladie, souvent la suite de l'hydropisie de l'abdomen, peut être produite par les causes des hydropisies en général et par des violences extérieures.

SYMPTÔMES. — Engorgement mou du scrotum; fluctuation quand on explore cet organe : on sent la présence d'un liquide.

Traitement. — Frictions avec les pommades fondantes (190, 192, 193, 194, voyez *Formulaire*); si elles sont inefficaces, ponction du scrotum et injections avec l'eau alcoolisée (182) ou avec la teinture d'iode (184). Si la maladie résiste à ces moyens, employer la castration.

Castration.

1° Castration des agneaux. —Après avoir fait une ouverture à la partie inférieure du scrotum, faire sortir un testicule et l'arracher en le tirant avec les dents pendant qu'on presse fortement avec le pouce et l'index le scrotum près de l'abdomen, afin que la traction se fasse sentir le moins possible dans cette cavité; opérer de même sur l'autre testicule. On peut aussi, après avoir retiré les testicules, couper au-dessus des épidydimes les cordons qui les supportent, à l'aide du bistouri.

Dans l'une et l'autre de ces opérations, il faut ouvrir le fond du scrotum afin que le sang qui sort des vaisseaux puisse s'écouler au dehors.

Ce mode de châtrer, appelé *châtrer en agneau*, ne se pratique que sur les très-jeunes animaux. Beaucoup d'éleveurs ne veulent châtrer les agneaux que plus tard, quand les caractères du sexe mâle sont plus formés, sauf à amputer les cornes si les animaux en ont déjà au moment de l'opération.

2° Castration des béliers. — Le fouettage est le mode de castration le plus usité. Prendre de la ficelle appelée *fouet* et après avoir fait descendre les testicules jusqu'au fond du scrotum, entourer ce dernier et les cordons qu'il renferme dans un nœud coulant placé près de l'abdomen ; on fait ce qu'on appelle le *nœud de la saignée*, et on serre fortement en tirant les bouts de la ficelle avec des billots. De là le nom de *billonner* donné à l'opération. Les testicules et la partie du scrotum qui est au-dessous du nœud tombent par mortification.

Les moutons ainsi châtrés périssent quelquefois du tétanos : quelque temps après l'opération, les tissus compris dans le nœud s'émacient, la compression diminue, les parties deviennent douloureuses et il y a réaction sur le système nerveux. Pour éviter ces accidents, on pratique encore dans beaucoup de pays le *bistournage*. Cette opération peut, dans certains cas, avoir une certaine utilité sur le cheval et le bœuf de travail, mais elle doit être abandonnée sur le bélier. Les bouchers estiment peu les moutons bistournés.

CASTRATION PAR LES CASSEAUX A VIS — Coucher le bélier ; couper la laine qui couvre le scrotum en ayant soin de ne pas faire de plaie à la peau ; faire descendre les testicules au fond du scrotum, et placer les casseaux (page 141) de manière à embrasser cette poche près de l'abdomen avec les branches A B de l'instrument. On relève ensuite la vis près de la mortaise et on rapproche légèrement les branches au moyen de l'écrou ; on assujettit ainsi le casseau sur l'endroit où on veut opérer l'amputation, la section de la peau et des cordons testiculaires ; on retire ensuite autant que possible la peau vers l'abdomen, afin qu'après la chute des organes génitaux, la peau reste ample, qu'il y ait du maniement.

Après ces opérations préliminaires, on rapproche les deux branches du casseau aussi fortement que possible

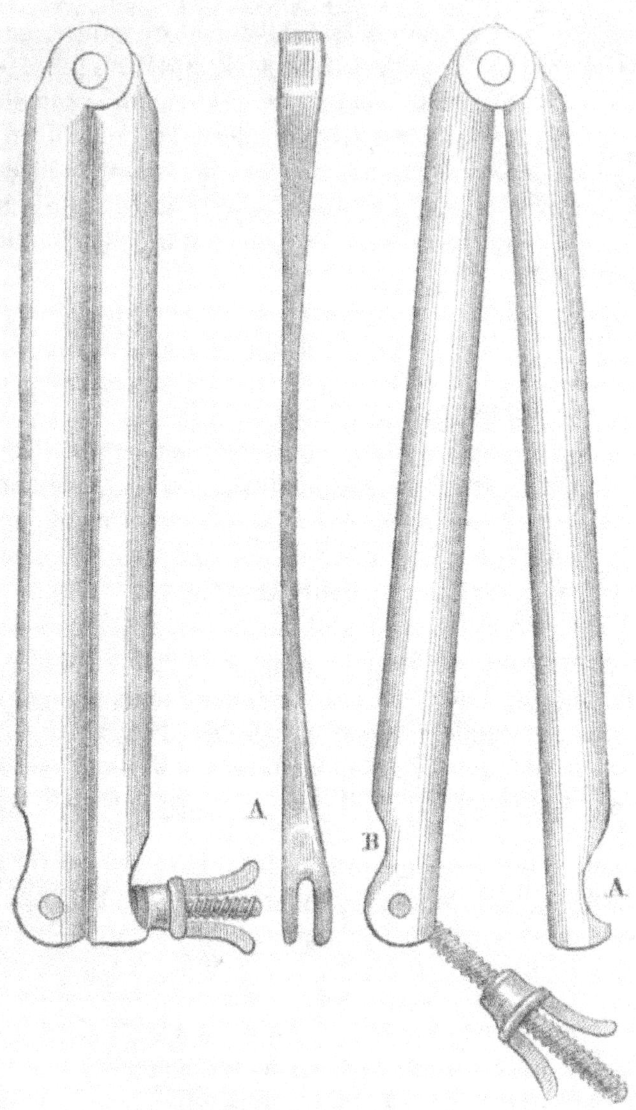

Cette figure est extraite de l'*Hygiène vétérinaire appliquée* de M. J.-H. Magne.

au moyen de la vis, et on laisse l'animal tranquille pendant huit ou dix minutes. Les parties prises entre les branches du casseau s'émacient et la compression diminue. On serre de nouveau et on lâche l'animal. Lorsque le bélier est vieux, et que les cordons testiculaires sont volumineux, les branches du casseau peuvent encore être rapprochées le lendemain et quelquefois le surlendemain.

Par les pressions successives qu'on ne doit pas manquer d'opérer en serrant l'écrou, la compression est toujours complète et la mortification des testicules et du scrotum s'opère rapidement.

Pendant l'opération, les animaux éprouvent de vives douleurs ; mais dix à douze minutes après, ils se mettent au râtelier et mangent comme à l'ordinaire. Il n'y a plus aucun signe de souffrance. Ils ne cessent pas de croître. L'opération n'est jamais suivie d'accidents.

Le scrotum et les testicules se fanent, se dessèchent, s'il n'y a pas eu de plaie à la peau ; si celle-ci a été blessée ils entrent bientôt en putréfaction et tombent naturellement, cependant il est préférable de les couper quatre ou cinq jours après l'opération à 2 ou 3 centimètres du casseau ; on peut retirer ce dernier huit ou dix jours après l'avoir posé.

Il faut pour cette opération des casseaux de 10 à 16 centimètres de longueur, selon la taille des béliers et le volume des organes à amputer. Ils pèsent de 70 à 125 grammes.

3° CASTRATION DES VEAUX. — Faire au scrotum une incision et, après avoir fait sortir un testicule, lier le cordon avec un fil ciré, et le couper au-dessous de la ligature ; on opère ensuite de la même manière sur le second testicule.

La castration par les casseaux à vis employés pour les béliers et les agneaux est préférable au moyen que nous venons de décrire.

4° CASTRATION DES TAUREAUX. — Le bistournage est employé dans les pays où on fait travailler les bœufs comme moins radical que l'amputation des testicules. Les bœufs bistournés sont plus énergiques, ils sentent encore leur sexe et suivent les vaches en chaleur. On préfère, pour les soumettre à l'engraissement, les animaux qui ont été châtrés par un autre procédé. La castration par les casseaux à vis constitue le mode le plus avantageux. On l'effectue avec des casseaux en bois, dits *casseaux espagnols ;* mais des casseaux en fer, pouvant être moins volumineux sans être moins résistants, sont préférables.

On peut châtrer les taureaux par les casseaux en bois qu'on emploie le plus souvent pour le cheval.

Dans les pays d'herbages, en mettant à l'engraissement les bœufs bistournés, on leur fait subir une seconde opération. On enlève les testicules atrophiés appelés *marrons*. Cette opération n'a jamais de suites fâcheuses.

5° CASTRATION DES CHEVAUX. — Le bistournage sur les chevaux et les mulets, quoique plus rationnel que sur les ruminants, n'est en usage que dans quelques contrées du Midi. L'opération n'entraîne jamais aucun accident ; elle laisse aux animaux plus d'énergie que l'ablation des testicules, mais elle est difficile à pratiquer.

Généralement on châtre à l'aide de CASSEAUX. Pour le succès de l'opération, il importe que la face des casseaux qui doit être en contact avec le cordon testiculaire, n'ait que la largeur rigoureusement nécessaire, afin que la surface du cordon testiculaire comprimée soit moins étendue et que la compression soit plus forte. Il faut aussi que cette face soit pourvue d'une rainure. Au moment de l'opération, on remplit cette rainure d'une pâte de farine un peu ferme qu'on recouvre d'une couche de sublimé corrosif. Ce caustique est nécessaire pour désorganiser les tissus et prévenir les inconvénients qui résultent de la diminution de la pression par suite de l'émaciation des tissus comprimés.

La castration des chevaux à l'aide des CASSEAUX A VIS, qu'on peut serrer à mesure que les tissus se dessèchent, donne de bons résultats ; mais il est difficile d'appliquer ces casseaux, à cause de la conformation du cheval et de la brièveté des cordons testiculaires.

Dans quelques pays, on coupe le cordon testiculaire mis à nu à l'aide d'un fer mince, d'un CAUTÈRE CHAUFFÉ AU ROUGE BLANC.

6° CASTRATION DU PORC. — Pour les jeunes porcelets, on sort les testicules et on coupe simplement les cordons testiculaires à l'aide d'un instrument tranchant ; mais si les animaux ont cinq ou six semaines, il est préférable de couper le cordon en ratissant. S'ils ont trois mois, il est même prudent de lier le cordon avec un fil ciré avant de le couper, pour prévenir l'hémorrhagie. Pour les vieux verrats, on emploie des casseaux en bois, comme pour les chevaux. On peut les châtrer aussi par torsion, mais l'opération est toujours suivie d'engorgement.

Avant de pratiquer la castration, il est prudent d'explorer le scrotum, et s'il est plus volumineux d'un côté que de l'autre, ou plus saillant que ne le comporte la

taille du porc, il est très-probable qu'il y a une hernie :
dans ce cas, le côté le plus volumineux est compressible.
Il faut inciser la peau avec précaution, afin de ne pas
ouvrir l'intestin déplacé.

7° CASTRATION DU CHIEN, DU CHAT. — Si les animaux
sont jeunes, on enlève les testicules en ratissant les cordons testiculaires; s'ils sont adultes, il est plus prudent
d'opérer la ligature avec un fil avant de pratiquer la
section de ces cordons.

8° CASTRATION PAR TORSION. — Pour la pratiquer, on
met un testicule et le cordon qui le supporte à découvert. Un aide saisit le cordon avec des pinces à mors
plats, qu'il presse contre l'abdomen pendant que l'opérateur fait tourner le testicule jusqu'à ce que le cordon
soit rompu. La torsion ne dépasse pas la pince. On
opère de même pour l'autre testicule. La castration par
torsion peut être pratiquée sur toutes les espèces ; elle
n'est jamais suivie d'hémorrhagie, mais il survient
souvent un engorgement considérable.

9° CASTRATION DES OISEAUX. — Pour chaponner les
poulets, on fait au flanc gauche, après en avoir enlevé
les plumes, une incision par laquelle on passe le doigt
pour arriver aux testicules situés dans la région sous-
lombaire. A cet effet, on fait un pli à la peau et on l'incise, on soulève ensuite la couche musculaire avec une
érigne et on l'incise également. L'incision doit être faite
à peu près à un centimètre de l'anus, un peu plus en
avant quand les animaux sont grands. Après l'extirpation des glandes, on ferme la plaie faite à la peau par
un point de suture.

10° CASTRATION DES FEMELLES. — Elle consiste dans
l'ablation des ovaires.

9

On châtre les truies, les brebis, les chiennes, en faisant au flanc une incision par laquelle on passe le doigt pour chercher les ovaires. On retire ces organes avec les ligaments de l'utérus auxquels ils adhèrent. On les extirpe avec un instrument tranchant ou par arrachement; on rentre les ligaments et on fait une suture à l'incision de la peau. Chez la vache et chez la jument, on opère la castration par le vagin.

11° Suites de la castration. — Quoique grave, l'opération de la castration est rarement suivie d'accidents; mais il est toujours prudent d'opérer les animaux à jeun, de les préserver quand ils sont nouvellement châtrés des intempéries, de ne pas en exiger des efforts, de les tenir même en repos sur une litière propre; d'éloigner de la plaie les émanations putrides du fumier et tous les corps irritants solides ou liquides; de donner une nourriture facile à digérer, des boissons tempérantes, au besoin des lavements. Employer aussi les préservatifs conseillés contre la péritonite.

Champignon.

Tumeur qu'on a comparée à un champignon à cause de sa forme. Elle se développe à l'extrémité du cordon testiculaire après l'ablation des testicules.

Causes. — Les animaux à constitution maladive, scrofuleuse, y sont prédisposés. Tout ce qui retarde la cicatrisation de la plaie après la castration, le froid, le contact du fumier, l'irritation produite par l'enlèvement des casseaux, peut la provoquer. La compression incomplète du cordon testiculaire au moment de la castration en est au moins une cause prédisposante. Si la partie comprise entre les casseaux n'est pas complètement mortifiée quand ces derniers sont enlevés, le sang s'y porte, elle se gonfle, et si elle est soumise à une cause d'irritation, l'engorgement augmente, forme champignon.

Symptômes. — Quand, après la castration, la cicatrisation de la peau ne s'opère pas en temps ordinaire, que la plaie reste ouverte et qu'elle suppure, on doit supposer qu'il y a une lésion dont il faut rechercher la nature. S'il y a un champignon, l'exploration fait découvrir un gonflement quelquefois à peine apparent, d'autrefois aussi volumineux qu'un scrotum. Cet engorgement reste borné à l'extrémité libre du cordon testiculaire ou s'étend jusque dans l'abdomen.

Préservatifs. — En pratiquant la castration, comprimer de manière à anéantir complétement la vie dans la partie du cordon testiculaire comprise entre les casseaux ou dans la ligature; seconder l'action de la compression au moyen de caustiques mis entre les deux casseaux; enlever ces casseaux avec précaution pour ne pas irriter les parties; éloigner de la plaie faite pour la castration les corps irritants et placer les animaux sur un sol propre, dans un lieu bien aéré, sans courant d'air.

Traitement. — Onctions avec l'onguent populeum, avec une pommade fondante (194, voyez *Formulaire*), avec la pommade mercurielle (192), la pommade d'iodure de mercure (190); si ces fondants sont inefficaces, cautériser profondément l'engorgement avec le fer chaud, ou inciser et mettre dans les incisions du sublimé corrosif afin de produire la chute des tissus morbides par suppuration. L'extirpation de la tumeur avec l'écraseur linéaire ou avec une ligature, quand on peut la placer sur la partie saine du cordon, constitue le moyen curatif le plus efficace.

Avortement.

L'avortement entraîne la perte du produit, la maladie ou la mort de la mère, et souvent une disposition à avorter de nouveau. Lorsqu'il se montre sur un grand nombre de femelles, il occasionne des pertes considérables et peut devenir pour un pays une véritable calamité, s'il se renouvelle pendant plusieurs années de suite. On l'a vu dans des fermes et même dans des communes sévir sur les vaches, sur les brebis, tantôt plusieurs années consécutives, tantôt toutes les deux ou trois années.

Causes. — Elles sont très-difficiles à découvrir. Interrogez les propriétaires qui vous consultent sur les causes de l'avortement de leurs vaches ou de leurs brebis, et ils vous donneront bien rarement des indications utiles sur l'origine du mal. Ils déclarent que rien n'est changé dans leur domaine depuis que l'avortement a lieu; que leur bétail est toujours entretenu de la même manière; que les bêtes qui avortent ne sont ni plus grasses ni plus maigres qu'à l'ordinaire.

Quelle que soit la similitude apparente, il est certain cependant qu'il y a une différence entre une année ordinaire et une année à avortements! Dans le but de provoquer les recherches et les comparaisons nécessaires pour reconnaître la cause du mal, nous allons passer en revue les circonstances qu'il faut apprécier pour résoudre la question.

Les causes de l'avortement sont *prédisposantes*, c'est-à-dire qu'elles prédisposent les femelles à avorter; *occasionnelles*, c'est-à-dire qu'elles produisent l'avortement sur les femelles déjà prédisposées; *déterminantes*,

ou qui peuvent y donner lieu d'emblée par leur action
propre.

Les causes de l'avortement peuvent tenir au père, à
la mère, au produit de la conception, ou aux agents hygiéniques.

Comme se rapportant au père et à la mère, les auteurs signalent l'*hérédité*; mais ce qui est plus facile à
constater, c'est l'influence des maladies organiques et
en général des affections chroniques qui altèrent la
constitution. Les mâles et les femelles affectés de la
phthisie pulmonaire, de la pourriture, de la péripneumonie ancienne, engendrent souvent des produits faibles
qui meurent avant le terme de la gestation.

On a vu des *mâles* dont très-peu de produits parve-
naient à terme ; presque toutes les femelles qu'ils fécon-
daient avortaient. Cette disposition a été attribuée à la
faiblesse, ayant pour cause la jeunesse, ou l'excès de
saillies. Dans ce cas, les femelles fécondées à la fin de
la saison de la monte avortent en plus grand nombre
que celles qui avaient conçu alors que le mâle n'était
pas encore épuisé.

Mais la question, malgré des faits qu'on a cités, n'est
pas résolue, du moins pour les bêtes à laine. Nous avons
vu des béliers très-maigres, exténués par la lutte en
liberté dans les pâturages peu fertiles du Midi, procréer
des germes pleins de vigueur. On doit cependant tenir
compte de cette opinion ; elle peut expliquer quelques-
uns de ces avortements opiniâtres qui ravagent tant de
fois les vacheries.

Des causes manifestes qui rendent les *femelles* impropres à bien nourrir le fœtus, sont les maladies
graves et anciennes de la poitrine et des organes digestifs ; les métrites ; les tumeurs et les vices de con-

formation du bassin; c'est l'excitation des organes génitaux par une nourriture échauffante, par des médicaments aphrodisiaques ; ce sont encore quelques affections nerveuses, des frayeurs, des convulsions.

Mais il y a aussi des femelles qui sont disposées à avorter sans qu'on puisse dire que leur conformation ou leur tempérament apparent, soit la cause de la mort du fœtus. Elles sont fortes, bien constituées, et cependant elles avortent sans cause appréciable. « On voit trop souvent, disent les médecins accoucheurs, l'avortement, malgré tous les efforts de l'art, se répéter d'une manière désespérante. » Quand des faits semblables se produisent dans l'espèce humaine, malgré toutes les indications commémoratives que le père et la mère peuvent fournir au médecin, et malgré les précautions qu'inspire à la femme le désir d'élever un enfant, il faut peu espérer de pouvoir connaître la cause de tous les avortements dans les femelles domestiques.

Aussi dirons-nous que lorsqu'une vache ou une jument avorte sans cause connue, alors que les autres vaches et les autres juments de la ferme amènent leurs produits à terme, il faut l'exclure de la reproduction, surtout si elle avorte deux années de suite.

Quand l'avortement est dû à une disposition particulière des femelles, il a toujours lieu à peu près à la même époque de la gestation.

Les avortements qui se produisent peu de temps après la conception sont souvent méconnus : l'œuf ou l'embryon sont expulsés sans qu'on s'en aperçoive, et l'on croit que les femelles n'ont pas été fécondées. Ces avortements sont généralement dus à l'irritabilité des femelles.

Y a-t-il des *races* prédisposées à l'avortement? On a

signalé comme telles les races bovines, ovines et porcines perfectionnées au point de vue de la boucherie.
On a supposé que la grande aptitude des animaux à un
engraissement précoce les rend lymphatiques et d'une
complexion faible.

L'engraissement extrême des taureaux, des béliers,
des verrats, des génisses, des brebis et des truies exposés dans les concours, constitue un état anormal qui
rend les animaux peu prolifiques ; il serait donc bien
possible qu'ils fussent incapables de produire des germes vigoureux. Mais ces dispositions sont individuelles ;
elles tiennent à la manière dont les verrats, les taureaux
ont été élevés et entretenus, et on ne peut pas en induire
que des reproducteurs, parce qu'ils appartiennent à
certaines races, sont incapables de procréer des germes
pouvant parcourir toutes les phases de la vie fœtale.

Les prédispositions à l'avortement peuvent provenir
du *produit de la fécondation*, lui-même. Celles qui
dépendent du père et de la mère se manifestent naturellement par la faiblesse du fœtus qui peut mourir
avant le terme de la gestation ou par suite de sa mauvaise constitution, ou par l'effet d'une cause occasionnelle ; mais il arrive aussi que des mâles et des femelles
qui, en général, donnent de bons descendants, engendrent des germes incapables de vivre par suite d'adhérences, de vices de conformation, ou d'autres anomalies
qui ne leur permettent pas de se développer d'une manière normale : ils meurent naturellement, ou par suite
d'une cause occasionnelle même légère. Les avortements
par cette cause sont sporadiques et rares.

Les causes provenant du père, de la mère et du fœtus,
peuvent produire la mort de ce dernier sans l'intervention de causes externes. Alors l'avortement est comme

spontané. Mais cela se voit rarement. Le plus souvent il est produit par des causes qui agissent sur la mère, et alors il est accidentel. Ces causes sont nombreuses. Nous allons passer en revue les principales en appréciant l'influence des *agents hygiéniques*.

Un examen méthodique de ces agents dans les fermes constitue le meilleur moyen de découvrir l'origine des avortements épizootiques ou même enzootiques, trop communs dans nos campagnes.

Quelle est l'influence du *sol* sur la production des avortements ? L'expérience prouve que les terres agissent sur la santé des herbivores par les émanations qui s'en dégagent, par les eaux qu'elles émettent ou qui séjournent à leur surface, et principalement par les végétaux qu'elles produisent : les terres humides donnent des plantes qui peuvent occasionner l'anémie, la pourriture ; les terres franches, des plantes qui, prises en assez forte quantité, occasionnent la pléthore ou y prédisposent. L'un et 'autre de ces états peut être cause prédisposante ou occasionnelle de l'avortement. Il est reconnu que le chaulage, le drainage, la pratique en grand des irrigations, exercent de l'influence sur la santé des animaux. Il faut donc tenir compte des changements qu'on a fait subir aux terres arables de la ferme quand on recherche les causes des maladies et en particulier des avortements enzootiques ou épizootiques qui sévissent dans cette ferme.

L'étude du sol, au point de vue de l'étiologie, se confond avec celle du *régime*. La nourriture — qualité des fourrages, quantité consommée, — exerce une grande influence sur la santé des animaux ; elle peut, selon sa nature, prédisposer les femelles à l'avortement, le produire même, ou le prévenir, neutraliser l'action du tra-

vail, du mauvais temps ; fortement substantielle et prise
en grande quantité elle produit la pléthore et si son action
se prolonge, l'avortement ou une forte prédisposition à
avorter : une pression contre une porte, un coup de
corne, une chute, qui dans les circonstances ordinaires resteraient sans effet, peuvent faire avorter une
femelle pléthorique.

Si la nourriture est insuffisante, les femelles deviennent faibles, anémiques et encore disposées à avorter sous l'influence de causes occasionnelles ; les privations longtemps continuées peuvent même, à elles
seules, faire avorter. Des aliments trop peu nutritifs,
surtout s'ils sont durs et fibreux, en s'accumulant dans
les organes digestifs, compriment l'utérus et peuvent
produire la mort du fœtus.

Une grande irrégularité dans le régime est encore
nuisible. Des femelles qui ont été mal nourries pendant une saison, qui sont en mauvais état, souffrent
plus d'une nourriture excessive que si elles avaient été
constamment dans l'abondance. De même celles qui ont
toujours été fortement nourries résistent moins aux privations et avortent plus facilement que celles qui sont
habituées à un maigre régime.

Les *années pluvieuses* ont été souvent des causes
d'avortement, l'humidité de l'air rend les femelles hy-
droémiques. Elles agissent surtout en diminuant les
qualités des fourrages ; l'herbe est abondante mais de
mauvaise nature ; les fourrages sont alors vasés, mal
récoltés, délavés.

Tous les auteurs ont signalé les *mauvais aliments*,
les plantes irritantes, les renoncules, les euphorbes,
les fourrages poudreux, moisis, trop secs, comme pouvant produire l'avortement ; on a signalé aussi les ali-

9.

ments fermentés, les pulpes, comme ayant donné lieu au même accident. Les plantes échauffantes, la vesce, le lentillon, ont souvent nui à des femelles pleines ; mais ces aliments, de même que les pulpes, ne sont dangereux que lorsqu'ils composent trop exclusivement la nourriture. Une alimentation formée de substances variées est toujours favorable.

Les plantes susceptibles de produire des indigestions gazeuses, le trèfle, la luzerne, en donnant lieu à des gonflements des organes digestifs, peuvent déterminer la mort du fœtus.

Tous les éleveurs connaissent les effets des *boissons froides*, de l'eau à la glace, de l'herbe couverte de gelée blanche ; ils savent aussi que ces causes agissent surtout sur les femelles habituellement nourries à l'étable, que celles qui restent l'hiver en plein air, la nuit comme le jour, mènent à terme leurs produits.

Avant de quitter l'énumération des agents introduits dans les organes digestifs, rappelons que les praticiens n'administrent des *vomitifs* et des *purgatifs* aux femelles pleines que rarement et pour remplir des indications particulières et urgentes, car ils savent que ces médicaments occasionnent fréquemment la mort du fœtus.

Le *repos* succédant à des travaux pénibles agit comme une nourriture trop copieuse, tandis que le *travail* produit l'effet d'une nourriture insuffisante, si les rations ne sont pas diminuées dans le premier cas et augmentées dans le second. Les fatigues agissent en outre, surtout sur les femelles qui n'y sont pas habituées en raison des efforts musculaires et de la gêne qu'elles occasionnent dans les phénomènes de la respiration et de la circulation, sans être cependant une cause d'avorte-

ment ; car on a vu des juments soutenir, sans avorter,
les épreuves de l'entraînement et même courir avec succès sur l'hippodrome, quoique parvenues à une époque
avancée de la gestation. On peut donc faire travailler
les juments et les vaches pleines sans craindre des accidents ; mais il faut éviter la brusque transition du repos
au travail, les chemins rocailleux, les terres boueuses,
en un mot les travaux qui exigent des efforts violents,
qui produisent de grandes secousses, qui peuvent occasionner de fortes pressions sur le ventre.

Comme se rattachant aux agents hygiéniques, rappelons les *habitations*. Une étable à sol fortement incliné
est nuisible aux vaches, surtout à celles qui ont l'abdomen fortement distendu. Avec cette disposition du sol,
la matrice et le vagin, quand la vache est couchée, ont
de la tendance à se porter en arrière et l'avortement
est à craindre. *Une crèche* et *un râtelier* trop élevés
peuvent, d'après Morel de Vindé, entraîner le même
accident.

Des crèches qui ne sont pas supportées par de la
maçonnerie dans toute leur longueur ne sont pas non plus
sans inconvénients. Les vaches couchées peuvent en se
relevant engager la tête sous la crèche, faire des efforts,
retomber même et avorter.

Des étables malpropres, trop humides, mal aérées,
altèrent la santé et prédisposent aux avortements ou
même les produisent.

Depuis longtemps on a observé que lorsqu'une vache
avorte dans une étable ses compagnes sont disposées
à l'imiter. Cette observation a fait dire que l'avortement
est contagieux ou que les vaches avortent par imitation.
La contagion n'est pas prouvée, généralement même
elle est contestée. Les avortements successifs s'ex-

pliquent par l'uniformité de régime auquel toutes les vaches ou les brebis d'une ferme sont soumises ; pourquoi les causes qui ont produit l'avortement sur une vache ne le produiraient-elles pas sur d'autres ?

Terminons cette énumération en indiquant les *causes mécaniques*, les coups sur le ventre, les pressions contre les brancards des voitures, les coups de corne, les chutes, les sauts, les secousses éprouvées en franchissant des fossés, des barrières, les frottements contre des portes, contre des poteaux, des stalles, quand les vaches et les juments sont obligées de tourner brusquement en sortant de l'étable et en y rentrant ?

Faut-il rappeler encore les efforts nécessités pour grimper dans des terres fortement inclinées, les glissades dans les terres argileuses, la marche dans les sols boueux, aux abords fortement inclinés des abreuvoirs.

Ces causes peuvent agir comme causes déterminantes, produire l'avortement d'emblée, ou comme causes occasionnelles, y donner lieu sur des bêtes prédisposées. Elles occasionnent en général des avortements sporadiques. Cependant quelques-unes peuvent en produire aussi d'épizootiques, d'enzootiques ; ce sont celles qui, comme les mauvais chemins, les abreuvoirs mal disposés, agissent sur toutes les vaches d'une ferme et même d'un village.

RÉSUMÉ ÉTIOLOGIQUE. — Quand plusieurs de ces causes agissent à la fois ce qui arrive souvent, comment apprécier l'influence de chacune d'elles ? comment déterminer la part proportionnelle qui leur revient dans le cas particulier qu'on étudie ? Il faudrait cependant résoudre ces questions pour trouver des moyens préservatifs efficaces.

Dans quelques cas la question est simple, les agents hygiéniques qui ont produit l'accident ont agi avec une telle violence, et leur action est si évidente, qu'on peut, sans craindre de se tromper, les considérer comme la cause du mal ; mais dans d'autres circonstances rien n'est changé en apparence dans les conditions qui entourent les animaux depuis que les avortements se produisent ; le propriétaire, le bouvier, le gardien du troupeau consultés, ne peuvent fournir aucun renseignement.

Il y a cependant quelque chose d'anormal dans l'exploitation, ce n'est pas sans motifs que les vaches ou les brebis, et quelquefois les unes et les autres, avortent en grand nombre depuis trois, quatre ans.

Si l'examen direct des étables, des cours, des instruments aratoires, des foins, des pailles, des grains, de la manière dont on prépare et dont on distribue la nourriture n'amène aucun résultat, il faut chercher par comparaison : comparer le temps, le sol, les fourrages, les boissons, etc. à ce qu'ils étaient les années précédentes ; comparer les bestiaux d'une ferme, d'un village, à ceux d'une autre ferme, d'un autre village ; comparer les bêtes qui travaillent à celles qui sont entretenues exclusivement pour les produits ; celles d'une race à celles d'une autre, les vaches fécondées au commencement de la saison à celles qui l'ont été à la fin ; celles qu'un taureau a couvertes, à celles qui ont été livrées à un autre.

Un propriétaire qui a changé son berger, son vacher, a d'autres comparaisons à faire. Il cherchera à savoir si son nouvel employé ne le trompe pas ; s'il ne force pas la ration de son troupeau pour l'avoir plus beau, ou s'il ne fait pas l'inverse, s'il ne diminue pas la nourriture par paresse ou par tout autre motif.

Par comparaison, on peut encore savoir si les femelles sont plus ou moins nourries qu'anciennement, si elles le sont assez pour les fatigues qu'elles éprouvent ou pour les causes d'épuisement auxquelles elles sont exposées ; si le chaulage ou le drainage des terres, si l'irrigation des herbages, ont modifié la nature du sol et la qualité des plantes.

Le résultat de cet examen comparé à l'état des animaux, à l'embonpoint, à la fermeté des chairs, à la couleur des membranes muqueuses, à l'adhérence et à la ténacité de la laine, à la force du pouls, font reconnaître s'il faut employer la diète et la saignée ou augmenter la nourriture et donner du repos.

Si cette étude ne fournit aucune indication positive, on examine l'habitation, le pavé, le sol, les crèches, les portes ; on voit si la cour sur laquelle donne la vacherie ou la bergerie est propre ou mal tenue, si les chemins parcourus par les animaux sont en bon ou en mauvais état.

Aux données qui résultent de ces investigations et des renseignements commémoratifs s'ajoutent les données qui sont fournies par l'observation des femelles qui ont avorté dans la ferme ou dans la commune. Elles peuvent faire pressentir la cause du mal. Les avortements ont-ils été précédés ou accompagnés de coliques, d'abattement, de faiblesse ? Y a t-il eu de l'écoulement par la vulve ? les matières étaient-elles purulentes, sanguinolentes ? Est-ce dans les premiers temps de la gestation ou vers la fin que l'accident arrive ? Le fœtus mort est-il expulsé dans ses enveloppes ou bien celles-ci restent-elles dans la matrice ? Les femelles ont-elles des coliques ou expulsent-elles le fœtus sans maladie apparente ?

La réponse à ces questions peut faire connaître les

causes des avortements, et le propriétaire doit noter tous les phénomènes qu'il observe afin d'éclairer le vétérinaire qu'il croira devoir consulter.

PRÉSERVATIFS. — Trois indications peuvent se présenter quand les femelles domestiques d'une ferme avortent : éloigner les causes du mal, en neutraliser l'action quand on ne peut pas les éviter, en combattre les effets en soignant les femelles qui ont avorté. De ces indications les deux premières se rapportent aux moyens préservatifs.

Il faut d'abord préserver les femelles des causes de l'avortement. Nous n'insisterons pas sur ce sujet. Il serait inutile de recommander d'entourer les femelles pleines de précautions, de leur faire éviter les coups, les pressions contre les portes, les voitures, etc. ; de ne pas les conduire à l'abreuvoir ni sur les prés, quand l'eau et l'herbe sont à la température de la glace ; de distribuer avec ménagement les fourrages susceptibles de fermenter dans l'estomac et de produire des indigestions ; d'employer les mâles à la génération avec ménagement pour ne pas les épuiser et de réformer ceux dont les produits ne parviennent pas à terme, ainsi que les femelles qui avortent sans cause connue, celles dont les produits viennent mal, ou qui descendent de mères ayant avorté plusieurs fois et qu'on n'a pas cru cependant devoir réformer.

Lors même qu'on n'admet pas la contagion de l'avortement on ne doit pas négliger de nettoyer l'étable après la mise bas et après l'avortement des femelles qui l'habitent ; de mettre à part celles qui rendent des matières fétides par la vulve et celles qui ne sont pas délivrées. Les émanations provenant des déjections animales sont toujours malfaisantes et la propreté n'est jamais nuisible.

Le praticien doit aussi porter son attention sur l'état des animaux. Il peut arriver par ce moyen à trouver des indications utiles à remplir, à diminuer les rations ou à les composer d'aliments moins nutritifs s'il y a pléthore. Dans certains cas une saignée — ou plusieurs petites saignées — produit de bons effets. Si les femelles sont faibles, fatiguées, on augmente la ration, on remplace une partie des fourrages aqueux ou fibreux par des aliments plus nutritifs, par des farines, des grains écrasés ; on diminue le travail ou on le cesse ; si le troupeau parcourt des pâturages maigres, éloignés de la bergerie, on l'envoie dans des terres plus rapprochées, ou donne au besoin une demi-ration au ratelier. Si la lactation a épuisé les femelles, on trait les vaches plus rarement ou même on laisse reposer les mamelles.

TRAITEMENT. — Lorsque les femelles sont déjà impressionnées par les causes de l'avortement, et qu'elles sont malades, si on a lieu de croire le fœtus mort ou séparé de l'utérus et son expulsion inévitable, outre les soins hygiéniques particuliers qu'il faut toujours continuer, on emploiera les moyens médicaux ou chirurgicaux propres à faciliter la sortie du produit de la conception. A cet effet, on administre des lavements pour vider le rectum, on fait des injections mucilagineuses à la graine de lin, à la graine de lin et à l'huile pour diminuer les frottements (4 voyez *Formulaire*) et on administre des breuvages excitants (249, 250) ou même des utérins (§ XXXI). Comme dans l'accouchement, si la femelle est forte, excitée, une saignée peut être indiquée.

Quand l'avortement a eu lieu, la connaissance des

causes qui l'avaient produit est encore utile ; car après l'accident il ne faut pas soigner la femelle anémique, mal nourrie, comme celle qui est dans un état pléthorique: c'est, une fois des aliments substantiels qu'il faut donner et d'autres fois une nourriture plutôt rafraîchissante ; mais dans tous les cas on placera les malades, lors même qu'elles n'auraient pas souffert, à l'abri des courants d'air et de la pluie.

Si l'expulsion du fœtus a été pénible, qu'il y ait fièvre, la diète et un régime doux sont indiqués ; un pouls fort, la coloration des membranes muqueuses, indiquent la convenance de la saignée ; la sensibilité de la colonne vertébrale, de la région lombaire, réclament particulièrement des lavements calmants (302, voyez *Formulaire*), l'application de couvertures chaudes sur les reins et des fumigations (9) sous le ventre.

Lorsqu'on a lieu de croire que le délivre est resté dans l'utérus, lorsque s'écoulent par la vulve des matières fétides, on fait dans la matrice des injections d'eau acidulée (20), d'eau phéniquée (287), ou d'eau chlorurée (288).

Torsion de l'utérus.

CAUSES. — La vache y est prédisposée à cause du grand développement que prennent les ligaments de la matrice pendant la gestation. Les chutes, les glissades, les sauts que font les femelles pour franchir des haies, des fossés, en sont les causes occasionnelles ordinaires.

SYMPTÔMES. — On reconnaît le déplacement de la matrice qui a tourné plus ou moins sur elle-même, à ce que la main ne peut pas pénétrer jusqu'au fond du vagin. Ce canal présente des plis disposés en spirale. Le part n'est pas possible, et c'est ce qui décèle le renversement.

TRAITEMENT. — S'assurer d'abord de la position de la matrice en examinant la direction des plis du vagin ; chercher ensuite à la remettre en place, soit en la faisant tourner sur elle-même, soit en faisant pirouetter sur son axe le corps de la femelle étendu sur le sol pendant qu'à l'aide du bras engagé dans le vagin on tient la matrice fixe.

Parturition.

Le cultivateur soigneux de ses intérêts tient note du jour de la saillie de ses vaches, de ses juments, de ses truies, afin de pouvoir les surveiller quand le terme de la gestation approche. Dans le même but il prend les précautions nécessaires pour que la lutte (saillie) de ses brebis ne traîne pas en longueur.

PRÉPARATIFS. — A ce moment, il fait distribuer une nourriture peu volumineuse, de facile digestion, rafraîchissante ; il fait préparer, pour y placer les femelles aux premiers signes du part, des stalles, des loges, des triquets, garnis d'une litière convenable. Tout en les surveillant, il les laisse tranquilles, ne se presse pas de leur porter secours. Il fait appeler le vétérinaire, s'il voit que les efforts n'aboutissent pas.

SOINS. — Afin de rendre le bassin libre, vider le rectum, au besoin donner un lavement, et s'assurer si le fœtus a une position favorable à l'accouchement. La position est bonne si le museau et les pieds antérieurs sont dirigés vers la vulve ; elle l'est encore quand la queue et les membres postérieurs se présentent les premiers. Il n'y a dans ces cas qu'à attendre. L'accouchement a en général lieu naturellement. Cependant si les efforts de la femelle sont sans résultats, si elle est faible, épuisée, on cherchera à la délivrer en tirant le fœtus avec précaution, selon la direction qui paraît la plus favorable et au moment où la mère fait des efforts.

La position est mauvaise quand le dos, ou les quatre membres, ou les membres antérieurs sans la tête, se présentent vers la vulve. L'opérateur repousse alors le fœtus dans l'abdomen, vers le diaphragme, cherche à le retourner et à lui donner l'une des positions favorables.

Ce résultat obtenu, le part s'opère quelquefois par les seules forces de la nature ; mais on peut le faciliter en tirant directement avec la main ou au moyen d'une corde.

Dans ces circonstances on administre aux femelles, si elles sont faibles, fatiguées par de longs efforts infructueux, des breuvages excitants (249, voyez *Formulaire*), du vin aromatisé (257) des utérins (348, 349, 350, 351) en breuvages, en bols selon les animaux. Si ces moyens sont insuffisants, si l'on s'est assuré que la position du fœtus est bonne, que le col de l'utérus est dilaté, on peut exciter ses contractions en administrant du seigle ergoté (352, 353, 354) en breuvages ou en bols. N'employer ce médicament qu'après s'être bien assuré qu'aucun obstacle physique ne s'oppose à la sortie du fœtus. Les médecins s'abstiennent d'en donner aux primipares.

Dans bien des cas une saignée constitue le meilleur moyen de faciliter l'accouchement.

Dans les cas extrêmes on sacrifie le fœtus pour sauver la mère. On saisit et on ampute, soit un membre, soit la tête.

Les indications, et par suite les moyens à employer, peuvent varier à l'infini. Le praticien qui connaît l'anatomie, qui sait quelle est la position du fœtus renfermé dans la matrice, le rapport qu'il a avec le cordon ombilical, peut seul les saisir et, d'après les ressources du lieu où il se trouve, connaître ce qu'il convient de faire. Ce que nous recommandons au cultivateur c'est de ne pas tourmenter les femelles intempestivement, de s'abstenir des opérations qui pourraient provoquer l'écoulement des eaux ou blesser les organes ; de ne pas administrer sans motifs des breuvages stimulants, du seigle ergoté surtout ; car ces moyens, si le fœtus dans la position où il est ne peut pas franchir le bassin, ne produisent aucun effet utile et échauffent la mère, l'irritent, déterminent des métrites et quelquefois la mort de la mère et du petit.

Avant d'introduire le bras dans le vagin, il faut l'enduire d'un corps gras pour faciliter le glissement et diminuer ainsi l'irritation que la main tend à produire sur la membrane muqueuse, et aussi pour prévenir l'absorption par le bras de l'opérateur des matières fétides, souvent putrides, qui baignent les organes de la bête en accouchement. Il est plusieurs fois arrivé que le bras qui a opéré un accouchement ou une délivrance s'est inoculé des principes nuisibles, s'est couvert d'une éruption grave et quelquefois mortelle. Ces accidents sont surtout à craindre quand le vagin et la matrice ont été blessés, irrités pendant longtemps par les manœuvres des accoucheurs.

On donne aux petites femelles dont les accouchements sont laborieux, des infusions, des obstétricaux (§ XXXI, voyez *Formulaire*) en prenant les précautions susindiquées. Un bain tiède facilite la sortie du fœtus ; on peut en donner aux chiennes.

Soins aux nouveaux-nés.

Les nouveaux-nés sont quelquefois dans un état de mort apparente ; repliés dans les enveloppes fœtales, ils ne respirent pas. Le plus souvent la mère les découvre en les léchant ; mais si cela n'a pas lieu, on déchire les membranes qui entourent le veau ou le poulain.

Généralement le cordon ombilical est rompu par le tiraillement que lui fait éprouver la chute du fœtus quand les femelles des grandes espèces accouchent debout, ou par celui qui se produit quand elles se relèvent si elles ont mis bas étant couchées. Dans l'un et l'autre cas, il y a tiraillement des tissus et le sang ne coule pas ; mais il peut arriver que le fœtus adhère encore à la mère quelques instants après qu'il a franchi la vulve. Dans ce cas la personne présente doit couper le cordon ombilical à 15 ou 20 centimètres de l'ombilic et en *opérer la ligature* avec un fil, un cordon, pour prévenir l'hémorrhagie.

Subitement exposés à l'air, les jeunes sujets éprouvent une secousse qui établit pour la vie les mouvements de la respiration. Mais dans quelques cas, rares à la vérité, cette fonction languit alors même que les sujets sont bien constitués. On remédie à cet état qui serait rapidement mortel, en soufflant dans la bouche du veau ou du poulain et en introduisant dans cette cavité ou dans le nez un corps irritant, une pincée de sel, une petite cuillerée de vinaigre ou d'eau-de-vie. Il suffit de verser une certaine quantité de ces liquides sur les mains qu'on frappe ensuite l'une contre l'autre devant les naseaux du veau ou du poulain : les gouttelettes qui se détachent impressionnent la pituitaire suffisamment pour exciter l'appareil respiratoire.

Non-délivrance.

Les enveloppes fœtales sont ordinairement rendues quelques heures après l'accouchement. Si elles restent dans l'utérus plus d'un jour, il y a non-délivrance.

TRAITEMENT. — Ne pas agir avec précipitation. Cependant si vingt-quatre heures après le part la délivrance n'a pas eu lieu, qu'il s'écoule par la vulve des liquides fétides, que des débris des membranes pendent sur le périnée, faire des injections dans la matrice avec de l'eau acidulée (20, 23 voyez *Formulaire*), ou phéniquée (286, 287) ou chlorurée (288); administrer les utérins (§ XXXI) en réglant les doses et le mode d'emploi d'après l'état des malades.

Un moyen facile à employer dans les grands animaux consiste à attacher à la partie du délivre qui pend hors de la vulve un petit sac dans lequel on met des cailloux qui, par leur poids, provoquent insensiblement la séparation du placenta et de la matrice : il faut chercher à détruire les adhérences sans tirailler d'une manière sensible l'utérus. Si on croit devoir extraire le placenta à l'aide de la main, avoir soin, avant l'opération, de se faire les ongles, de vider le rectum, de se graisser le bras et de se nettoyer ensuite avec un désinfectant, une dissolution de chlorure de chaux (288). Ne pas cesser après ces manœuvres, de tenir les malades dans une étable propre, sans courant d'air, et continuer les injections avec l'eau vinaigrée ou phéniquée, jusqu'à ce que les organes soient revenus à leur état normal.

Renversement du vagin, chute de la matrice.

Dans les femelles à gros ventre, un peu âgées, dans les vaches surtout, l'apparition du vagin hors de la vulve est assez fréquente pendant qu'elles sont couchées; l'organe rentre quand elles se relèvent. Il n'en est pas de même du renversement ou plus exactement de la chute de la matrice. Ce déplacement a lieu après le part. Il n'est pas toujours facile à réduire.

PRÉSERVATIFS. — Rendre le sol des étables horizontal; accumuler la litière vers le train postérieur afin que la poitrine soit au niveau du bassin ou plus basse; chercher à diminuer les efforts que font les femelles pour se délivrer, les aider à propos, leur donner des calmants.

TRAITEMENT. — Mettre d'abord les femelles dans une position convenable, les placer de manière que le train postérieur soit plus élevé que le train antérieur. Nettoyer les parties déplacées, les tenir dans un bain, les laver avec une décoction émolliente, acidulée; après ces préparations, des aides les maintiennent au niveau de la vulve à l'aide d'un linge, et l'opérateur les fait rentrer dans le vagin. Empêcher les truies de crier pendant l'opération en fixant les mâchoires l'une contre l'autre avec une ficelle.

Deux causes rendent la réduction de la matrice difficile : le volume qu'ont acquis les parties déplacées par l'accumulation du sang dans leur tissu, et les efforts expulsifs que ne cessent de faire les femelles. On atténue la première en maintenant la matrice relevée pendant un certain temps, et en la plongeant dans une dissolution d'alun (112, voyez *Formulaire*); pour faire cesser la seconde, diriger dans les voies respiratoires, de l'éther ou du chloroforme. Une éthérisation incomplète suffit pour diminuer l'irritabilité et prévenir les contractions expulsives.

La matrice remise en place, tout n'est pas fini. Il faut l'y maintenir malgré les efforts que font en général les femelles, dont les organes ont été irrités par l'air et par le contact de corps durs.

Plusieurs moyens sont employés pour remplir ce but. Couvrir la vulve avec un filet en grosse ficelle qu'on fixe sur le dos et sous le ventre à un surfaix: ce bandage retient l'utérus et donne passage à l'urine. Mettre un pessaire, soit une vessie que l'on place vide dans la matrice et que l'on remplit d'air ensuite : en se gonflant, elle dilate l'organe qui est maintenu en place par son propre volume. Une bouteille peut servir de pessaire. Si elle est trop courte, on introduit dans le goulot un bâton assez long pour que son extrémité libre reste hors de la vulve; il sert à fixer la bouteille.

Quelques points de suture à la vulve retiennent la matrice tout en laissant couler les urines. C'est un moyen simple, mais qui n'est pas toujours efficace. Les grands efforts que font les femelles peuvent déchirer les lèvres de la vulve, et l'utérus retombe.

Plus ordinairement on retient la matrice en place au moyen de deux cordes fixées l'une à l'autre par des nœuds vers le milieu. On les applique contre le périnée de manière que les nœuds pressent contre la vulve et l'obstruent en partie. Les bouts des cordes sont dirigés, deux sous le ventre et deux sur le dos, un de chaque côté du sacrum. Les uns et les autres vont se fixer à un bandage solide, à un surfaix qui entoure la poitrine. Cette description suffit pour faire comprendre la longueur que doivent avoir les cordes.

Soins aux femelles à la suite du part.

Les femelles par suite des efforts qu'elles font pour la mise bas et des manœuvres des accoucheurs, sont après le part sensibles aux causes de maladie, lors même que l'accouchement a eu lieu sans de très-grandes difficultés; elles sont particulièrement prédisposées aux affections des organes génitaux, des organes urinaires, des organes abdominaux, du système nerveux. (Voyez *métrite, péritonite, paralysie.*)

PRÉSERVATIFS DE CES MALADIES. — Étables bien aérées, mais sans courants d'air; épaisse litière; bonnes couvertures; aliments rafraîchissants et boissons tièdes; ne recommencer le pâturage que lorsque le temps est favorable, y habituer les femelles en ne les faisant sortir qu'après les fraîcheurs du matin et en les ramenant à l'étable avant le coucher du soleil. Si l'accouchement a été laborieux, donner un lavement émollient (2, voyez *Formulaire*) ou anodin (302) le matin et le soir pendant quelques jours. — Faire de temps en temps des injections dans le vagin avec un liquide de même nature, auquel on ajoute quelques gouttes d'une solution phéniquée (286, 287), ou avec de l'eau acidulée (20, 23).

Fièvre puerpérale, fièvre vitulaire.

CAUSES. — Cette maladie peut être une suite du part; les manœuvres des accoucheurs, les refroidissements, l'insalubrité, l'humidité des étables, la putréfaction dans la matrice des débris du placenta, du sang extravasé, et des mucosités ; l'absorption de matières putrides, en sont les causes ordinaires.

Symptômes. — Sans qu'aucun organe paraisse particulièrement affecté il y a perte de l'appétit, grande faiblesse, poil mauvais, tristesse, suppression du lait, flaccidité des mamelles, écoulement fétide par la vulve, grande sensibilité des lombes, constipation ; tension et douleur des parois abdominales si le péritoine se prend.

Préservatifs, traitement. — Donner aux femelles les soins que leur état réclame après la mise bas ; les traire avec soin ; saigner celles qui sont pléthoriques, qui présentent des signes d'une fièvre inflammatoire ; faire des injections acidulées (20, 23, voyez *Formulaire*) ou phéniquées (286) dans le vagin ; mettre des boissons tièdes à la farine à la disposition des malades ; administrer des breuvages légèrement sudorifiques (249, 251) et des lavements purgatifs (76, 69) ; appliquer sur les lombes des petits sacs contenant du son ou de l'avoine écrasée, chauffée ; faire des fumigations aromatiques sous le ventre ; employer de larges couvertures et appliquer des révulsifs (36, 37) sur les extrémités.

SECTION VII.

MALADIES DES OS ET DES MUSCLES.

Luxations.

Causes. — La constitution scrofuleuse y prédispose ; les chutes, les efforts, les glissades, les produisent.

SYMPTÔMES. — Douleur, déformation de la partie, engorgement, difficulté de mouvoir l'articulation luxée ; quelquefois état fébrile ; soif, perte de l'appétit. Les luxations sont incomplètes quand les surfaces articulaires sont encore en rapport, que les ligaments n'ont été que tiraillés. Mort ou paralysie après les luxations des vertèbres.

PRÉSERVATIFS. — Bonne ferrure afin que l'appui des animaux sur le sol soit franc, clous à glace et crampons pendant les gelées ; autant que possible éviter de mettre dans le même herbage et au même moment les animaux disposés à se battre ou à jouer entre eux.

TRAITEMENT. — Remettre les abouts articulaires en place avant que les parties ne soient engorgées : l'engorgement rend la réduction difficile ; les maintenir ensuite dans leur position normale au moyen de bandages appropriés ; faire en troisième lieu des applications astringentes. Une application d'onguent vésicatoire (30, voyez *Formulaire*) peut dans quelques cas remplacer le bandage. Quand la douleur est vive, appliquer des cataplasmes émollients, anodins (311, 312) ou faire des lotions de même nature ; ne donner que des demi-rations ; saigner ; administrer des lavements émollients (1). Un emplâtre gluant (124, 125) est utile si la réduction ne paraît pas assurée. Un long repos est toujours nécessaire.

Fractures.

CAUSES. — Coups de pied, chutes, grands efforts musculaires, coups de pierres lancées par les bergers. Les fractures sont dites *directes* quand elles ont eu lieu à l'endroit où la cause a agi, et *indirectes* si elles sont produites par contre-coup.

Symptômes. — Quand il y a déviation, changement de direction de l'os fracturé, et quand la partie brisée a été mise à découvert, la fracture se montre d'elle-même; lors même qu'elle n'est pas visible, on la reconnaît encore assez facilement au bruit qu'on entend quand on frotte les bouts fracturés l'un contre l'autre ; mais il y a des difficultés pour le diagnostic si des masses charnues recouvrent la partie blessée. Les fractures indirectes, produites loin de la région sur laquelle la cause a agi, restent quelquefois longtemps inconnues. On ne les soupçonne même pas.

Les fractures sont dites *simples* si l'os a été divisé sans autre accident, et *compliquées* de contusion, de plaie, d'hémorrhagie, etc., selon les désordres qui ont été produits. La fracture est *double* si l'os a été divisé en deux endroits et *comminutive*, quand il est brisé en morceaux ; elle est *oblique, en bec de flûte, longitudinale*, selon la direction de la fente qui divise l'os.

Préservatifs. — Les fractures les plus communes ont lieu aux os des membres. On les prévient par une bonne ferrure, par des clous à glace, des crampons aux fers pendant les gelées. En laissant reposer les animaux qui, après des chutes ou des coups, sont affectés de boiterie, on peut prévenir la fracture d'un os qui a été simplement fêlé. On contribue au même résultat en appliquant sur la partie malade des irritants, de l'onguent vésicatoire (30, voyez *Formulaire*), afin de produire un engorgement qui tend à maintenir en place l'os blessé. Des emplâtres astringents (124, 125) seraient également indiqués. Dans les écuries, attacher convenablement les

animaux et séparer par des stalles les chevaux disposés
à se battre entre eux.

TRAITEMENT. — Mettre autant que possible l'os dans sa
position naturelle en rapprochant l'un de l'autre, les
bouts séparés et les maintenir en place immobiles jusqu'après leur réunion complète. Les moyens à employer
doivent varier selon les animaux et la position des os
fracturés. L'effet du traitement est douteux dans les
grands animaux à cause de la force des muscles et du
poids du corps. On se sert de planchettes, d'atteiles en
bois, en tôle, dont la forme et la longueur sont relatives
à la conformation des régions sur lesquelles il faut les appliquer. On les fixe au moyen de liens convenables. Quand
les fractures sont aux membres des grands animaux,
on suspend les malades pour les soulager au moyen de
sangles placées sous le ventre; mais cette position nuit
aux fonctions digestives, de sorte qu'il y a le plus souvent intérêt à sacrifier les malades, surtout si la viande
peut en être utilisée. Les fractures des os courts se réduisent quelquefois naturellement. Elles passent inaperçues. Si on les soupçonne, on peut en faciliter la guérison en produisant un engorgement sur la partie par la
cautérisation avec le fer chaud ou par l'application d'une
couche d'onguent vésicatoire (30, voyez *Formulaire*) ou
d'un emplâtre agglutinatif.

Les fractures sur les petits animaux, sur les poulets,
les agneaux, les chiens, etc., sont plus faciles à réduire,
On cherche par des mouvements d'extension et de con-
tre-extension à remettre exactement les parties dans
leur position normale; on entoure le membre malade
d'une couche agglutinative : dissolution de gomme ou
d'amidon, dextrine ou glycérine; on recouvre cette couche

10.

de charpie ou d'étoupes hachées; on place les attelles préalablement préparées et on les assujettit au moyen d'une bande qu'on recouvre d'un emplâtre agglutinatif (120, 123), ou dont on fixe les tours les uns sur les autres, au moyen d'une aiguille et de fil.

Ce pansement doit rester en place une trentaine de jours, à moins de douleurs excessives ou d'un engorgement considérable. Dans ces cas il faut enlever l'appareil afin de soulager les malades et même d'éviter des accidents qui pourraient être très-graves. Si par suite de la diminution de l'enflure il devenait trop lâche, on le serrerait de nouveau. Une immobilité complète est nécessaire pour prévenir la formation d'une fausse articulation à l'endroit de la fracture.

Le bandage, même quand la fracture est à la cuisse ou au bras, doit s'étendre jusqu'aux doigts afin de prévenir l'engorgement de la partie inférieure du membre.

Dans les fractures avec plaies, avec hémorrhagie, on remédie d'abord à la complication, et on applique ensuite des appareils appropriés à l'état des malades et en vue des pansements qu'on peut avoir à faire dans la suite.

Il est rare qu'il y ait avantage à amputer un membre brisé sur les animaux; cela peut se présenter cependant, pour l'aile d'un oiseau par exemple.

Ce que le cultivateur doit toujours faire après une fracture sur un de ses animaux, c'est en attendant l'arrivée du vétérinaire, d'empêcher le malade d'aggraver le mal en se débattant, en marchant : à cet effet, borner les mouvements, appliquer des réfrigérants (133, voyez *Formulaire*), des astringents (104, 108) même administrer des narcotiques (§ XXV).

Après la réduction des fractures, il y a souvent une

fièvre de réaction. On la combat par un régime doux, par des boissons tempérantes (§ III, voyez *Formulaire*), par des lavements émollients ou légèrement laxatifs (75, 76), et par des saignées au besoin. Ces moyens sont particulièrement indiqués pour les animaux qu'on maintient immobiles, couchés ou suspendus. Dans les cas graves, faire des aspersions d'eau froide, appliquer des compresses mouillées d'eau salée, d'eau sédative.

Carie des os et des cartilages.

CAUSES. — Contusions, fractures, pressions continues, plaies qui suppurent longtemps ; les os courts, les os tendres, spongieux, sont prédisposés à la carie. Elle s'observe souvent sur les cartilages.

SYMPTÔMES. — Pus verdâtre, jaunâtre, fétide, d'une odeur particulière. Il est mêlé à des débris de l'organe malade, qui est en quelque sorte ramolli.

PRÉSERVATIFS. — Traiter avec soin les plaies du garrot, du bord supérieur de l'encolure, de la partie inférieure des membres, du talon, afin que le pus n'altère pas les apophyses épineuses des vertèbres, le ligament cervical, le cartilage de l'os du pied.

TRAITEMENT. — Appliquer sur les plaies l'eau sédative (181, voyez *Formulaire*), un topique détersif (115), des poudres irritantes (144, 145, 146), même le fer chauffé au rouge ; extirper les parties cariées avec la rugine, la gouge, la feuille de sauge, et traiter la plaie, ainsi rajeunie par les résolutifs (115). Insister sur l'emploi de ces derniers.

Artrite ou inflammation des articulations.

Causes. — Les unes sont directes : coups, pressions, blessures, piqûres, et ne produisent la maladie qu'à l'articulation qu'elles atteignent ; les autres sont indirectes : refroidissements, contact du fumier froid, de la terre humide, et leur action est moins limitée. Des aliments échauffants donnés aux mères peuvent produire l'artrite sur les nourrissons ou les y prédisposer ; elle est commune sur les jeunes animaux. L'artrite est quelquefois la suite d'une pleurésie mal guérie.

Symptômes. — Articulations raides ; boiteries ; tension de la peau, vives douleurs à la pression.

Préservatifs. — Faire prendre aux jeunes animaux le premier lait de leur mère ; renouveler souvent la litière pour les préserver de l'humidité ; les laisser à l'étable quand le pâturage où l'on conduit les mères est éloigné, afin de leur éviter la fatigue et de prévenir le besoin de se coucher sur l'herbe.

Traitement. — Repos complet de la partie souffrante. Si la maladie est due à une violence extérieure, appliquer sur l'articulation des excitants résolutifs (177, 188, 178, voyez *Formulaire*) ; si elle persiste et qu'elle occasionne de vives douleurs, faire usage des calmants (§ XXV) ; si elle est liée à une pleurésie, à une péricardite, traiter ces maladies ; ôter du sang, faire des fumigations aromatiques (255), des frictions avec des topiques excitants (32, 33, 42) ; donner des boissons diurétiques et laxatives (77, 79, 80). On soulage les poulains qui ont des artrites en soumettant les mères à

un régime doux et en leur donnant des breuvages purgatifs (51, 52).

Goutte.

SYMPTÔMES. — Articulations des membres douloureuses, engorgements durs.

CAUSES. — Les causes de la maladie qu'on appelle
goutte dans les animaux sont mal connues. Les veaux,
les porcs mal logés qui couchent dans l'humidité, les
chiens qui chassent dans les marais, sont prédisposés à
la contracter; le lait de certaines mères, la nourriture
trop exclusivement animale, la produisent. Est-elle héréditaire? Certains individus y sont prédisposés sans
qu'on puisse expliquer la cause de la prédisposition.

PRÉSERVATIFS. — Habitations chaudes, sèches, bonne
litière, chenils chauffés au besoin. Réformer les femelles dont les produits ou les nourrissons ont eu cette
maladie; donner aux chiens une nourriture végéto-
animale.

TRAITEMENT. — Onctions calmantes (306, 308, 309, voyez
Formulaire); frictions résolutives (177, 178, 181), fumigations aromatiques (256). Tenir le ventre libre par
des lavements laxatifs (§ V, 69, 70, 76); ajouter aux
boissons du nitrate de potasse et du carbonate de
soude (103).

Rhumatismes.

CAUSES. — Vents du nord, pluies froides, contact des
murailles, des gazons humides; séjour des animaux
dans une atmosphère chargée de brouillards.

Symptômes. — Douleurs vives ; mouvements difficiles. Les symptômes ne sont pas fixes : ils se montrent, disparaissent, reviennent selon que le temps est favorable ou contraire.

Préservatifs. — Garantir les animaux du froid et ne pas les exposer à l'humidité.

Traitement. — Frictions sèches, fumigations résineuses (256, voyez *Formulaire*); onctions calmantes (306, 307) et breuvages de même nature (289, 290) si les douleurs sont vives ; ensuite frictions avec de l'eau-de-vie camphrée (178), avec le liniment ammoniacal (37), avec l'essence de térébenthine (36), tenir le ventre libre par des boissons appropriées (§ V) et au besoin par des lavements.

SECTION VIII.

MALADIES DE LA PEAU ET DU TISSU SOUS-CUTANÉ.

Quelques-unes sont locales, siègent à la peau et ne réagissent sur l'ensemble de l'économie animale que lorsqu'elles ont acquis beaucoup de gravité ; les autres sont générales et consistent en un état fébrile léger, précédant une éruption de boutons, de pustules, de phlyctènes, éruption qui les fait considérer comme propres à la peau.

Les maladies éruptives les plus intéressantes sont propres à quelques espèces, la clavelée au mouton, le cow-pox ou vaccine à la vache, le horse-pox au cheval, etc. La rafle, l'échauboulure, s'observent sur tous les animaux avec des formes qui varient peu.

Rafle ou miliaire.

SYMPTÔMES. — État fébrile de quatre ou cinq jours, généralement léger ; éruption de boutons presque toujours petits, nombreux, coniques, se montrant sur toutes les parties du corps, bien visibles à la face interne des membres. Dans ces boutons se produit une matière qui, en se desséchant, forme avec des débris de la peau des croûtes furfuracées.

CAUSES. — Aliments irritants, râclures des jardins dans lesquelles se trouvent des plantes à saveur forte ; fourrages nouveaux, fortes chaleurs, grande sécheresse, poussière des routes. On a cru que la rafle, le résidu de la vendange, pouvait la produire. De là son nom.

PRÉSERVATIFS. — Ménager la transition d'un régime à un autre quand on change le mode d'alimentation, quand on commence à faire consommer, en été, les fourrages nouveaux qui n'ont pas ressué.

TRAITEMENT. — Il suffit le plus souvent de tenir les animaux dans des habitations closes, de les mettre à l'abri des causes de refroidissement, de les couvrir ; mais il peut être utile de leur donner des boissons chaudes, sudorifiques (249, voyez *Formulaire*), des boissons nitrées, laxatives (102, 77), et même de pratiquer une saignée si le sujet est pléthorique, l'artère tendue, le pouls fort.

Ébullition ou échauboulure.

SYMPTÔMES. — État fébrile rarement intense ; bouche pâteuse ; diminution de l'appétit ; éruption de boutons en général volumineux, irrégulièrement disséminés sur la surface du corps, quelquefois assez nombreux à la tête pour gêner les mouvements des paupières.

Causes. — Les fortes chaleurs, surtout si elles sont précoces, la poussière, les travaux à l'ardeur du soleil, le trèfle, la luzerne nouvellement récoltés, l'avoine qui vient d'être battue, le passage au printemps d'un régime de parcimonie à l'abondance, sont les causes ordinaires de l'échauboulure. Le vert donné aux chevaux peut aussi la provoquer.

Préservatifs. — Diminuer en été les fatigues des attelages en évitant les travaux pendant les heures de fortes chaleurs ; ménager la transition entre le régime d'hiver et le régime d'été.

Traitement. — Si on est au printemps et que les animaux soient fortement nourris, que l'artère soit tendue, pratiquer une saignée ; verser dans les boissons pour les tiédir quelques litres d'infusions aromatiques (249, 250, voyez *Formulaire*); exciter la peau par des fumigations et par des frictions sur les membres quand ils sont engorgés. Insister sur les sudorifiques, sur les fumigations (255) si l'éruption languit, si on remarque des frissons ; des frictions irritantes (36, 37) peuvent même être utiles.

Si les boutons s'abcèdent, lotionner les plaies avec une infusion de sureau (175).

Érysipèle.

Symptômes. — Douleur et tension à la peau, rougeur si la maladie siége sur des parties de couleur claire. L'érysipèle est dit *simple* si l'inflammation reste superficielle, *phlegmoneux* si elle s'étend au tissu cellulaire.

Lorsque l'inflammation est légère, la maladie reste locale; si elle est intense, elle entraîne une réaction fébrile quelquefois très-grave.

Causes. — La peau qui entoure les yeux, la bouche, y est prédisposée. Des coups, des frottements, des brûlures, le contact des caustiques, des corps gras devenus rances sur la peau, peuvent le produire; l'érysipèle est quelquefois la conséquence d'une maladie interne.

Traitement. — Des bains, lorsque la partie malade le comporte, avec des décoctions de mauve, de têtes de pavot (1, 2, 289, voyez *Formulaire*) ; si l'érysipèle est grave, le couvrir avec des cataplasmes émollients, calmants (5, 6, 311), ou mieux, parce qu'elles sont plus légères, avec des compresses imbibées de liquides de même nature ; employer, quand la maladie résiste à ces moyens, des lot'ons avec des résolutifs (175, 176) et même appliquer une légère couche d'onguent vésicatoire (30).

On observe souvent à la peau des irritations liées à des maladies internes. Il n'y aurait pas avantage à les combattre par des moyens directs ; il pourrait même y avoir du danger à les faire disparaître rapidement. On doit chercher à les fixer temporairement à l'extérieur par l'application de topiques irritants.

Gerçures, excoriations.

Causes. — Les animaux gras y sont prédisposés ; la malpropreté, les longues marches à la poussière les produisent. C'est un érysipèle léger qu'on remarque le plus souvent là où la peau est fine, plissée, aux ars, à côté des mamelles, etc.

Symptômes. — Rougeur, état érysipélateux, douleur à la pression. On dit que le cheval est frayé aux ars quand la peau de ces régions est rouge, sensible.

Préservatifs. Traitement. — Tenir en repos les animaux dont la peau est rouge, faire cesser les frottements directs de la peau contre la peau en saupoudrant les parties qui forment des plis avec de la fécule (16, voyez *Formulaire*), les laver avec des astringents (104, 108, 112); y appliquer des adoucissants (12, 13).

Érysipèle phlegmoneux.

Symptômes. — L'inflammation, bornée à la peau dans l'érysipèle simple, s'étend au tissu cellulaire sous-cutané; la partie est tuméfiée, souvent œdémateuse et la suppuration s'établit; il y a phlegmon.

Causes. — Frottement des harnais mal ajustés; compressions, contusions violentes. Le pâturage sur le sarrasin détermine cet érysipèle à la tête sur les porcs et les moutons.

Traitement. — Si le mal persiste quand la cause a cessé d'agir, s'il est étendu et douloureux, mais encore récent, lotionner avec l'eau froide ordinaire ou additionnée de quelques gouttes d'extrait de saturne (107, voyez *Formulaire*), ou d'eau sédative (181), ou même faire une légère application d'onguent vésicatoire (30). Traiter l'abcès (voyez page 6) si la suppuration s'établit.

Furoncle, javart cutané.

Causes. — Les irritations des voies digestives y pré-

disposent ; la malpropreté, les coups légers et répétés
le produisent sur tous les animaux. Les corps irritants,
les boues l'occasionnent sur la partie inférieure des
membres où on l'observe le plus souvent chez le cheval.

Symptômes. — Bouton qui s'étend, augmente et
occasionne de vives douleurs. Les tissus à l'entour se
tuméfient. Plusieurs furoncles se montrent quelquefois
successivement ou simultanément.

Préservatifs. — Grande propreté ; purgatif après
l'apparition du premier furoncle.

Traitement. — Lotions émollientes ou anodines (2,
289, voyez *Formulaire*); cataplasmes de même nature (5,
6, 311) lorsque l'application en est possible en raison
du siége du mal. Si la douleur est vive, la peau fortement tendue, inciser la tumeur, faire même deux incisions en croix, et tenir la plaie proprement, en écarter
tout ce qui pourrait l'irriter.

Si les furoncles sont nombreux, se succèdent, régime
doux, et purgatifs (51) tous les deux ou trois jours ;
donner au chien du bouillon, du lait coupé avec une décoction d'orge et de légers purgatifs (62, 63).

Panaris.

Causes. — Le panaris ou inflammation de la région
digitée a pour cause des coups, des pressions, des piqûres, des frottements contre des corps durs, la marche
sur des chemins cailouteux, sur les taillis nouvellement
coupés, sur le verglas. Les corps gras, si on les laisse

rancir sur la peau, d'autres maladies, des furoncles peuvent le produire.

Symptômes. — Vives douleurs en raison de la position de la partie malade et de la résistance qu'offrent au gonflement les tendons et les aponévroses; fièvre, soif, perte de l'appétit. La suppuration peut entraîner le décollement du sabot ou de l'onglon, selon les animaux.

Préservatifs. — Le panaris n'est souvent que l'extension à la région digitée, à la naissance de l'ongle, d'une autre maladie, d'un furoncle, d'une atteinte, etc. On le prévient dans ces cas en traitant convenablement ces affections.

Traitement. — Au début, pour obtenir la résolution, appliquer des compresses imbibées de solutions astringentes (104, 112, voyez *Formulaire*) ou résolutives (108, 176); si ce traitement échoue, employer les émollients, les anodins. Lorsque la tension des tissus est forte, opérer sans hésiter des débridements, afin de prévenir le séjour du pus dans les chairs. Combattre la fièvre par un régime doux, par des lavements émollients, par des saignées aux cuisses, aux avant-bras, et même par des breuvages calmants (289, 290, 291) si les douleurs sont vives. Le repos sur une bonne litière est toujours favorable.

Chute du poil.

Causes. — La dépilation peut être produite par la pression des harnais, ou par une chute de l'animal sur le pavé, ou par un coup, ou par le frottement de la peau contre une muraille, contre des arbres, ou contre le sol

quand les animaux restent longtemps couchés, ou par
une application irritante, d'essence de térébenthine, de
teinture de cantharides, etc. Elle peut être un des symptômes de la gale, des dartres, de la présence de parasites
végétaux.

Traitement. — Sans constituer une maladie, la dépilation déprécie les animaux, surtout celle qui est produite chez le cheval par une chute sur les genoux : on
désire toujours de la faire cesser. Les moyens à employer doivent varier selon la cause du mal, et on
reconnait cette cause par le siége de la partie dépilée,
par l'état de la peau, et par les renseignements commémoratifs.

La dépilation produite par le frottement des harnais
n'est le plus souvent que momentanée; si la peau n'a
pas été altérée, le poil repousse quand la cause a cessé
d'agir; celle qui est la suite d'une violence extérieure,
doit être traitée par les émollients (1, 2, 289, voyez
Formulaire); on fait cesser celle qui est occasionnée par
une maladie en employant les médicaments propres à
combattre cette dernière (voyez l'article suivant). Il faut
dans tous les cas calmer les démangeaisons par des
adoucissants et des alcalins faibles (14, 15), et empêcher
les animaux de se gratter en les attachant convenablement et en couvrant la partie malade d'un bandage.

Il n'existe aucun moyen particulier propre à faire
repousser le poil, si ce n'est le traitement méthodique
des affections qui le font tomber.

Parasites végétaux.

Les affections dartreuses sont mal connues et difficiles à distinguer. Quelques-unes, sinon toutes, sont

dues à des végétaux parasites, parmi lesquels il en est qui vivent sur l'homme et sur les animaux, et peuvent se transmettre de l'un aux autres et réciproquement. Ces parasites se développent, soit dans les bulbes des poils, soit dans les tissus de la peau ; ils donnent lieu tantôt à des affections dartreuses, tantôt à la chute du poil, de la laine, sans altérer l'épiderme d'une manière appréciable à l'œil nu. Les souris, les rats, propagent les germes de quelques espèces en les communiquant aux chats et aux chiens. La chute des cheveux, chez les enfants, n'a le plus souvent pas d'autres causes. C'est un motif de plus de chercher à préserver nos animaux de ces parasites.

Préservatifs. — Grande propreté, pansage, lavages fréquents pour empêcher les spores de se fixer à la peau et pour entraîner la chute des poils qui s'arrachent naturellement ; bon régime pour rendre les animaux vigoureux, favoriser les fonctions cutanées, provoquer le renouvellement de l'épiderme ; désinfecter par l'aérage, par des lavages alcalins, par des badigeonnages au lait de chaux, les harnais, les habitations ; n'employer à la reproduction que des individus sains. Tenir les habitations proprement ; détruire la *vermine* qui peut s'y rencontrer.

Traitement. — Lavages avec des topiques pouvant détruire les parasites, avec des liquides sulfureux, arsenicaux, alcalins (396, 394, 355, voyez *Formulaire*) ; traiter par des pommades de même nature (374, 375) les parties dont le poil est tombé sans cause connue.

Dartres.

Symptômes. — Maladies variées, caractérisées par de la rougeur, de la démangeaison, des croûtes, par une exfoliation furfuracée de la peau, la chute et le redressement du poil. Quelques dartres attaquent toutes les parties du corps, d'autres ne se montrent qu'aux paupières, au fourreau, aux oreilles, aux lèvres.

Causes. — La malpropreté, un mauvais logement, la poussière, les poils arrachés, agglutinés par la poussière et la matière de la sécrétion cutanée, les aliments malsains, insuffisants, produisent les dartres ou en facilitent le développement. Généralement occasionnées par des champignons, elles sont propagées par la contagion.

Traitement. — Grande propreté, pansage régulier, lavages au savon suivis de lotions avec de l'eau de pluie ou de rivière et d'une promenade pour sécher les animaux ; application de solutions alcalines (15, voyez *Formulaire*), phéniquées (286) ou goudronnées (392), d'onctions alcalines (14), d'huile de cade (385, 386). Lorsque les démangeaisons sont vives, on les calme avec des solutions alcalines et des poudres adoucissantes (16). Ces moyens sont le plus souvent efficaces, mais on peut les seconder par l'emploi des boissons laxatives, alcalines (77, 102, 81), par un bon régime. Il est quelquefois nécessaire d'alterner les émollients (1, 289) avec les excitants (387).

Teigne.

Symptômes. — Croûtes épaisses, dures, crevassées,

à la tête, aux oreilles, qui rendent les mouvements de ces organes et des paupières difficiles. Elles laissent entre elles des lignes par où suinte une matière purulente et sont à certains moments soulevées par des pustules.

Causes. — Les chiens, les chats, les porcelets y sont exposés, ils peuvent la contracter en mangeant des rats et des souris qui en sont souvent affectés. La malpropreté, la misère, la jeunesse, la mauvaise nourriture y prédisposent. Elle est produite par des parasites végétaux.

Préservatifs. — La propreté, des lavages fréquents au savon suivis de lotions faites avec l'eau de rivière ou l'eau de pluie. Destruction des rats.

Traitement. — Laisser autant que possible les animaux vivre en liberté, les bien nourrir et les loger de manière à favoriser les fonctions de la peau. Lorsque la maladie est récente, faire des lotions alcalines (15, voyez *Formulaire*) et émollientes avec du lait tiède et des décoctions de mauve, de têtes de pavot ; lorsqu'elle résiste à ces soins, appliquer des topiques spécifiques (375, 378, 393).

Dartres rongeantes, lupus.

Symptômes. — Chute du poil ; peau rouge ; ulcérations pustuleuses, laissant suinter une matière particulière peu abondante ; extension du mal jusqu'aux tissus sous-cutanés ; grandes démangeaisons. Les animaux dévorent quelquefois les parties malades, s'ils peuvent les atteindre avec la bouche.

Causes. — La malpropreté, une nourriture avariée sont des causes prédisposantes ; le contact de substances irritantes, le frottement contre des corps durs, la pression sur le front des courroies qui assujettissent le joug sur la tête des bœufs, sont les causes déterminantes les plus ordinaires. Certains animaux sont particulièrement prédisposés à avoir des dartres sans qu'on puisse expliquer cette prédisposition.

Traitement. — Au début, lotions émollientes (1, 2, voyez *Formulaire*) ou poudres adoucissantes (16) pour calmer l'irritation ; si le mal persiste, pommades antipsoriques animées (373, 377), préparation mercurielle (376), alun calciné (142, 143). Si ces deux modes de traitement qu'on peut dès le début employer alternativement sont inefficaces, chercher à changer la nature du mal en cautérisant avec la pierre infernale (223) ou avec une poudre caustique (221, 222) ; donner à l'intérieur de l'eau ferrugineuse (226, 227), des électuaires toniques (228, 229, 230), et soumettre les malades à un bon régime.

Lorsqu'on emploie les caustiques, empêcher les animaux de lécher la plaie, en mettant une muselière ou en plaçant au cou un collier en chapelet qui s'oppose à la flexion de cette région.

Gale.

Dans un ouvrage traduit en français, en 1811, Walz avait démontré qu'un insecte constitue essentiellement la gale du mouton ; mais longtemps après on admettait encore que les insectes ne se trouvent qu'accidentellement sur les animaux galeux, qu'ils ne constituent pas l'essence de la maladie, et les praticiens persistaient à la considérer comme une affection humorale tenant à un état particulier de la constitution.

Depuis que l'usage du microscope s'est généralisé parmi les naturalistes, il a été prouvé que les affections psoriques sont dues à des animalcules ; que les altérations de la peau, qu'on remarque dans les gales chroniques, sont produites par l'action rongeante de ces parasites, par l'action irritante d'un liquide qu'ils émettent et par les frottements que provoquent les démangeaisons.

Ces découvertes ont permis d'expliquer pourquoi, pendant les temps chauds, la gale se communique facilement d'un animal à un autre et pourquoi les démangeaisons sont si vives. Sous l'action du froid, les insectes restent engourdis, pondent peu et la multiplication est nulle ou peu active ; tandis que, quand la température est élevée, ils sont vigoureux, les œufs éclosent en quelques jours et les générations se succèdent avec rapidité.

Les insectes qui produisent les maladies psoriques appartiennent à plusieurs espèces : les uns, les *sarcoptes*, incisent l'épiderme et tracent des sillons ; ils s'étendent loin du point où ils s'établissent d'abord et constituent une gale qui occupe de larges surfaces ; les autres, les *dermatodectes*, brisent l'épiderme, s'en recouvrent, et donnent lieu à une gale qui s'étend lentement ; ils vivent à la surface de la peau mêlés aux croûtes et aux débris de l'épiderme sous lesquels les femelles déposent leurs œufs. La gale, qui exerce de si grands ravages dans les troupeaux de bêtes à laine mal soignées, est produite par un dermatodecte.

Symptômes. — Petits boutons d'un aspect vésiculeux ;

écailles, croûtes d'un aspect furfuracé : ces croûtes et
ces écailles sont même les seules indications qu'on observe, à moins d'un examen minutieux et fait à propos.
Démangeaisons dans les parties malades. Le poil est
rebroussé, hérissé, sali par de la terre qu'y portent les
animaux en se grattant avec le pied.

Causes. — La contagion. Généralement la gale se
communique d'un animal à un autre de la même espèce,
de cheval à cheval, de mouton à mouton ; mais il y a
des insectes psoriques qui vivent sur plusieurs espèces,
et alors la maladie peut être transmise d'une espèce à
une autre, du cheval à l'homme par exemple. Et même
à mesure que la science fait des progrès, on reconnaît
que des gales qu'on croyait particulières à une seule
espèce, peuvent exister sur plusieurs, de sorte que celui
qui est en rapport avec des animaux galeux, doit prendre
des précautions comme s'il était démontré que toutes
les affections psoriques des espèces domestiques
peuvent être communiquées à plusieurs de ces espèces
et à l'homme.

Les liquides sécrétés par la peau des animaux galeux
et les croûtes qui s'en détachent, ne communiquent pas
la gale quand ils ne contiennent ni des insectes ni des
œufs. Les humeurs, les poils, les matières furfuracées
ne la transmettent que lorsqu'il s'y trouve un insecte
mâle et un insecte femelle, ou un insecte femelle fé-
condé, ou des œufs féconds.

La maladie se propage, ou reparaît sur des animaux
qui ont déjà été guéris, par les harnais, les crèches, les
stalles, la litière, l'étrille, par les hommes chargés du
pansage, etc. Les agents hygiéniques sont sans influence sur l'origine de la maladie, mais ils peuvent

contribuer à la propager, ou faciliter la guérison ; ainsi les mauvais aliments, les fourrages poudreux, la malpropreté de la peau, la misère et l'affaiblissement qui en est la conséquence, sont favorables à la multiplication des sarcoptes et des dermatodectes ; tandis que la propreté, une bonne nourriture, le vert, la bonne santé en arrêtent les ravages et même en ralentissent la multiplication et peuvent faire disparaître la maladie à son début.

Traitement. — Les succès comme les insuccès qu'on a dans le traitement de la gale, dépendent moins de la nature des médicaments que de la manière dont on les emploie. Les innombrables antipsoriques recommandés (§ XXXIII, voyez *Formulaire*) guérissent quand ils sont méthodiquement employés, et tous échouent quand on néglige les précautions nécessaires pour les rendre efficaces. Chaque praticien a son remède qu'il donne comme infaillible et qui l'est en effet entre ses mains parce qu'il sait en faire usage.

Dans le traitement de la gale, il faut partir de cette donnée, aujourd'hui incontestée, à savoir que la maladie n'a rien de constitutionnel, qu'elle est produite exclusivement par des insectes et qu'on ne la guérit qu'en détruisant ces parasites et en anéantissant leurs œufs d'une manière complète.

Dans ce but et pour préparer d'abord les animaux, on nettoie les écuries, les crèches et les harnais, les couvertures, les loges, les instruments de pansage ; on pratique le tondage général ou partiel selon les besoins ; on fait des frictions avec le bouchon ou avec des étoffes pour favoriser l'action des antipsoriques en détruisant les galeries et en mettant les insectes à découvert. Des bains, des lavages au savon sont fort utiles. On nettoie même les petits animaux précieux avec des jaunes d'œufs.

Si la gale est récente, le malade en bon état et bien nourri, il suffit, après cette préparation, d'appliquer le plus faible des antipsoriques, la pommade soufrée (372, voyez *Formulaire*), une décoction de tabac (389), une solution sulfureuse (396) ou goudronnée (392) pour obtenir une cure radicale.

Si la maladie est ancienne, la peau irritée, crevassée; s'il y a des croûtes, des gonflements, les insectes sont plus difficiles à atteindre. C'est le cas d'insister, avant l'application des agents spécifiques, sur les frictions et les lavages au savon. Il faut aussi employer des agents antipsoriques plus actifs.

Parmi les plus efficaces nous citerons la pommade mercurielle (376), l'huile de cade (385, 386), la créosote (393), la benzine (387), le goudron (379), l'essence de térébenthine (373), l'arsenic (375, 394).

Les médicaments liquides pénètrent plus facilement dans les crevasses de la peau et doivent être préférés quand celle-ci est épaisse et forme des plis profonds.

L'emploi des antipsoriques énergiques, de la benzine, du jus de tabac, de l'arsenic, nécessite des précautions. Si la maladie occupe de larges surfaces, il faut traiter successivement les diverses parties en laissant deux ou trois jours d'intervalle entre chaque application de médicament.

Les pyrogénés, le goudron, l'huile de cade, l'huile empyreumatique, etc., ont l'inconvénient de répandre une odeur désagréable, ce qui est cause que l'emploi en est limité malgré leur efficacité.

Après l'indication de ces nombreux antipsoriques

qu'on peut avoir intérêt à appliquer, tantôt l'un, tantôt l'autre, nous ajouterons que lorsque la maladie est ancienne et qu'elle a été traitée pendant longtemps, il faut alterner l'emploi des médicaments antipsoriques avec celui des lotions d'eau tiède et même de décoction de têtes de pavot ; faire prendre des bains d'eau de pluie ou de rivière tiède si les circonstances le permettent.

Les rechutes, les récidives de la gale proviennent de ce que les animaux regagnent la maladie en se couchant sur de la paille, en se frottant contre des crèches, contre des murailles, en travaillant avec des harnais où adhèrent des acares. Quelques insectes psorogènes quittent la peau pour aller sur la litière ; il faut donc pendant le traitement et après la guérison laver, lessiver, brûler tous les objets avec lesquels les animaux galeux ont été en rapport et qui peuvent contenir des insectes.

Les maladies cutanées qui résistent aux antipsoriques méthodiquement appliqués, sont des affections chroniques, des lésions organiques de la peau qu'on confond avec la gale ; elles peuvent en être une conséquence, une suite, mais elles réclament un traitement différent. Généralement il faut les combattre par le régime, donner des aliments de facile digestion, médiocrement nutritifs et faire usage des purgatifs. S'il y a une irritation à la peau, en atténuer les effets en employant les émollients, les toniques et les astringents en lotions.

Poux.

Ces insectes se multiplient dans quelques circonstances avec assez de rapidité pour constituer une véritable maladie : le *phthiriase*. On a pu croire qu'ils sortent du corps des animaux.

Causes. — La jeunesse, la vieillesse, quelques états maladifs y prédisposent. La malpropreté favorise le développement des insectes. Ils se répandent des juchoirs mal tenus, non-seulement sur les oiseaux du poulailler, mais encore sur les personnes qui le fréquentent et sur les animaux logés à côté. Ils ont souvent occasionné des affections cutanées sur des chevaux, des ânes, des chèvres.

La misère, le manque de nourriture, les aliments avariés, semblent aussi les engendrer. On les a vus se multiplier d'une manière inexplicable dans certaines saisons et sous l'influence de quelques fourrages sur les chevaux de régiments entiers. Dans les contrées où le bétail est maigrement hiverné, les veaux, les vaches mêmes en sont couverts à la sortie de l'hiver.

Effets. — Chaque espèce domestique a son pou et quelques espèces en ont plusieurs. Tous ces parasites produisent les mêmes effets. Ils font maigrir, épuisent, affaiblissent le sujet et irritent la peau.

Préservatifs. — Les poux se multiplient rarement sur les individus adultes, forts et vigoureux ; les veaux trop tôt sevrés et mal hivernés s'en débarrassent spontanément au printemps sous l'influence du pâturage ; ainsi, bien nourrir les animaux, les loger proprement, pratiquer des pansages réguliers, laver les crèches, les râteliers, les juchoirs, avec des lessives alcalines, avec du lait de chaux, donner de bons aliments, sont des préservatifs certains.

Traitement. — Continuer l'usage des préservatifs, nettoyer les harnais, les couvertures, les auges, couper le poil où adhèrent les lentes, tondre même les animaux, pratiquer le pansage hors des étables, sont des moyens simples qui suffisent généralement pour faire disparaître les parasites.

Si l'action des soins hygiéniques n'est pas assez prompte, détruire les poux et les lentes en faisant des onctions avec des huiles grasses ou de l'axonge, des lotions avec des décoctions d'hellébore, de varaire ou de staphisaigre (388, voyez *Formulaire*), ou de tabac (389, 390).

Tous les corps gras font mourir les insectes. La pommade mercurielle, même à des doses minimes, produit des effets certains ; enfin citons les pyrogénés, si communs et d'un emploi aussi sûr que facile (378, 379, 380, 381, 387, 392).

Mouches carnassières.

EFFETS.—Les germes qu'elles pondent dans les plaies se transforment en larves qui, en grossissant, distendent les plaies, les fistules ; elles occasionnent de la douleur, retardent la cicatrisation, transforment des plaies simples en plaies ulcéreuses et aggravent les maladies les plus bénignes, la cocotte par exemple.

REMÈDES. — Éloigner les mouches en couvrant les plaies ou en les entourant de substances irritantes, d'onguent égyptiac, étendu d'eau (118, voyez *Formulaire*), de suie de cheminée délayée dans le goudron ; détruire les larves en les touchant avec l'essence de térébenthine, avec l'huile empyreumatique, la créosote, ou la benzine.

Taons. Asiles. Moustiques.

Effets. — Sans se fixer pour longtemps sur nos animaux, ces insectes les rendent tristes, les font souffrir, maigrir. Les moustiques sont particulièrement nuisibles, piquent là où la peau est fine, aux paupières, au fourreau, à la vulve, et les piqûres, si elles sont nombreuses, peuvent entraîner des suites graves dans les pays chauds.

Préservatifs. — Couvrir les animaux de caparaçons, les laver avec des décoctions amères, de brou de noix, de feuilles de noyer, de racine de bryone ; s'ils ont des plaies, en enduire le pourtour avec de la suie délayée dans du vinaigre et mêlée à de la terre glaise.

Traitement. — Laver les piqûres récentes avec l'ammoniaque (215, voyez *Formulaire*) pure ou étendue d'eau, combattre ensuite l'inflammation et la douleur par des lotions émollientes, anodines (1, 2, 289), des cataplasmes de même nature (4, 6, 311) ; s'il y a réaction fébrile, administrer à l'intérieur des breuvages diffusibles (§ XXIII, voyez *Formulaire*).

SECTION IX.

MALADIES DES YEUX.

Ophthalmie.

C'est l'inflammation de l'œil. On l'appelle *interne* ou *externe*, selon qu'elle affecte exclusivement l'extérieur de l'organe ou qu'elle s'étend à l'intérieur.

CAUSES. — Courants d'air ; corps étrangers, grains de sable, graines de foin, introduits sous les paupières ; pressions de l'œil par le licol ; coups de corne, coups de fouet. Cette affection existe souvent avec l'inflammation des organes de la respiration et des organes digestifs.

SYMPTÔMES. — Rougeur de la conjonctive ; écoulement de larmes sur le chanfrein ; gonflement plus ou moins considérable des paupières. Dans l'ophthalmie interne, l'intérieur de l'œil est trouble.

TRAITEMENT. — Lorsque la maladie est légère, il suffit de lotionner deux ou trois fois l'organe malade avec de l'eau fraîche ; si elle est plus grave, avec une décoction astringente (147, 148, voyez *Formulaire*) ou résolutive (175, 176) ; si la maladie résiste, la traiter avec l'alun ou le sulfate de cuivre (112) ou même avec le nitrate d'argent (217). On combat la douleur, quand elle est intense avec une décoction de têtes de pavots (289), seule ou additionnée de quelques gouttes d'extrait de saturne. C'est avec les collyres solides (154) qu'on traite les ophthalmies chroniques avec épaississement de la conjonctive.

Dans les ophthalmies rebelles, on place un séton (49) à l'encolure et on administre des purgatifs en breuvages (51, 52) et en lavements. Quand elles sont intenses, on fait une saignée par l'amputation de quelques os coccigiens. Lorsque les ophthalmies sont des symptômes de maladies générales, d'une fièvre, d'une affection de poitrine, etc., on se borne à tenir les yeux proprement en les lavant avec de l'eau dégourdie en même temps qu'on traite la maladie principale.

Ophthalmie périodique.

Cette maladie, particulière au cheval, à l'âne et au mulet, est aussi appelée *fluxion périodique des yeux*.

Symptômes. — Elle se montre par des accès qui se renouvellent tous les deux, trois, quatre mois; plus souvent lorsqu'elle est ancienne qu'au début. La désorganisation d'un œil ou des deux yeux en est la terminaison ordinaire.

Chaque accès présente trois périodes. Pendant la première, la maladie ressemble à une forte ophthalmie ordinaire, l'organe est trouble, douloureux, la vue anéantie; pendant la deuxième, les humeurs redeviennent transparentes, mais il se forme dans la partie inférieure des chambres un dépôt opaque, facile à voir; enfin pendant la troisième, le dépôt disparaît, l'œil redevient trouble d'abord, et bientôt après il rentre dans l'état normal. Les périodes durent chacune trois, quatre ou cinq jours. Elles distinguent cette maladie de l'ophthalmie simple. On ne peut cependant affirmer l'existence de la fluxion périodique comme vice rédhibitoire qu'après avoir observé le renouvellement des accès, la périodicité.

Après le premier et même après le deuxième accès, les yeux sont comme dans leur état naturel; mais plus tard les paupières de l'œil malade restent gonflées et il paraît plus petit. Le cristallin ne tarde pas à devenir opaque en partie et ensuite en totalité. La maladie se termine par la suppuration de l'œil.

Dans l'intervalle des accès, le gonflement des paupières, l'état du cristallin, la forme de l'œil qui est petit, peuvent faire pressentir l'existence de la maladie.

CAUSES. — La fluxion périodique est héréditaire et propre à quelques pays. Elle attaque surtout les poulains. La dentition, dit-on, y prédispose, mais on ignore complétement quelles sont les influences qui la produisent.

PRÉSERVATIFS. — Ne pas employer à la reproduction des animaux fluxionnaires ; soumettre les poulains à un bon régime ; leur distribuer de petites rations d'avoine.

Dans quelques contrées, la plupart des poulains sont atteints de la fluxion périodique, dans d'autres il n'y en a jamais. Nous ignorons les causes de cette différence, mais nous savons que le préservatif le plus efficace, c'est l'émigration. Il faudrait conduire les poulains pour les élever là où la maladie est rare ou inconnue.

TRAITEMENT. — Séton à l'encolure ou sur les joues ; saignées à la queue par l'amputation des derniers coccigiens ; purgatifs en breuvages ou en lavements renouvelés tous les quatre, cinq ou six jours. Conduire les malades au premier accès dans une contrée où la maladie n'existe pas.

Sans émigration, tous les traitements essayés jusqu'à ce jour sont inefficaces.

Cataracte ou opacité du cristallin.

L'opacité du cristallin constitue la terminaison la plus ordinaire de la fluxion périodique. Elle se produit graduellement. Quand elle est complète, l'œil est blanc et la vue perdue.

Il faut distinguer cette cataracte, suite de la fluxion

périodique, de la cataracte primitive, qui vient sans être précédée d'une autre maladie et qui, en général, ne s'observe que sur de vieux animaux. La cataracte primitive est rare ; elle n'entraîne ni la suppuration de l'œil ni la chute du cristallin.

Dans l'homme, on rend la vue possible en *opérant la cataracte*, c'est-à-dire en extirpant ou en abaissant le cristallin devenu opaque. La même opération faite sur un cheval aveugle par suite de la fluxion périodique ne fait que hâter la terminaison de la maladie, la désorganisation de l'œil malade. Elle ne pourrait réussir que lorsque la cataracte est primitive.

Quand on achète un cheval, il ne faut pas ignorer que si la fluxion périodique est rédhibitoire, l'opacité du cristallin, complète ou partielle, ne l'est pas.

Ophthalmie vermineuse.

Symptômes. — Conjonctive rouge, yeux larmoyants, paupières tuméfiées. On aperçoit dans l'humeur aqueuse des vers filiformes longs de 2, 3 centimètres, qui se déplacent dans le liquide. Quand ils restent immobiles, ils peuvent être pris pour des taches de la cornée lucide. Après un certain temps, ces parasites finissent par désorganiser l'œil.

Causes. — On ignore la manière dont ces vers pénètrent dans le globe de l'œil, mais on croit qu'ils ont la même origine que ceux des bronches.

Préservatifs. — Isoler les animaux qui ont des vers dans les voies respiratoires et dans les yeux ; nourrir fortement les veaux et les poulains ; ne pas laisser boire l'eau des marais ni celle des mares.

TRAITEMENT. — Laver trois, quatre fois par jour l'œil malade avec la teinture d'aloès (136, voyez *Formulaire*) étendue de son poids d'eau ; diriger vers les yeux et dans les cavités nasales des vapeurs vermifuges (369, 370, 371).

Taies.

SYMPTÔMES. — Taches de la cornée lucide qui la rendent opaque. Elles arrêtent plus ou moins les rayons lumineux, et, selon leur étendue et leur position, elles affaiblissent la vue ou l'anéantissent. Si elles sont larges et placées au milieu de l'œil, de manière à cacher la pupille, elles produisent la cécité en empêchant la lumière d'arriver sur la rétine.

CAUSES. — Coups de fouet, blessures.

TRAITEMENT. — Cautériser les taies avec le nitrate d'argent (223, voyez *Formulaire*), ou les saupoudrer avec l'alun calciné ou le sublimé corrosif. Agir avec un grande prudence.

Onglet.

SYMPTÔMES. — Volume anormal de la membrane située à l'angle interne des yeux et appelée *corps clignotant* ou troisième paupière.

CAUSES. — La poussière, des corps irritants, des déchirures, peuvent provoquer cette hypertrophie.

PRÉSERVATIFS. TRAITEMENT. — Combattre par les moyens que nous avons conseillés contre l'ophthalmie les inflammations du corps clignotant. Si la tuméfaction résiste aux résolutifs (175, 176, voyez *Formulaire*), faire des lotions avec une solution, faible d'abord, de sulfate de cuivre (113, 114) ou de nitrate d'argent (217).

S'il y a induration, ulcération du cartilage clignotant, l'amputer ; le soulever avec une pièce d'argent ou une spatule en métal, le saisir avec un crochet et l'extirper avec le bistouri ou avec des ciseaux courbes sur plat ; faire ensuite des lotions avec une dissolution de sulfate de fer (129) ou d'alun (112).

Amaurose ou goutte sereine.

C'est la perte de la vue par suite de la paralysie de la rétine, des nerfs de l'œil.

SYMPTÔMES. — L'amaurose peut exister sans lésions apparentes des yeux ; on la reconnaît à ce que les paupières restent immobiles quand on agite la main ou un objet quelconque devant l'œil malade ; à ce que les pupilles, presque toujours fort dilatées, ne se resserrent pas en passant de l'obscurité à la lumière. Les animaux privés de la vue ne peuvent pas se conduire, marchent en relevant les pieds d'une manière particulière. Cela suffit pour faire reconnaître la cécité. Cette affection n'est pas rédhibitoire.

CAUSES. — L'amaurose peut être la suite d'une maladie du cerveau ou des nerfs optiques. Un coup de sang, une forte contusion sur la tête peuvent la produire. La pléthore y prédispose.

Une lumière trop vive, instantanée, surtout agissant sur des yeux habitués à l'obscurité, comme l'obscurité trop longtemps prolongée, en ont été plusieurs fois la cause.

Préservatifs. — Ménager les transitions de l'obscurité à une vive lumière ; traiter par des saignées, par des affusions d'eau froide sur le crâne, les fortes contusions de la tête.

Traitement. — Insuffler sur l'œil, à l'aide d'une paille ou d'un tuyau de plume, de la poudre d'alun calciné, du sulfate de cuivre ; diriger du gaz ammoniac sur la conjonctive ; faire des saignées à la queue, à l'encolure ; administrer des purgatifs en breuvages (60, voyez *Formulaire*), en lavements (72) ; appliquer un séton (49) à l'encolure ; faire des frictions irritantes (36 37, 40) à la peau.

SECTION X.

MALADIES DE L'ENCOLURE.

Thrombus.

Causes. — Tumeur qui se forme sur le trajet des veines à l'endroit où elles ont été piquées en pratiquant des saignées. On l'observe le plus souvent à l'encolure sur la veine jugulaire où l'on saigne ordinairement.

Le thrombus se produit, tantôt immédiatement, tantôt quelque temps après la saignée. La cause la plus ordinaire du thrombus immédiat, c'est le défaut de parallélisme entre l'ouverture faite à la peau par la flamme et celle de la veine. Quand, avant de pratiquer la saignée, on a déplacé la peau et qu'on la laisse revenir à sa

position normale après avoir fait la piqûre, l'ouverture
de la peau et celle de la veine ne se trouvent plus vis-
à-vis l'une de l'autre, et le sang qui sort du vaisseau, ne
pouvant pas s'écouler librement, s'accumule dans le
tissu cellulaire. Le thrombus peut provenir aussi de ce
qu'en plaçant l'épingle pour arrêter l'hémorrhagie on a
tiraillé la peau et fait par décollement un réservoir dans
lequel s'accumule le sang.

Le thrombus qui se montre quelque temps après la
saignée peut être produit par les frottements de la plaie
contre des corps durs et par la pression du collier qui,
retardant le cours du sang dans la jugulaire, le fait
couler hors de la veine par l'ouverture de la saignée.
Cet effet se produit surtout pendant les efforts que font
les animaux pour traîner de lourdes voitures.

PRÉSERVATIFS. — Donner le coup de lancette ou le coup
de flamme pour saigner sans avoir déplacé la peau ;
mettre l'épingle pour arrêter l'écoulement du sang sans
soulever les lèvres de la plaie ; prévenir les démangeaisons par des lotions à l'eau fraîche, à l'eau de
potasse faible (15, voyez *Formulaire*), afin que les animaux ne cherchent pas à gratter la piqûre de la saignée ;
les attacher de manière qu'ils ne puissent pas se frotter
contre les stalles ; ne les faire travailler au collier qu'a-
près la cicatrisation de la veine, ou du moins ne pas
exiger des animaux nouvellement saignés de grands
efforts pouvant ralentir le cours du sang et faire rouvrir la plaie incomplétement cicatrisée.

TRAITEMENT. — On préviendrait le développement de
beaucoup de thrombus en attachant les animaux nouvellement saignés de manière à les empêcher de se
frotter contre des corps durs. Ce moyen simple doit

encore être recommandé comme étant une condition sans laquelle aucun traitement curatif ne serait efficace.

Dans tous les cas, aussitôt qu'on remarque, après la saignée, un commencement de tumeur, appliquer des cataplasmes astringents (§ VIII, voyez *Formulaire*) ou des compresses, des bandages imbibés de liquides de même nature.

Ces tumeurs sont sans gravité si on peut en obtenir la résolution ; mais si elles suppurent, elles peuvent entraîner l'inflammation, l'induration de la veine, et même une fièvre de mauvaise nature et la mort du malade. L'oblitération de la veine jugulaire, qui est une des causes prédisposantes de l'apoplexie cérébrale, peut aussi être une conséquence du thrombus à l'encolure. On prévient ces funestes terminaisons en facilitant, au moyen d'incisions, l'écoulement du pus et l'écoulement du sang épanché dans les tissus. La cautérisation de la tumeur par le feu en pointes peut hâter la résolution.

Phlébite hémorrhagique.

Causes. — Ce qui rend le thrombus dangereux, difficile à guérir, ce n'est pas le phlegmon, quoiqu'il offre beaucoup de gravité en raison du sang extravasé qui s'y trouve, c'est la phlébite ou inflammation de la veine qui peut l'accompagner et la difficulté d'arrêter l'écoulement du sang. Ce liquide est plus fluide que dans l'état normal, contient moins de matière plastique et s'échappe de la veine sous l'influence des plus petits efforts faits par les malades. Ces hémorrhagies sont causes et effets ; elles augmentent l'état anémique ou hydroémique des malades. Telle est la cause de la gravité de la phlébite hémorrhagique.

Symptômes. — Difficulté très-grande d'arrêter l'écoulement du sang ; la plaie faite à la veine pour la saignée se rouvre aux moindres efforts et il en sort un liquide plus fluide, moins coagulable que le sang normal.

Préservatifs. — Quand on fait une saignée à un animal affecté d'une maladie grave, à un animal hydroémique, prendre les précautions nécessaires pour éviter le thrombus ; si on échoue, attacher le malade de manière qu'il ne puisse pas se frotter et chercher à le fortifier, rendre le sang plastique en donnant des aliments, grains écrasés, grains cuits, farine, qui nourrissent fortement et n'exigent pas un travail pénible des organes de la mastication.

Traitement. — D'abord arrêter l'hémorrhagie en appliquant sur la plaie les plus puissants hémostatiques (129, 130, 134, 135, voyez *Formulaire*), les plus énergiques résolutifs (30, 196, 197) en cautérisant même avec le fer chaud ; attacher les animaux de manière qu'ils ne puissent pas frotter le phlegmon contre les corps durs ; lier la veine si l'écoulement du sang continue ; enfin chercher à rétablir les forces des malades. Les animaux auraient besoin de manger beaucoup et cependant on n'ose pas les nourrir copieusement ; on craint que le mouvement des mâchoires ne fasse rouvrir la veine. Agir avec prudence, en donnant des analeptiques (§ XVIII, voyez *Formulaire*) et de bons aliments, choisir parmi les plus nutritifs ceux qui n'exigent pas de grands efforts de mastication.

Goitre.

Symptômes. — Tumeur indolente, ronde ou ovoïde, d'abord molle, devenant dure, dont le volume, quelquefois moindre que celui d'une noix, peut dépasser celui d'un œuf de poule. Le goître est rarement assez volumineux pour gêner la respiration. Il résulte du développement anormal du corps thyroïde et ne se forme, le plus souvent, que d'un seul côté. Il est situé sur une face de l'encolure, près du larynx.

CAUSES. — Le goître est héréditaire. Les jeunes animaux à constitution scrofuleuse y sont prédisposés. Les eaux de quelques montagnes le produisent, mais il se montre dans tous les pays, et le plus souvent sans qu'on puisse en connaître la cause. On l'observe sur des chiens encore à la mamelle.

PRÉSERVATIFS. — Ne pas faire reproduire les individus goîtreux. Sevrer tard les jeunes animaux, leur donner de bons aliments à l'époque du sevrage, leur faciliter les moyens de prendre de l'exercice à l'air libre.

TRAITEMENT. — Frictionner la peau qui recouvre le goître deux, trois fois par jour avec de la teinture d'iode ou de la pommade d'iodure de potassium (189, voyez *Formulaire*) et donner à l'intérieur de la teinture d'iode ou de l'iodure de potassium (185, 187).

Quand on emploie l'iode à l'extérieur, à l'état de teinture ou de pommade, il faut couvrir le médicament d'un bandage, afin que les animaux ne puissent pas se frotter avec les pieds : en léchant leurs pieds imprégnés d'iode, ils pourraient s'empoisonner. Il faut aussi empêcher la mère de lécher ses petits en traitement.

Les applications iodées doivent être longtemps continuées, avec des interruptions de un, deux jours par semaine.

CHAPITRE II.

MALADIES PROPRES AU CHEVAL, A L'ANE ET AU MULET.

SECTION PREMIÈRE.

MALADIES GÉNÉRALES.

Morve.

On a, pendant longtemps, considéré cette maladie comme sévissant exclusivement sur le cheval, l'âne et le mulet. Elle ne se développe, en effet, spontanément que sur ces animaux, mais elle peut se communiquer par contagion à d'autres espèces, et notamment à l'homme.

SYMPTÔMES. — C'est une affection générale, quoiqu'elle paraisse d'abord localisée dans les cavités nasales.

A l'autopsie, on trouve, outre des plaies et des foyers purulents dans les cavités de la tête, des lésions dans les ganglions lymphatiques de l'auge, de l'encolure, et des abcès plus ou moins volumineux, quelquefois gros à peine comme des grains de chènevis, dans les viscères, dans le poumon surtout.

Trois signes principaux font reconnaître la morve : un écoulement nasal qui ordinairement n'a lieu que d'un seul côté et souvent du côté gauche ; un engorgement circonscrit, dur, d'abord indolent, des ganglions situés dans l'auge, des deux côtés ou seulement du côté où se fait le jetage ; enfin des ulcères grisâtres appelés *chancres* qui se forment sur la membrane pituitaire ; presque toujours absence d'inflammation.

12.

Les chevaux morveux ont le poil terne et l'air fatigué, quoique, du reste, ils mangent bien et puissent travailler. Dans les chevaux entiers, la maladie s'annonce assez souvent par l'engorgement d'un testicule.

La présence des trois premiers symptômes est nécessaire pour qu'on puisse affirmer l'existence de la morve ; mais comme les chancres peuvent être situés loin des ouvertures extérieures du nez, être petits, peu apparents, il faut être très-prudent dans la conduite que l'on tient relativement aux chevaux qui jettent depuis quelque temps et dont les ganglions de l'auge sont durs, circonscrits, adhérents et douloureux, lors même qu'on n'aperçoit pas des ulcères sur la pituitaire ni à la vue ni au toucher : il y a quelquefois de petites phlyctènes, des ulcères à peine visibles, à l'entrée des cavités nasales.

Ce sont les ulcères ayant les caractères du chancre qui contribuent le plus à caractériser la morve parce qu'ils n'existent que dans cette maladie ; tandis que le jetage, la tuméfaction des ganglions, se remarquent dans les catarrhes du nez, dans des affections des sinus, dans les bronchites, dans la gourme, etc. ; et quoique dans ces maladies l'écoulement qui a lieu par les naseaux, l'engorgement de l'auge présentent des caractères particuliers, il n'est pas toujours facile de les distinguer de ceux qu'on observe dans la morve. Le diagnostic de cette dernière peut donc être difficile à établir. C'est un motif de plus pour les propriétaires d'être prudents, afin d'éviter la propagation de la maladie, sa communication à l'homme.

La morve *chronique* confirmée peut exister sans fièvre et durer des années. Quoiqu'il y ait *écoulement* par le nez, chancres, *engorgement des ganglions* de l'auge, la santé générale paraît à peine altérée ; cependant le poil est terne.

La morve *aiguë* présente, outre ces trois principaux symptômes, un état fébrile très-prononcé. Elle peut se développer d'emblée ou succéder à la morve chronique. On l'observe plus souvent sur l'âne et le mulet que sur le cheval et elle se distingue autant par la facilité avec laquelle elle se communique que par la gravité des symptômes. La marche en est rapide, et elle se termine ou par la mort ou par le passage à l'état chronique.

CAUSES. — Tout ce qui affaiblit la constitution prédispose à la morve, mais les causes qui la produisent le plus souvent sont l'excès de travail et l'insuffisance de la nourriture. Le travail qui détermine une grande accélération des phénomènes respiratoires, les allures rapides longtemps continuées en sont les causes les plus ordinaires. L'influence de la nourriture est unanimement reconnue. En augmentant la ration des chevaux, on a plusieurs fois fait disparaître la morve de quelques écuries où malgré tous les moyens de désinfection elle reparaissait à mesure qu'on y introduisait de nouveaux animaux. Ce qui la produit souvent, c'est la nourriture non appropriée aux besoins des individus qui la consomment ; on a rendu beaucoup d'attelages morveux en remplaçant le foin et la paille par du trèfle ou de la luzerne, et l'avoine par du seigle, des féveroles, des pommes de terre, des carottes, etc.

Les fourrages altérés, le foin vasé, l'avoine moisie y donnent quelquefois lieu, mais produisent plus souvent des entérites, des bronchites, des fièvres putrides, etc.

Les intempéries, les refroidissements, l'action des pluies, les écuries mal tenues, la négligence dans les soins du pansage, les douleurs vives, les suppurations abondantes longtemps continuées constituent un ordre de causes influentes aussi, mais qui étant le plus souvent passagères, ne déterminent en général la morve que sur des animaux prédisposés à la contracter par une des causes précitées. La métastase d'une maladie externe est quelquefois une cause de la morve, et d'autres fois elle fait passer la maladie de l'état chronique à l'état aigu.

À ces diverses causes, il faut ajouter la contagion, qu'on doit considérer comme positivement démontrée, quoique la contagion de la morve chronique ait été contestée par des auteurs recommandables, et quoique de nombreuses expériences sur des chevaux morveux, ou du moins qu'on croyait morveux, mis en contact avec des chevaux sains, semblent l'infirmer. La morve peut être transmise par le contact de toutes les parties des animaux malades avec les animaux sains, peut-être même par la simple cohabitation dans des lieux fermés. La contagion de la morve aiguë n'a jamais été contestée.

PRÉSERVATIFS. — Nourrir suffisamment les chevaux, ceux surtout qui sont soumis à des allures rapides, les nourrir avec du foin, de la paille et de l'avoine ou avec des aliments qui ressemblent à ces aliments types par la composition chimique, et que les animaux mangent sans aucune difficulté ; revenir à l'usage des aliments types si on l'a abandonné, aussitôt que les attelages suent plus facilement qu'à l'ordinaire, qu'ils sont mous, qu'ils ne répondent pas à la voix du conducteur.

Isoler avec soin les animaux morveux ou simplement douteux et assainir les objets qu'ils ont infectés ; agir comme s'il était prouvé que la morve se communique par l'intermédiaire de l'air ; des faits tendraient à démontrer que des personnes ont contracté la morve sans avoir été en contact immédiat avec des chevaux morveux : et la loi suppose que ces faits sont vrais, car des règlements de police sanitaire défendent de faire coucher les palefreniers dans un lieu fermé où sont logés des chevaux.

Il ne suffit pas de s'opposer à la propagation de la maladie, il faut l'empêcher de reparaître dans les équipages quand elle a cessé d'y régner. A cet effet, aussitôt qu'on sera débarrassé des chevaux morveux, désinfecter les écuries, les crèches, les râteliers, enlever le fumier, râcler les murs, les blanchir à la chaux, et au besoin brûler les harnais ; soigner les chevaux d'une manière particulière, en exiger moins de travail, mettre un collier de plus à chaque voiture, adoucir les routes ou raccourcir les relais, renoncer aux rations dites économiques s'il en était fait usage, aérer les écuries en ayant soin de ne pas établir des courants d'air sensibles ; préserver les animaux des intempéries : on a souvent attribué à la contagion des cas de morve qui se développaient successivement sur les divers chevaux de la même entreprise, ou du même escadron, tandis qu'ils étaient dus au influences hygiéniques auxquels les animaux étaient soumis.

TRAITEMENT. — On appelle *cheval douteux* celui qui jette par les naseaux et dont les ganglions sont engorgés, lorsque cet état a une certaine durée et qu'il existe sans fièvre. Est-ce un simple catarrhe nasal ? Est-ce le début de la morve ? Il peut être difficile de répondre à ces questions. Dans tous les cas, on entourera l'auge et la gorge d'une peau de mouton ou d'un bandage pouvant tenir les parties chaudement ; on placera des sétons au poitrail ou à l'encolure ; on fera des frictions sur les ganglions avec la pommade mercurielle (192, voyez *Formulaire*) ou avec la pommade d'iodure de mercure (190), avec l'onguent vésicatoire même ; mais il faut compter surtout pour rétablir la santé sur une bonne nourriture, au foin, à l'avoine, et sur les analeptiques (§ XVIII). Le logement des malades dans des écuries propres, assez chaudes et bien aérées ; l'usage de couvertures mises à propos pour prévenir les refroidissements ; le tondage et les précautions qui doivent le suivre ; un travail modéré ou mieux de simples promenades secondent avantageusement l'effet des médicaments appliqués sur les ganglions.

Nous ne conseillons pas de traiter la morve confirmée. Il n'est pas démontré que les fondants apéritifs (§ XV), quoique recommandés par les anciens praticiens les plus autorisés, aient produit une seule guérison. Nous recommandons même de prendre de grandes précautions dans le traitement des *chevaux douteux*. Et pour faire sentir la nécessité de ces précautions, il suffira de rappeler ici une observation publiée par Mannechez, vétérinaire d'Arras, dans le *Moniteur agricole*. Madame veuve Boulet possédait quatre chevaux que ce praticien avait conseillé d'abattre comme morveux. Au lieu de suivre ce conseil, la propriétaire, s'en rapportant à un empirique qui ne croyait pas à l'existence de la morve, conserva les animaux. Deux ans après ils travaillaient encore, mais les fils de la maison avaient contracté la morve en les soignant, en les conduisant, et expiraient à quinze jours d'intervalle l'un de l'autre, après six semaines des plus horribles souffrances.

Farcin.

Le farcin existe quelquefois avec la morve, soit qu'il se développe le premier, soit qu'il se montre sur des chevaux déjà morveux. Les deux maladies sont même

considérées comme deux formes de la même affection.
En inoculant le farcin, on a plusieurs fois fait naître
la morve.

Causes. — Les deux maladies se développent sous
l'influence des mêmes circonstances, mais le farcin est
cependant plus souvent produit par l'humidité, et sa
contagion n'a jamais été contestée.

Symptômes. — Le farcin se montre ordinairement
sous la forme de boutons disposés en lignes, en cordes
noueuses, dans les régions vasculaires, et dans le sens
des vaisseaux lymphatiques. Plus ou moins douloureux,
ces boutons produisent dans leur intérieur du pus, et se
transforment en ulcères irréguliers, peu profonds, d'un
aspect particulier; ils se cicatrisent difficilement.

Il n'est pas rare de voir le farcin débuter par une
grosse tumeur, par l'engorgement d'un membre, par le
gonflement d'un testicule.

Assez souvent, l'éruption est précédée d'un état maladif, caractérisé par la tristesse, l'aspect terne du poil,
l'amaigrissement et la lenteur des mouvements.

Le farcin est rare sur les bêtes bovines, et en général
sans gravité. Je l'ai vu une fois sur un bœuf, manifesté
par quatre boutons en ligne sur les parties latérales de
la poitrine en arrière du coude; ouverts, ces boutons
ont laissé couler une matière gluante, blanchâtre, cailli-
botée.

Préservatifs. — Aussitôt que le farcin se montre
dans un équipage, isolez les malades, nettoyez les écuries, désinfectez les harnais, afin de soustraire les animaux sains à la contagion; en même temps, entourez
les malades des soins recommandés pour prévenir le
développement de la morve, page 213, et pour guérir les
chevaux douteux.

On a souvent attribué à la contagion le farcin qui se montre successivement sur les divers chevaux du même relai ; tandis qu'il était produit par les mêmes causes : excès de travail, mauvais régime. Tout en évitant la communication des animaux sains avec les malades par l'isolement de ces derniers, ne pas négliger l'emploi des désinfectants et des préservatifs hygiéniques.

TRAITEMENT. — Dès le début de l'éruption, chercher à obtenir la résolution des tumeurs en les frictionnant avec un mélange fondant (196, 197, 198, voyez *Formulaire*). Si les boutons sont formés, les ouvrir avec le bistouri ; faire couler le pus et cautériser l'intérieur avec le fer chauffé au rouge blanc. Traiter de la même manière la surface des ulcères formés par l'ouverture spontanée des boutons. Le fer chaud peut être remplacé par un caustique puissant (§ XVI), par la potasse, le beurre d'antimoine, le chlorure de zinc. Il faut ajouter peu de confiance aux fondants à l'intérieur (§ XV) préconisés contre cette maladie. S'il est nécessaire de renouveler le pansement, saupoudrer les ulcères avec l'alun calciné (142), le sublimé corrosif (145, 146).

Quoique constituant une maladie très-grave, le farcin guérit assez facilement quand il est traité au début ; mais les récidives sont fréquentes, si le régime des animaux n'est pas amélioré.

Si les ulcères sont nombreux, s'il y en a à la tête, sur la membrane pituitaire ; si le malade est vieux, épuisé, il faut le sacrifier. Agir ainsi toutes les fois qu'il y a des symptômes de la morve.

Mélanoses.

Tumeurs noires qui se montrent le plus souvent à côté de l'anus, ce qui fait confondre la mélanose par les cochers avec les hémorrhoïdes.

Causes. — Les mélanoses se développent sur tous les animaux, mais le plus souvent sur les chevaux à poil blanc, gris, parvenus à un âge avancé. On ignore ce qui les produit. Elles sont héréditaires comme la couleur de la robe.

Symptômes. — Tumeurs d'abord peu volumineuses et fermes, qui peuvent prendre un grand développement, se ramollir, et laisser couler au dehors une matière noirâtre. Au début, qui a lieu presque toujours au pourtour de l'anus, elles ne produisent aucun effet nuisible, mais quand elles sont grosses, elles gênent la sortie des excréments. Les tumeurs qui sont à l'intérieur du corps, peuvent nuire à l'exercice des fonctions des nerfs, des vaisseaux qu'elles compriment, et produire des boiteries, des paralysies locales.

Dans les boucheries de cheval, on refuse ou on paye moins cher les vieux chevaux blancs, lors même qu'ils n'ont pas de mélanoses visibles, parce que l'expérience a appris qu'ils en ont souvent à l'intérieur, et qu'elles diminuent la quantité de viande pouvant être livrée à la consommation.

Préservatifs. — Exclure de la reproduction, non-seulement les étalons et les juments qui ont des mélanoses apparentes ; mais autant que possible tous les individus à robe grise ou blanche. Cette robe, qui a par elle-même des inconvénients, n'offre aucun avantage, et n'est recherchée que comme caractère de certaines races estimées, de la race percheronne par exemple; elle est loin d'en être un caractère certain : on trouve dans les races de couleur foncée des individus à poil clair, et dans les races blanches, des sujets à poil noir ou bai. Il faut toujours employer ces derniers à la reproduction quand on en a de bons pour les formes et les qualités.

Traitement. — Ne pas toucher aux tumeurs mélaniques qui ne nuisent pas à l'exercice des fonctions naturelles, mais extirper celles qui, par leur volume ou leur position, gênent les animaux. Après l'opération, tenir les plaies proprement par des lavages, et faire des applications astringentes, résolutives, vulnéraires (§ VIII, X) pour faciliter la cicatrisation. On ne peut opposer aucun traitement aux mélanoses internes ; on n'en reconnaît la présence qu'après l'ouverture des cadavres.

Variole du cheval, horsepox.

Symptômes. — Affection éruptive, pustuleuse, sans état fébrile bien sensible, qui se montre sur toutes les parties du corps, et notamment aux lèvres, aux ailes du nez et à la partie inférieure des membres, où les boutons plus ou moins confluents l'avaient fait confondre avec les eaux aux jambes.

Causes. — Elle se montre le plus souvent pendant les chaleurs, et se transmet de cheval à cheval, et du cheval à l'homme et à la vache. Souvent épizootique.

Préservatifs. — Isoler les malades pour prévenir la

propagation de la maladie ; ne pas toucher les plaies, si l'on a des écorchures aux mains ; les panser avec précaution.

TRAITEMENT. — Préserver le malade du froid, de la pluie, des brouillards humides.

La matière fournie par les boutons peut servir à vacciner ; mais avant de l'employer, il faut être sûr que le malade n'est pas affecté d'une de ces terribles maladies, la morve ou le farcin, auxquelles les solipèdes sont exposés.

SECTION II.

MALADIES DU SYSTÈME NERVEUX.

Vertige.

SYMPTÔMES. — Il s'annonce par la pesanteur de la tête, la diminution ou l'exaltation de la sensibilité, la teinte jaune de l'œil. Quand la maladie est déclarée, les chevaux ont de la tendance à se porter en avant, buttent contre la crèche, tournent, décrivent un cercle, si la manière dont ils sont attachés le permet.

CAUSES. — Le vertige est distingué en *idiopathique* ou *essentiel*, et en *symptomatique* ou *abdominal*. Le premier est produit par des refroidissements, des coups d'air, des arrêts de transpiration, des coups de soleil sur la tête, des chutes sur le crâne ; le second par des plaies douloureuses, par des affections abdominales. On l'appelle *indigestion vertigineuse* quand il est l'effet de la plénitude de l'estomac : les fourrages nouveaux, le son, l'avoine, le seigle, etc., donnés en fortes rations ; les boissons prises en abondance quand l'estomac est rempli d'aliments secs, un travail pénible immédiatement après un fort repas, y donnent lieu. Il est quelquefois épizootique pendant les fortes chaleurs, après la récolte de la luzerne, du trèfle, là où on nourrit principalement les chevaux avec ces fourrages.

PRÉSERVATIFS. — On prévient le vertige essentiel en entourant les animaux des précautions que nous avons recommandées contre la courbature, page 21, et le vertige abdominal, en rationnant convenablement les chevaux, en modérant le travail, en ne donnant les fourrages nouveaux que mêlés à du foin vieux ou à de la paille, de manière qu'ils ne dominent pas dans les rations ; en n'exigeant pas des animaux des allures rapides et de grands efforts immédiatement après les repas ; en faisant faire les travaux le matin et le soir plutôt qu'au fort de la chaleur. Le cultivateur est prévenu de la nécessité de ces précautions par l'apparition de la maladie dans les fermes voisines ou dans la commune.

TRAITEMENT. — Aussitôt qu'on remarque sur des animaux malades de la tendance à s'appuyer contre la mangeoire, à relever extraordinairement la tête, à pousser contre le mur ; quand le front est chaud, l'œil fixe, faire des applications réfrigérantes sur la tête (133, voyez *Formulaire*), frictionner fortement la peau avec le bouchon, et même avec des liquides irritants (36, 37, 38) ; appliquer les sinapismes (44), les sétons (49) ; donner des boissons diurétiques et laxatives (77, 78, 79) ; fouiller le malade pour vider le rectum, et administrer des lavements (69, 73) dès le commencement de la maladie.

Toujours très-grave, le vertige est souvent mortel quand il n'est pas traité au début. Les personnes chargées de soigner les chevaux, doivent faire usage des premiers de ces moyens, en attendant l'arrivée du vétérinaire. De son côté, ce dernier pratiquera des saignées au thorax, aux avant-bras, aux cuisses ou au bout de la queue en amputant l'extrémité de cet appendice.

Si l'on a lieu de soupçonner l'existence du vertige abdominal, si le malade vient de faire un fort repas de son et d'avoine, s'il a la tête lourde, basse, administrer des infusions de camomille, d'absinthe, avec ou sans éther sulfurique (261, 262, 264, 265), des boissons émétisées (78), des lavements purgatifs (69, 72).

Lorsque les malades manifestent de vives souffrances, qu'ils ont de fortes coliques, prévenir une fluxion intestinale en pratiquant des saignées, en donnant des calmants (290, 291, 292, 303, 305) qu'on injecte dans la bouche au moyen d'une seringue, ou qu'on donne en lavements. Renouveler souvent ces administrations.

Immobilité.

Symptômes. — Diminution de la sensibilité ; fixité du regard ; difficulté pour les animaux de reculer et de remettre dans leur position naturelle les membres antérieurs quand on les leur a croisés, en mettant, par exemple, le pied gauche sur la face antérieure du pied droit ; lenteur des mouvements des mâchoires pendant la mastication : la bouchée de foin reste entre les dents du cheval comme la pipe entre les lèvres du fumeur ; le malade « fume la pipe » dit-on ; quoique peu sensible il est irritable et peut, s'il est contrarié, se défendre, se cabrer, tomber à la renverse, écraser son cavalier. L'immobilité est une affection chronique qui rend les animaux d'un service désagréable et dangereux. Elle constitue un vice rédhibitoire.

Causes. — Les refroidissements, les frayeurs, les irritations des voies digestives, la présence des vers dans les intestins, des lésions des centres nerveux. L'immobilité est quelquefois une des terminaisons du vertige. Les chevaux ardents, faibles, irritables y sont prédisposés.

Préservatifs. — Traiter soigneusement les maladies douloureuses, les affections du système nerveux ; ménager les chevaux irritables qui sont pleins de feu en commençant le travail, mais dont les forces sont bientôt épuisées ; soigner particulièrement les irritations des voies digestives, les constipations chroniques, les affections vermineuses.

Traitement. —Au début, soulager les malades en donnant une nourriture de bonne qualité, du bon foin, de la paille, peu d'avoine, des farineux, un peu de vert mêlé au fourrage sec ; en administrant des lavements de temps en temps quand il y a constipation. Ne pas contrarier les malades et ne les faire travailler qu'avec modération et prudence. Les livrer à la boucherie quand la maladie a fait des progrès, que les symptômes sont fortement prononcés, les mouvements sans liberté.

Tic.

Habitude d'exécuter des mouvements, d'accomplir des actes anormaux.

Symptômes. — On dit qu'un cheval a un tic quand il a l'habitude de manger de la terre, de mordre et de ronger le limon de la voiture, ou la mangeoire, en raidissant son encolure ; quand il se balance de droite à gauche et de gauche à droite, ainsi que fait l'ours communément. L'habitude de mordre la crèche ou la stalle constitue un vice rédhibitoire si les dents incisives ne sont pas usées en biseau par le frottement ; l'usure en biseau rend le tic apparent et non rédhibitoire.

CAUSES.—États particuliers du système nerveux. Imitation : un cheval contracte le tic en en voyant un autre tiquer. Avoir soin donc de ne pas laisser les jeunes chevaux à côté des chevaux tiqueurs.

TRAITEMENT. — C'est en vain qu'on surveille les animaux, qu'on les bat quand ils tiquent pour leur en faire perdre l'habitude. Aussitôt qu'ils sont libres, non surveillés, ils recommencent leurs actions insolites. En plaçant à l'encolure un collier en chapelet, en serrant fortement la sous-gorge du licol, on les empêche momentanément de tiquer, de mordre la mangeoire, mais on ne les guérit pas.

Éparvin sec.

C'est la flexion convulsive d'un membre postérieur. A chaque pas, le cheval soulève brusquement ce membre ; on dit qu'il harpe, qu'il trousse.

En général l'éparvin est très-sensible au moment où le cheval sort de l'écurie, commence à marcher ; mais il diminue graduellement pendant l'exercice. Cette affection, d'ailleurs incurable, n'empêche pas les animaux qui en sont atteints de rendre des services.

SECTION III.

MALADIES DES ORGANES DE LA DIGESTION.

Indigestions.

Causes. — Les aliments secs, la luzerne, le foin nouveau, le son, l'avoine pris en grandes quantités, produisent les *indigestions avec surcharge d'aliments ;* les plantes vertes, le trèfle, la luzerne, l'orge, le blé, administrés dans la force de la végétation donnent lieu à des *indigestions gazeuses.* Les travaux pénibles immédiatement après les forts repas favorisent le développement des unes et des autres.

Symptômes. — Tristesse, lenteur des mouvements, refus de nourriture. La tête est basse, pesante ; les quatre membres sont rapprochés du centre de gravité. Le bras, introduit dans le rectum, sent le poids de l'estomac. Les malades font des efforts comme pour vomir ; s'ils se couchent c'est avec précaution au lieu de se laisser tomber comme des masses inertes ainsi que cela a lieu dans les coliques intestinales ; une fois couchés ils restent étendus, tranquilles, ou relèvent doucement la tête. Dans l'indigestion gazeuse le ventre est fortement ballonné.

Les signes commémoratifs sont très-utiles pour faire connaître la nature du mal. Le malade a-t-il pris des aliments secs en grande quantité et a-t-il bu immédiatement après ? on a à craindre une surcharge d'aliments. A-t-il pris avec précipitation des plantes vertes aqueuses, vigoureuses ? c'est une météorisation. A-t-il bu de l'eau à la glace ou très-fraîche? a-t-il mangé de l'herbe couverte de gelée blanche? ce sont des coliques.

PRÉSERVATIFS. — Faire manger les animaux quelque temps avant de les atteler, donner le son humide, faire boire avec modération après l'administration d'une nourriture sèche, ou mieux, faire boire souvent et avant la fin des repas ; rationner les animaux goulus qui mangent avec précipitation ; distribuer par petites rations les plantes vertes, orge, trèfle, etc. ; n'en donner que de petites quantités quand le temps est sec ; ne pas les laisser s'échauffer en tas avant de les mettre dans le râtelier.

TRAITEMENT.—Fouiller les malades pour vider le rectum, donner des breuvages stomachiques, des infusions (257, 259, voyez *Formulaire*), des lavements purgatifs irritants (69, 72). Les malades sont hors de danger quand ils ont commencé à rendre des excréments. Insister sur les carminatils (261) et les boissons alcalines (264, 265) dans les indigestions gazeuses. La ponction de l'intestin faite au flanc droit, soulage immédiatement les malades. Elle doit être pratiquée quand le ventre est fortement ballonné, que le flanc est aussi élevé ou plus élevé que les lombes. Faire l'opération avec un trois-quart dont la grosseur ne dépasse pas celle d'une plume à écrire : on peut le laisser fixé dans le flanc pendant quelques jours.

Lorsque les douleurs sont vives, administrer des calmants (290, 303, 304) en breuvages et en lavements ; si la tête est basse, si le malade a de la tendance à la pousser en avant, il faut craindre le vertige et chercher à le prévenir en insistant sur les purgatifs (§ V) en breuvages, en boissons et en lavements; la saignée peut être utile.

13.

Coliques rouges, congestions intestinales.

SYMPTÔMES. — Cette maladie est considérée comme une entérite suraiguë : douleurs violentes ; abdomen tendu. Les malades regardent le flanc, exécutent des mouvements désordonnés, se couchent précipitamment, se jettent sur le sol, se roulent, se relèvent brusquement ; sueurs partielles, oreilles froides.

CAUSES. — La pléthore, les aliments abondants et substantiels, la disposition à manger beaucoup et vite, le repos, même de quelques jours seulement après un travail pénible si les animaux sont fortement nourris, prédisposent aux coliques rouges ou même les produisent. Mais les boissons à la glace, l'herbe couverte de gelée blanche, les aliments durs, mal triturés, les fourrages nouveaux, s'ils constituent toute la nourriture, de très-fortes rations d'avoine, de féveroles, de vesces, de lentillons, de blé ou de seigle en sont les causes les plus ordinaires.

PRÉSERVATIFS. — Rationner méthodiquement et proportionner la nourriture aux déperditions que font les animaux ; ne pas constituer les rations exclusivement avec des aliments fortement substantiels, ne pas faire boire de l'eau trop froide ; prévenir les refroidissements subits de la peau ; faire usage de bonnes couvertures.

TRAITEMENT. — Vider le rectum et donner des lavements émollients (1, 2, voyez *Formulaire*), laxatifs (75, 76), des lavements calmants (303, 304) et des breuvages de même nature (289, 292, 290, 291) ; faire des saignées, les répéter même au besoin à l'encolure, à la queue, en amputant l'extrémité de cette partie ; distraire les ma-

lades, les déplacer, les promener, leur offrir de l'eau
blanche ; faire des frictions sèches sur le tronc et des
frictions à l'essence de térébenthine (36) sur les membres ; appliquer les moutardes (44) aux fesses, aux avant-
bras. Si les souffrances sont vives, renouveler sous toutes
les formes et souvent l'administration des narcotiques
en les associant à l'éther, au chloroforme, au camphre
(291, 292, 294, 299, 303).

Coliques stercorales.

SYMPTÔMES. — Douleurs abdominales, coliques qui reparaissent de temps en temps et sont de plus en plus
fortes. Constipation, accumulation de matières dures,
ou présence de calculs dans les intestins. En introduisant
le bras dans le rectum on sent des corps lourds, volumineux dans les viscères abdominaux.

CAUSES. — Les animaux goulus, gros mangeurs, à
ventre volumineux, y sont prédisposés. Les aliments
secs, le son, les grains mal nettoyés, contenant du gravier, de petites pierres, les occasionnent.

PRÉSERVATIFS. — Nourrir avec des aliments de bonne
qualité, donner de l'avoine bien propre et le son en petites quantités et délayé dans l'eau ; quand les chevaux
d'un établissement sont disposés à ces maladies, à cause
de la nature des eaux et des aliments qu'on fait consommer, mêler des substances herbacées, pulpeuses, aux
aliments secs ; faire en sorte de tenir le ventre libre.

TRAITEMENT. — D'abord calmer les douleurs par des
breuvages et des lavements narcotiques (289, 290, 303,
voyez *Formulaire*), par des cataplasmes émollients (5, 6)

et des cataplasmes narcotiques (311) sur les reins ; par des vapeurs dirigées sous le ventre (9) ; chercher ensuite à débarrasser les intestins des calculs, des pelottes stercorales par des breuvages purgatifs (58, 64) et des lavements de même nature ou même irritants (69, 72).

Diarrhée des poulains.

Causes. — Contact de la terre humide sur les jeunes animaux fatigués dans les pâturages ; lait qui a longtemps séjourné dans les mamelles ; lait d'une jument échauffée par le travail ou qui est en chaleur : ces causes n'agissent que sur les poulains prédisposés à contracter la maladie. Le lait des femelles nourries avec des aliments échauffants, irritants, est plus malfaisant que le lait échauffé.

Préservatifs, traitement. — Nourrir la mère sans excès mais suffisamment ; diminuer son travail ou augmenter sa ration lorsqu'on ne croit pas que la nourriture soit suffisante ; si elle est échauffée par le travail, la laisser reposer avant de livrer ses mamelles au nourrisson ; faire téter ce dernier régulièrement, tous les jours aux mêmes heures ; le tenir à une douce température, dans un lieu sec, bien aéré ; le pourvoir de couvertures ; lui administrer de petits breuvages antidiarrhéiques (159, 160, 161, voyez *Formulaire*), des lavements de même nature (170, 171) donnés en petites quantités, proportionnellement à la taille des animaux.

Larves d'œstres.

Les larves de deux espèces d'œstres vivent dans les organes digestifs du cheval. L'une habite l'estomac et l'autre l'intestin rectum.

Symptômes. — La première appartient à *l'œstre du cheval*, insecte qui pond ses œufs en été sur le poitrail et la face antérieure des membres et les fixe aux poils au moyen d'un liquide visqueux. Les petites larves qui en proviennent irritent la peau, et le cheval, en se grattant avec la bouche les introduit dans cette cavité et les avale ensuite. Arrivées dans l'estomac, elles se fixent dans l'intérieur de ce viscère principalement près de l'ouverture pylorique. Elles y sont quelquefois très-nombreuses : cinq, six cents, et même plus. Le plus souvent elles n'altèrent pas sensiblement la santé ; cependant elles peuvent produire des irritations et même occasionner des accidents mortels, perforer les membranes de l'estomac. La seconde appartient à *l'œstre hémorrhoïdal*. Cet insecte dépose ses œufs sur les lèvres des chevaux. Les larves arrivent dans le rectum et s'y fixent au moyen de forts crochets qui leur permettent de résister au courant des matières fécales. Il s'en trouve quelquefois dans l'estomac avec celles de l'œstre du cheval.

Les larves des œstres entraînent rarement un dérangement sensible dans les phénomènes digestifs ; aussi on n'est assuré de leur existence dans les viscères que lorsqu'il s'en trouve dans les excréments.

Préservatifs. — Tondre les chevaux à la fin du printemps, à l'époque de la ponte des insectes, ou détruire les œufs qui adhèrent au poil, soit en coupant ce poil, soit en le brûlant avec la lampe à alcool des tondeurs.

Traitement. — Administrer en breuvages et en lavements les vermifuges les plus énergiques (355, 356, 363, 368, 390, voyez *Formulaire*) et donner ensuite, quelques heures après, des purgatifs (74, 72) pour produire l'expulsion des parasites engourdis.

SECTION IV.

MALADIES DES ORGANES DE LA RESPIRATION.

Pousse.

CARACTÈRES. — Irrégularité des mouvements respiratoires reconnaissable pendant l'inspiration : le flanc, au lieu de s'élever sans discontinuer pendant la pénétration de l'air dans la poitrine, s'arrête un instant ou même rentre légèrement pour reprendre son mouvement d'élévation. On appelle *soubresaut, coup de fouet* cette secousse, ce recul qu'éprouve le flanc.

On constate la pousse en se plaçant à côté de l'animal qu'on examine, un peu en arrière de l'abdomen, et en suivant, de la vue, les mouvements du cercle cartilagineux des côtes. On peut la reconnaître aussi au balancement de l'anus, qui rentre pendant l'inspiration et devient plus saillant pendant l'expiration.

La pousse est comprise parmi les vices rédhibitoires. Pour en constater l'existence, dans les cas de contestation judiciaire, on examine les chevaux d'abord dans l'écurie et en les sortant de l'écurie, avant de les faire marcher ; ensuite, quand ils ont été exercés un peu vigoureusement ; en troisième lieu, pendant qu'ils mangent l'avoine.

L'irrégularité de la respiration est un des symptômes de toutes les maladies graves et principalement de celles des organes de la circulation et de la respiration ; mais on est convenu de ne la considérer comme constituant la pousse et comme pouvant entraîner la rédhibition, que lorsqu'elle existe sans maladie aiguë pouvant altérer les phénomènes respiratoires ; lorsqu'il n'y a pas de fièvre et que la toux provoquée, en pressant la gorge du cheval soumis à l'examen, est sèche et sans rappel, sans ébrouement.

CAUSES. — La pousse qui existe sans indices d'une affection aiguë est le symptôme d'une lésion du poumon, de l'emphysème, ou d'une affection du cœur ou du foie, etc.

Elle est héréditaire, mais elle peut être produite par des travaux pénibles, par de longues attelées au trot ou au galop, par l'usage du foin vieux, poudreux, par de fortes rations d'avoine. Tous les vieux chevaux qui ont beaucoup travaillé et ont été fortement nourris, qui ont fait des efforts pendant qu'ils avaient les organes digestifs distendus, sont poussifs. On remarque même quelquefois la pousse sur les jeunes chevaux surabondamment nourris au foin et à l'avoine.

PRÉSERVATIFS. — Réformer les étalons et les juments poulinières qui ont le mouvement du flanc altéré ; nourrir les poulains convenablement, afin de ne pas être obligé de les surcharger de nourriture pour les préparer à la vente ; ne faire entrer le foin que pour une faible proportion dans la composition des rations ; ne distribuer des fourrages poudreux si on est obligé d'en faire consommer, qu'après les avoir hachés avec un instrument qui les nettoie, qui les vanne ; ne jamais exiger de trop grands efforts des animaux et surtout quand les organes digestifs sont pleins ; ne pas faire les relais trop longs ; traiter méthodiquement les affections du cœur et des organes respiratoires.

TRAITEMENT. — Comme les lésions qui la produisent, la pousse est incurable. L'acide arsénieux est de tous les médicaments, le plus propre à la combattre ; on l'administre en poudre et à l'état de dissolution (344, 345, voyez *Formulaire*). Par son emploi on soulage les malades et on les rend susceptibles d'être utilisés ; on obtient le même résultat en ne les soumettant qu'à un travail modéré, en leur faisant éviter les grands efforts et en les mettant à un régime doux, peu nutritif ; en remplaçant une partie du foin par de la paille ou par des fourrages coupés avec le hache-paille tarare, ou par du vert ; en diminuant la ration d'avoine et en donnant des barbotages à la farine.

Cornage.

CARACTÈRES. — Comme la toux, page 110, et la pousse, page 230, le cornage est plutôt le signe d'une maladie qu'une maladie. Il consiste en un bruit fort varié que font entendre les animaux en respirant ; l'intensité du bruit augmente avec la vitesse des phénomèmes respiratoires.

Le cornage est rédhibitoire, mais seulement quand il existe sans maladie aiguë qui puisse en être la cause. Pour en constater l'existence dans les cas de contestation, il faut d'abord s'assurer si les harnais, le licol, la bride, le collier ne gênent pas les animaux ; ensuite voir s'il n'existe pas de maladie aiguë, et enfin soumettre les animaux à des exercices violents pour provoquer la manifestation du bruit anormal.

CAUSES. — Le cornage peut être occasionné par tous les obstacles qui s'opposent au passage libre de l'air dans les voies pectorales, par des polypes, par le rétrécissement des cavités nasales, par l'épaississement de la

membrane muqueuse du larynx, par la déformation de
la trachée-artère, etc. Les lésions, la pression des nerfs
du larynx par une tumeur ou par un corps étranger, peuvent y donner lieu en paralysant les muscles dilatateurs
de la glotte. Les maladies des organes respiratoires en
sont des causes indirectes ; elles le produisent quelquefois
en altérant les tissus. Un collier mal ajusté, une sous-
gorge trop serrée, peuvent provoquer un cornage pas-
sager.

Préservatifs. — Éloigner de la reproduction les individus affectés du cornage et ceux qui ont les cavités nasales étroites, mal conformées ; traiter méthodiquement
les affections des organes de la respiration, des cavités
nasales, du larynx, pour en obtenir la résolution complète ; éviter les opérations chirurgicales susceptibles de
déformer les voies aériennes ; employer des harnais bien
ajustés.

Traitement. — Le cornage disparaît avec les affections, l'angine, le coryza, les polypes, dont il est un des
symptômes. S'il est dû à l'épaississement d'une membrane muqueuse, à la déformation d'un cartilage de la
trachée-artère ou du larynx, il est généralement incurable.

Gourme.

Causes. — Les jeunes chevaux y sont prédisposés.
Les voyages à la poussière, aux fortes chaleurs, au
mauvais temps, les refroidissements la produisent.
Quand il y a un poulain malade dans une ferme, les
autres chevaux le deviennent le plus souvent. La maladie
attaque même les animaux âgés qui en ont déjà été affectés.

Symptômes. — Tristesse, diminution de l'appétit, toux, rougeur des membranes muqueuses ; jetage par les naseaux d'une matière d'abord fluide, ensuite opaque, granuleuse ; tuméfaction douloureuse des ganglions de l'auge qui est comble ; quelquefois abcès dans cette région et à la gorge ; état fébrile très-prononcé quand la maladie est grave ; complications très-diverses qui peuvent être dangereuses, difficiles à guérir.

Préservatifs. — Tenir à l'écart pendant quelques jours les jeunes animaux qu'on achète, qui sont importés dans le pays ; isoler les malades, ne pas les laisser communiquer avec les individus sains ; soigner les chevaux qui voyagent en choisissant pour la marche les heures du jour les plus convenables, selon les saisons et en évitant les mauvais chemins ; entourer de bonnes couvertures, d'oreillères les animaux tranportés en chemin de fer, ceux qu'on expose à l'air libre le matin avant le jour et quand il y a des brouillards, quand règnent des pluies froides.

Traitement. — Placer les malades dans des lieux chauds et bien aérés ; les préserver des courants d'air et des mauvais temps ; les pourvoir de bonnes couvertures, d'un camail, d'oreillères ; entourer la gorge d'une peau d'agneau ; donner des boissons chaudes, sudorifiques, légèrement nitrées et laxatives (77, 79, voyez *Formulaire*); faire à la tête des fumigations avec l'eau de mauves (9) ; administrer des électuaires composés de farine ou de poudre de réglisse et de miel (8) ; si la maladie est grave, faire une saignée, placer un séton au poitrail et même les moutardes aux avant-bras et aux fesses. Au début, appliquer sous la gorge une couche d'onguent populéum ou d'onguent basilicum. S'il se

forme des abcès dans l'auge ou à la gorge, les ouvrir
avec le bistouri ou mieux avec une pointe de fer chauffée
au rouge blanc ; nourrir avec de l'herbe, des racines
cuites, des barbotages.

Contre la gourme chronique, applications résolutives
d'huile camphrée (177), d'onguent vésicatoire (30) sous
la gorge ; électuaires toniques (228, 230, 231), analeptiques (§ XVIII). Traiter les complications qui se montrent selon les indications.

Mal de tête de contagion ou coryza gangréneux.

Les dénominations de cette maladie en font pressentir
la gravité.

SYMPTÔMES. — Jetage par les naseaux, gonflement
considérable des ailes du nez, des lèvres, et bientôt de
toute la partie inférieure de la tête ; respiration très-difficile, graves désordres dans l'exercice de toutes les
fonctions ; état œdémateux presque général du tissu
cellulaire sous-cutané ; phlyctènes, plaques gangréneuses
dans les cavités nasales. On la confond quelquefois avec
la morve aiguë.

CAUSES. — Quelle est la nature de cette maladie aujourd'hui considérée comme une simple hydropisie, une
anasarque ? Elle est produite par une grande dispropor-
tion entre la nourriture et le travail, par des refroidissements subits, par la suppression brusque de la transpiration cutanée. Tout ce qui porte subitement une
grande perturbation dans l'exercice des fonctions, peut
y donner lieu sur des individus prédisposés, dont la
constitution est altérée. Parvenue à son dernier degré,

la maladie est gangréneuse et contagieuse, ce qui a contribué à la faire confondre avec la morve aiguë.

Préservatifs. — Maintenir les équipages en bon état et éviter ce qui occasionne la suppression de la transpiration cutanée et de graves perturbations dans l'économie animale ; nourrir toujours convenablement et ne pas exiger des travaux excessifs. Si les animaux ont été exposés à des causes pouvant suspendre la transpiration cutanée, chercher par des couvertures, des frictions avec des liquides irritants (36, 37, voyez *Formulaire*), par des fumigations (255, 256) et des breuvages stimulants (250, 257) à maintenir l'exercice de cette fonction. Isoler les individus affectés de la maladie.

Traitement. — Dès le début, agir avec promptitude et énergie ; administrer des breuvages stimulants, cordiaux, diffusibles (274, 257, 267, voyez *Formulaire*) ; des boissons diurétiques et purgatives (77, 79) ; faire des frictions sèches sur les côtes et le dos, des frictions avec des liquides irritants (36, 37, 39, 181) sur les parties malades, tuméfiées, œdémateuses ; y faire des mouchetures pour provoquer l'écoulement de la sérosité. Des pointes de feu pénétrantes peuvent produire le même résultat.

Si par suite de l'engorgement des ailes du nez la respiration est difficile, placer dans l'intérieur des naseaux pour les tenir ouverts, pour faciliter le passage de l'air, des tubes formés de feuilles de plomb ou de fer blanc roulées ; faire dans les cavités nasales des injections astringentes (105, 104, 112), antiputrides (286); soutenir les malades par de bons aliments quand ils peuvent en prendre ; par des analeptiques (§ XVIII, voyez *Formulaire*) en breuvages, en électuaires, en lavements.

SECTION V.

MALADIES DES ORGANES GÉNITO-URINAIRES.

Pissement de sang des poulains et des muletons.

CAUSES. — Les jeunes animaux semblent porter le germe de cette maladie en naissant ; il y en a qui en sont affectés avant d'avoir pris la mamelle. Elle est fréquente dans quelques pays et presque inconnue dans d'autres. Elle est produite par le sol, les plantes, les eaux. Les vétérinaires du Poitou, où on l'observe souvent, l'attribuent généralement au régime peu régulier auquel les juments sont soumises.

SYMPTÔMES. — La maladie se déclare quelquefois subitement : des poulains gais, vigoureux, deviennent tristes tout à coup et s'affaissent en peu de temps. Les membranes muqueuses prennent une teinte jaune plus ou moins foncée et les urines se colorent. Elles passent, et quelquefois en peu de temps, de la couleur naturelle au brun et même au brun foncé. La gravité du mal est en général en rapport avec la coloration des urines. Quand les urines des malades sont légèrement brunes et ont de temps en temps la teinte normale, c'est un bon signe.

PRÉSERVATIFS. — Donner à la mère pendant la gestation une nourriture suffisante, sans être excessive, mais variée, composée de bon foin, de paille, de grains et de graines riches en phosphates ; si elle est nourrie au pâturage, lui administrer tous les jours un quart ou une demi-ration également formée de bons aliments ; la

tenir proprement par un pansage régulièrement pratitiqué ; après la mise bas, la nourrir médiocrement et
lui administrer des boissons laxatives nitrées (77, 79,
voyez *Formulaire*) et même un breuvage purgatif (51) ;
faire téter au poulain le premier lait de la mère, mais
ne pas lui en laisser prendre à discrétion les premiers
jours : en traire une partie ; lui faire boire soir et matin
un quart de litre de jus de pruneau, faible ou coupé avec
de la tisane d'orge. Là où la maladie est rare, on se
borne à ce dernier moyen, on ne donne aucun soin particulier aux mères.

TRAITEMENT. — Si malgré ces précautions la maladie
se déclare, administrer aux jeunes malades des purgatifs
doux (53, 54, 65 voyez *Formulaire*), un le matin et un
le soir ; agir aussitôt qu'on remarque dans les urines
une teinte plus foncée que dans l'état normal, donner
de petits lavements purgatifs (71). Si la maladie persiste,
continuer ce traitement et administrer à la mère des purgatifs en breuvages ou en lavements (52, 76).

Maladie du coït.

CAUSES. — On ignore les causes et l'origine de cette
maladie, mais on sait qu'elle se propage par contagion :
elle se transmet par le rapprochement des sexes.

SYMPTÔMES. — Rougeur de la membrane du vagin et
gonflement des lèvres de la vulve ; tuméfaction du pénis ; ulcérations, plaies sur les organes génitaux dans
l'un et l'autre sexe ; tristesse, amaigrissement, grande
faiblesse. Il y a quelquefois des améliorations dans les
symptômes mais rarement guérison radicale. La ma-

ladie après une très-longue durée, entraîne la mort par consomption.

PRÉSERVATIFS. — Châtrer les mâles qui en sont affectés et condamner les femelles à la stérilité. On a vu des sujets communiquer la maladie après deux ans de guérison apparente.

TRAITEMENT. — Loger les malades dans des écuries bien aérées, les panser tous les jours, donner une très-bonne nourriture, administrer des analeptiques (§ XVIII, voyez *Formulaire*), mêler des poudres amères, des ferrugineux au son et à l'avoine, en incorporer dans l'extrait de genièvre (228, 230) ; promenades.

SECTION VI.

MALADIES DE LA RÉGION CERVICALE ET DE LA RÉGION DORSO-LOMBAIRE.

Taupe, mal de nuque.

CAUSES. — Coups que se donnent les chevaux en relevant brusquement la tête contre les mangeoires, contre les portes ; pressions exercées par la têtière ou par d'autres harnais durs, mal ajustés ; frottements violents contre des corps durs, provoqués par des démangeaisons.

SYMPTÔMES. — Phlegmon à la nuque qui s'étend plus ou moins sur le bord supérieur de l'encolure et sur les parties latérales de la gorge. Si le mal est léger, un peu de tuméfaction et de douleur que manifeste le cheval quand on le bride ; s'il est grave, la position de la tête est gênée, les mouvements n'en sont pas libres. La suppuration peut s'établir, et si le pus s'infiltre entre les muscles et les ligaments, s'il pénètre dans le canal rachidien, il entraîne de graves désordres, des décollements, la paralysie, la mort du malade.

PRÉSERVATIFS. — Bien disposer les crèches et les portes des écuries ; employer des harnais souples, bien ajustés ; traiter les maladies psoriques, employer des lotions adoucissantes (15, voyez *Formulaire*) pour prévenir les démangeaisons ; attacher convenablement les animaux pour empêcher les frottements de la tête contre des corps durs.

TRAITEMENT. — Après avoir fait cesser la cause du mal, laver la partie malade avec une solution de carbonate de potasse (15) pour prévenir ou diminuer le prurit ; appliquer des cataplasmes astringents, résolutifs (120, 121) ; faire des frictions avec l'eau sédative (181), avec l'onguent vésicatoire, (30) ou avec une pommade résolutive (§ XIV, voyez *Formulaire*) plus ou moins énergique selon l'état de la maladie. Si malgré ce traitement la suppuration s'établit, faciliter l'écoulement du pus, en faisant à l'abcès des incisions dans les endroits les plus bas, en maintenant les ouvertures béantes au moyen de mèches passées à travers l'abcès ; faire des injections avec la teinture d'iode (184), l'eau alcoolisée (182), ou avec une liqueur détersive (112, 114, 115), afin de hâter la cicatrisation.

Mal de garrot, mal d'encolure.

CAUSES. — Pression du collier ou de la sellette ; frottements contre des corps durs.

Symptômes. — Douleur ressentie par les animaux quand on place les harnais et quand on pratique le pansage ; engorgement, dépilation, excoriations. Si la suppuration s'établit, il se produit des abcès avec tendance à devenir fistuleux. La carie des apophyses des vertèbres, des ligaments, n'est pas très-rare dans ces maladies.

Préservatifs. — Couper le poil et les crins afin que des tresses de crins ne se forment pas sous le collier ; employer des harnais bien confectionnés et bien ajustés, les fixer convenablement à la place qu'ils doivent occuper ; traiter activement la gale quand elle existe, pour prévenir les démangeaisons et les frottements qui peuvent en être la conséquence. Si on fait travailler des animaux dont le garrot est douloureux, remplacer le collier par la bricole ; retenir la selle ou la sellette en arrière, au moyen de la croupière ou de la fessière.

Traitement. — Les mouvements retardent la guérison et peuvent aggraver le mal : cesser donc de faire travailler les chevaux si le mal est grave ; éloigner les causes d'excitation et calmer le prurit avec des topiques anti-prurigineux (§ II voyez *Formulaire*). Provoquer la résolution par des applications d'onguent vésicatoire (30), par des frictions avec l'eau sédative (181), par des cataplasmes astringents (120, 121) ; quand la suppuration s'établit, se hâter de provoquer l'écoulement du pus au dehors par des ouvertures convenables et panser la plaie avec des liqueurs vulnéraires (§ X), et même avec des poudres dessiccatives (140, 142, 144), si la plaie est superficielle et si on ne craint pas des fistules. Quand la plaie est profonde, agir de manière à produire d'abord la cicatrisation en dedans.

14

Le mal du garrot est très-grave lorsque le pus pénètre entre les côtes et l'os de l'épaule ; il faut alors pratiquer la trépanation de cet os. Quand il y a carie des apophyses épineuses ou des cartilages, la partie altérée doit être extirpée et la cicatrisation provoquée par des injections avec des dissolutions d'alun, du sulfate de cuivre (112, 114, 415).

Mal du dos, mal des lombes.

Causes. — Pression de la selle, de la sellette, du porte-manteau. Les contusions des lombes sont plus rares depuis qu'on ne voyage plus en selle.

Symptômes. — Douleur en général vive. Les animaux se défendent quand on les panse et quand on place le harnais. Les tissus de ces régions sont résistants, se dilatent difficilement et la tuméfaction est rarement considérable.

Préservatifs. Traitement. — Porter remède au mal aussitôt qu'on le reconnaît : cesser de faire travailler les animaux, si on ne peut pas disposer les harnais de manière à protéger la plaie. Cette précaution peut suffire si le mal est tout récent, la contusion peu grave ; mais il est toujours prudent de faire des applications résolutives avec l'infusion de fleur de sureau (175, voyez *Formulaire*), ou avec une dissolution de sel marin (180), avec l'eau sédative (181), l'eau-de-vie camphrée (178), la pommade mercurielle (192). Les cataplasmes astringents (§ VIII) sont aussi indiqués.

Si on ne peut pas prévenir la formation du pus, se hâter d'en provoquer l'écoulement ou de l'absorber

avec de la charpie ou des étoupes hachées. A cet effet,
aussitôt qu'on croit la suppuration établie, faire à la tumeur des incisions dans lesquelles on place des plumasseaux. Ne pas négliger ces précautions, car en raison
de la direction horizontale de la région lombaire, il est
difficile de faire couler le pus hors des tissus dans lesquels il se produit. Hâter la cicatrisation de la plaie en
faisant des injections vulnéraires (§ X), ou en saupoudrant avec des poudres de même nature si la plaie est
superficielle.

Mal d'épaule.

CAUSES. — Le bord antérieur de l'épaule est prédisposé aux engorgements en raison des tissus lâches qui le
constituent. Le collier y détermine quelquefois des tumeurs énormes ; cela arrive surtout quand il est trop
grand et quand le coussin est malpropre et dur.

SYMPTÔMES. — La tumeur siége le plus souvent vers
l'articulation du bras et de l'épaule : elle devient en peu
de temps volumineuse et douloureuse.

PRÉSERVATIFS. — Tondre assez souvent les animaux,
prendre les précautions nécessaires pour prévenir la
formation de masses de poils agglutinés ; employer des
colliers d'une grandeur convenable. Ce harnais remplit
cette condition quand il s'applique bien sur le bord antérieur de l'épaule, quand au moment où l'animal commence
à tirer, la peau se replie légèrement en arrière, derrière le
collier ; si elle s'avance , si l'épaule semble entrer dans
le collier, ce dernier est trop grand. C'est alors que les
engorgements se produisent. Il ne suffit pas qu'un collier soit bien ajusté, il faut encore que les deux attelles

se fixent solidement l'une à l'autre de manière à représenter un cercle fermé.

Traitement. — Aussitôt que le conducteur s'aperçoit qu'un cheval se défend au moment où l'étrille passe sur l'épaule, ou quand on lui met le collier, il doit rechercher quelle est la partie douloureuse. Il peut découvrir ainsi le mal avant que l'engorgement soit considérable. Il suffit alors de ne pas faire travailler l'animal, de remplacer le collier par la bricole, ou de faire au coussin une excavation afin qu'il ne presse pas pendant le travail sur la partie sensible.

Si la tumeur est formée, en provoquer la résolution en faisant des frictions avec l'eau-de-vie camphrée (178, voyez *Formulaire*), avec le sel marin ou l'eau sédative (181). Au besoin faire une application d'onguent vésicatoire (30) ou d'une pommade résolutive (192, 193).

S'il y a plaie, la panser avec des étoupes hachées, de la charpie, ou la saupoudrer avec une poudre dessiccative (140, 141, 142).

Le repos favorise la cicatrisation, tandis que les mouvements du membre la retardent.

Cor, durillon.

Causes. — Compression légère mais continue exercée par les harnais ou par d'autres corps durs. En se couchant sur le sternum, quelques animaux y déterminent la formation d'un durillon à la peau qui recouvre cet os.

Symptômes. — Sous la poitrine, le cor est sans gravité, mais sur les côtes, à l'encolure, il est souvent très-douloureux et peut entraîner la suppuration et des fistules si on continue l'emploi du harnais qui a produit le mal.

Préservatifs. — La sensibilité que manifestent les animaux au moment du pansage, décèle la formation des cors; pour en arrêter le développement, tout en utilisant les animaux, on fait à la partie des harnais qui correspond à la blessure, une excavation dont on rembourre les bords; il est mieux de se servir d'un harnais qui ne porte pas sur la partie malade.

Traitement. — Lorsque la partie comprimée est douloureuse sans être dure, la traiter par les calmants (289, 306, voyez *Formulaire*), les résolutifs (175, 176) afin de ramener la peau à son état normal et d'en prévenir l'induration. Si le cor est formé, il faut le traiter par des applications émollientes (1, 2, 5, 6) et par des topiques calmants (306, 307); chercher à le détacher, à calmer la douleur et à prévenir la suppuration. Un cor négligé peut amener la carie des os. C'est ce qu'il faut prévenir en employant à temps les résolutifs et au besoin en extirpant le durillon. On traite ensuite la plaie superficielle qui en résulte par les vulnéraires (§ X) et de préférence par les vulnéraires en poudre.

Lombago, douleur des lombes.

Causes. — Refroidissements, plaies, coups, chutes, glissades, efforts pour traîner, pour se cabrer.

Symptômes. — Progression difficile. La croupe vacille pendant la marche comme si elle n'était pas solidement fixée aux lombes. Épine dorso-lombaire douloureuse à la pression.

Préservatifs. — Modérer le travail; prendre les précautions nécessaires quand on emploie les étalons à la monte pour éviter les efforts inutiles ; faire une épaisse litière pour préserver le corps de l'animal échauffé par le travail, du contact du fumier et des murailles froides ; garnir de planches ou de paillassons les murs des étables, fermer les fenêtres à propos pour prévenir les courants d'air.

TRAITEMENT. — Aux premiers signes du mal, cesser le travail et le service des étalons ; envelopper le corps de couvertures de laine et faire sous le ventre des fumigations résineuses (256, voyez *Formulaire*), placer sur les lombes un petit sac contenant un corps, — son, avoine concassée, sciure de bois, — chauffé et pouvant conserver longtemps la chaleur. Si la douleur est vive, faire sur les lombes des onctions anodines (306, 307), donner des lavements de même nature (302, 303); si les mouvements restent difficiles malgré l'emploi des calmants, appliquer les résolutifs, l'eau-de-vie camphrée (178), l'eau sédative (181), l'essence de tébérenthine (36), la teinture de cantharides (39); lorsque ces moyens sont inefficaces, couvrir la région lombaire d'une charge (205 à 208) ou d'une couche d'onguent vésicatoire (30), ou faire des frictions avec un feu anglais (200 à 204) : la cautérisation par le fer chaud constitue le topique le plus énergique.

SECTION VII.

MALADIES DES MEMBRES ET DES PIEDS.

Éponge.

SYMPTÔMES. — Tumeur en arrière du coude qui augmente graduellement. Elle est douloureuse au début mais généralement sans gravité. Cependant, si elle est négligée elle peut entraîner la suppuration et la carie de l'os du coude.

CAUSES. — Cette tumeur est produite par la partie du fer appelée éponge sur les chevaux qui se couchent en vache, c'est-à-dire en ayant le genou fléchi et le pied rapproché de la poitrine.

PRÉSERVATIFS. — On prévient la formation de l'éponge et l'on en arrête le développement au début en appliquant aux pieds de devant des fers à branche interne très-courte et sans crampon, ou en entourant la partie inférieure des membres, pendant la nuit, de tresses de paille assez volumineuses pour empêcher le contact du fer avec le coude.

TRAITEMENT. — Si l'éponge est douloureuse, récente, faire des onctions calmantes (306 à 310, voyez *Formulaire*) et la couvrir avec de la terre glaise ou de la suie de cheminée délayée dans du vinaigre (120, 121). On obtient ainsi la résolution. Si elle est ancienne, frictionner avec l'onguent vésicatoire (30) ou avec une pommade résolutive (188 à 198). Lorsqu'il y a formation de pus, pratiquer la ponction et traiter l'abcès par les irritants afin de faire fondre la tumeur, de la faire disparaître par suppuration.

Capelet.

SYMPTÔMES. — Tumeur à la pointe du jarret, quelquefois chute du poil, excoriation, douleur.

CAUSES. — Contusions contre des corps durs que se donnent le plus souvent les chevaux en ruant contre les voitures quand ils sont attelés, contre les stalles à l'écurie.

PRÉSERVATIFS. — Traiter avec douceur les chevaux irritables disposés à lancer des ruades ; éloigner les uns des autres ceux qui sont hargneux, portés à se battre, même quand ils sont séparés par des barrières ; construire les stalles de manière qu'elles ne présentent pas des rebords saillants.

TRAITEMENT. — Le capelet récent disparaît sous l'influence du repos, quand la cause n'agit plus, ou sous l'influence de frictions fondantes résolutives avec l'eau-de-vie camphrée (178, voyez *Formulaire*), l'eau sédative (181), ou le liniment ammoniacal (37) ; s'il est ancien, le frotter avec une pommade résolutive (30, 194, 195) ; s'il y a accumulation de liquide dans l'intérieur, opérer la ponction et faire des injections résolutives (181, 184).

Rétraction des tendons, cheval bouleté, cheval brassicourt.

SYMPTÔMES. — Le raccourcissement des muscles, des tendons et des aponévroses situés en avant du radius entraîne la saillie du genou et produit le défaut d'aplomb qui fait appeler le cheval *brassicourt*, et le raccourcissement des muscles et des tendons fléchisseurs du pied situés en arrière du canon, pousse le boulet en avant et rend le cheval *bouleté*. Les organes rétractés sont parfois tuméfiés, douloureux, font boiter les animaux et, si le mal siége à un membre antérieur, les rendent faibles du devant. La marche est incertaine, peu assurée.

Causes. — La faiblesse, la jeunesse, une mauvaise constitution, un défaut d'aplomb originel, un vice de conformation acquis, sont des causes prédisposantes ; un travail trop pénible, parce qu'il est trop fort ou trop longtemps continué, les longs relais, les attelées d'une journée entière sur des routes caillouteuses, sur les rues pavées ; une plaie, un accident à un membre qui fait boiter, qui entraîne de grands efforts du membre sain, qui rend l'appui incertain, sont des causes occasionnelles ; une mauvaise ferrure, un amincissement trop considérable des talons avec le boutoir ou le rogne-pied, des fers trop lourds, une ferrure trop ancienne et la longueur anormale du pied qui en est la conséquence, en un mot tout ce qui fausse les aplombs peut, en occasionnant des tiraillements anormaux, irriter les muscles, les tendons et les aponévroses, entraîner le raccourcissement de ces organes et la déviation du membre. L'affection est plus fréquente au boulet qu'au genou.

Préservatifs. — Cette affection déprécie un grand nombre de chevaux et la cause en remonte souvent aux premiers travaux des poulains ; pour la prévenir on aura donc soin de ne pas faire travailler les chevaux trop jeunes, de les dresser par des exercices proportionnés à leur force ; de les modérer quand ils sont attelés avec des bêtes plus âgées et moins ardentes ; de les atteler aux charrues et aux voitures au côté le plus long d'un palonnier à bras inégaux ; de cesser le travail quand on comprend que les membres se fatiguent, sauf à le reprendre dans la journée ; de faire faire six heures de travail en deux attelées au lieu de cinq heures sans discontinuer ; de renouveler assez souvent la ferrure, lors même que les clous ne sont pas usés ; de recommander au maréchal de se baser, pour parer les pieds sur la conformation des membres afin de conserver les aplombs et de les rétablir s'ils sont viciés ; de ne lever des crampons que lorsqu'ils sont nécessaires.

Traitement. — Lorsqu'on s'apercevra que les chevaux souffrent des membres, s'appuient inégalement sur les quatre pieds, qu'ils en portent un en avant, qu'ils montrent, comme disent les cochers, *le chemin de saint Jacques*, on alternera le labourage ou le travail au tombereau avec les services au trot; on les laissera même reposer un jour sur trois ou sur quatre quand ils font de rudes travaux. Quelques jours de repos sur une bonne litière donnés à un animal qui souffre sont aussi avantageux pour le propriétaire que bienfaisants pour le malade.

Ces précautions qui peuvent prévenir le raccourcissement des tendons, suffisent souvent au début pour arrêter les progrès du mal. Des bains dans une eau courante contribuent à produire ce bon résultat. Mais il faut en outre, quand les tendons sont douloureux, engorgés, donner des bains de pied calmants (316, voyez *Formulaire*) et quand le mal est ancien, des bains résolutifs avec de l'eau salée ou avec une dissolution d'alun (112) ; faire des frictions fondantes avec l'eau-de-vie camphrée (178), avec l'eau sédative (181).

Si ces moyens sont inefficaces, employer en frictions des liquides plus irritants, l'essence de térébenthine (36) la teinture de cantharides (39).

Les topiques appelés feu anglais (de 200 à 204) sont utiles en frictions contre les indurations des tendons : chacun peut formuler de ces liquides selon les circonstances où il se trouve ; quoique moins énergiques que la cautérisation avec le fer chaud, ils sont souvent préférables, surtout sur les chevaux fins. S'ils sont bien appliqués, ils ne laissent pas de traces de leur emploi.

La section des tendons fléchisseurs du pied sur le cheval bouleté, celle de l'aponévrose du muscle coraco-cubital sur le cheval brassicourt, pour remédier au raccourcissement de ces organes, sont des opérations graves dont les suites ne sont pas toujours favorables. On a vu cependant des chevaux gagner des prix sur l'hippodrome après avoir subi la section des tendons : ces opérations sont indiquées quand le mal est plutôt accidentel que la suite d'une mauvaise conformation.

Dans les affections qui nous occupent, aucun traitement n'est efficace à moins qu'on ne laisse reposer les malades jusqu'après le complet rétablissement des organes souffrants.

Efforts.

A la suite de grandes fatigues, de travaux trop prolongés, ou d'une mauvaise position du pied, il arrive que les articulations des membres deviennent douloureuses, avec ou sans engorgement apparent. Les animaux marchent difficilement. Ces affections toutes locales peuvent se produire lentement, sans qu'aucun signe autre que la boiterie en indique l'existence. Il est souvent très-difficile d'en reconnaître le siége. On les désigne par des noms qui indiquent la région qui est malade ou que l'on croit malade.

EFFORTS DE LA HANCHE. — Ce nom désigne une maladie de l'articulation de la cuisse avec le bassin, il est impropre, mais admis.

ÉCART. — Cette affection siége à la partie supérieure du membre antérieur. On la considère comme un tiraillement, une déchirure de quelques-unes des fibres qui fixent l'épaule à la poitrine, tiraillement produit par un écartement anormal du membre. Elle peut consister aussi en un effort de l'articulation du bras avec l'épaule.

EFFORTS DU BOULET, EFFORTS DU JARRET. — Les ligaments des articulations inférieures des membres, peuvent également être lésés. Il est plus facile quand cela arrive, d'établir le diagnostic ; on explore directement la partie malade, et la douleur produite par la pression, l'engorgement, font reconnaître le siége du mal.

CAUSES. — Des glissades, des chutes, des coups de pied, des coups de brancart de voiture, des percussions contre les stalles, contre les portes et les huisseries, contre les clôtures des herbages, sont ordinairement les causes des lésions que nous examinons ; et pour mieux spécifier, nous dirons que les grands efforts pour le tirage des voitures, l'action de se cabrer, produisent le plus souvent les efforts de la hanche, que les glissades entraînent les écarts. Le travail pénible trop longtemps continué, agit sur toutes les articulations, mais les plus faibles, les moins bien conformées deviennent malades les premières.

SYMPTÔMES. — Lorsque le siége du mal n'est pas évident, il faut examiner avec soin tout le membre malade ; d'abord les parties les plus faciles à explorer, le jarret, le genou, le boulet, et surtout le tendon et le sabot ; déferrer l'animal, bien parer le pied et l'explorer attentivement au centre comme à la circonférence ; passer ensuite à la pointe du bras, à l'articulation coxo-fémorale au jarret, presser ces régions et faire jouer les articulations en tous sens. La douleur produite indique le siége du mal ; une boiterie démontre bien qu'il y a dou-

leur, mais elle ne fait positivement reconnaître que le
membre malade. L'animal qui souffre d'un membre
fauche en marchant ; au lieu d'élever le pied pour le
porter en avant, il le traîne en lui faisant décrire un arc
de cercle en dehors. Ce signe est surtout sensible quand
le mal a son siége aux articulations supérieures, à l'é-
paule notamment.

Un simple tiraillement des ligaments, un effort, peut
entraîner l'induration de la partie malade, la formation
d'une exostose, et même l'ankilose de l'articulation et la
perte du mouvement.

On considère généralement comme produites par des
efforts de la hanche (pour les membres postérieurs),
par des écarts (pour les membres antérieurs), toutes
les boiteries dont on ignore la cause et dont on ne peut
pas découvrir le siége ; mais elles sont dues quelquefois à des rhumatismes, d'autres fois à des lésions des
nerfs, à des oblitérations des artères, à des pressions
des parties molles du pied par la corne, ou à des lésions
des articulations inférieures.

Préservatifs. — On échoue souvent dans le traitement des boiteries, parce qu'on applique le remède à
côté du mal, ou parce que la maladie tient à la mauvaise
conformation du malade, à la faiblesse naturelle des organes, et qu'un travail, même modéré, détruit les bons
effets du traitement et du repos, ou enfin parce que la
boiterie peut provenir d'une lésion profonde incurable
des nerfs ou du système circulatoire.

Cherchons à prévenir le mal en n'abusant pas des
animaux, en faisant faire dans la journée plutôt deux
attelées moyennes qu'une trop longue, en alternant les
travaux pénibles au trot sur le pavé avec des travaux
plus doux, au pas sur des chemins non cailouteux, en

donnant un jour de repos après quatre ou cinq jours de travail. Ces alternatives préviennent les maladies que tendent à produire les grandes fatigues.

Un conducteur intelligent peut contribuer beaucoup à la conservation de ses chevaux, en faisant en sorte que tous les animaux de l'équipage « donnent à la fois » quand il faut démarrer une lourde voiture ou franchir un mauvais pas, en modérant l'ardeur des chevaux trop jeunes ou trop vifs, et en leur donnant dans l'équipage la place la moins fatigante.

Enfin, le maréchal peut contribuer puissamment à prévenir les efforts, à retarder l'usure des membres en parant le pied de manière à conserver les aplombs et à les rétablir quand la direction naturelle des rayons osseux laisse à désirer, en n'employant des fers à crampon que lorsqu'ils sont nécessaires, en renouvelant la ferrure assez souvent pour ne pas laisser allonger le sabot outre mesure, en employant des fers légers, ce qu'il fait bien rarement quand la ferrure est à l'abonnement.

Traitement. — Quel que soit le siège de la boiterie et surtout si on ne peut pas le découvrir, il faut donner du repos au malade et le ferrer méthodiquement, au besoin appliquer provisoirement un fer léger, et mettre moins de clous qu'à l'ordinaire. Il est toujours avantageux aussi d'enduire le sabot d'un corps gras, d'un onguent (17, 18, 19, voyez *Formulaire*). S'abstenir de faire prendre des bains si on a lieu de croire que la boiterie est due à une affection rhumatismale ou à une maladie du pied. Ces moyens peuvent suffire à la guérison, et il est indispensable d'en continuer l'emploi, si on veut obtenir de bons effets d'un traitement plus actif.

Pour seconder l'action du repos appliquer au début, si

on a découvert le siége du mal, des résolutifs (178, 37, 38, 42), des calmants (306, 309). Il est difficile de fixer sur les membres des cataplasmes et des compresses mouillées, et si on croit devoir en employer, il faut serrer uniformément les appareils sur de larges surfaces, afin de ne pas interrompre la circulation ; mais il est plus avantageux d'insister sur les onctions et les frictions, en allant graduellement, si c'est nécessaire, des topiques les plus doux aux plus énergiques : de l'huile camphrée, (177), de l'eau sédative (181) à la pommade mercurielle (191), à l'onguent vésicatoire (30), à l'essence de térébenthine (36), à la teinture de cantharides (39, 40), aux feux anglais (200 à 204), qui remplacent souvent avec avantage le feu, surtout sur les chevaux de luxe.

Tumeurs synoviales.

Elles consistent dans le développement anormal des réservoirs, articulations mobiles et gaînes tendineuses qui contiennent de la synovie.

Mollettes. — C'est le nom des tumeurs synoviales qui siégent au-dessus du boulet, entre l'os du canon et le tendon. Elles occupent une seule ou les deux faces du membre. Leur gravité dépend de leur volume.

Vessigons. — Ils siégent au jarret entre les tendons extenseurs de cette articulation et l'extrémité inférieure de l'os de la jambe. Le vessigon est appelé *chevillé* quand il s'étend aux deux faces du jarret. Il est alors fort grave.

Causes. — Les jeunes animaux sont prédisposés aux

tumeurs synoviales, et le tiraillement des tissus les produit.

Symptômes. — Tumeurs molles qui cèdent à la pression. La position en fait connaître la nature : là où il y a des vaisseaux sanguins, on peut les prendre pour des varices du reste infiniment plus rares.

Préservatifs. — Ne faire travailler qu'avec modération les poulains, et employer sur tous les animaux de travail les soins que nous avons recommandés contre les efforts (pages 249, 253). En outre, après les journées de fatigue, après les courses violentes, entourer de bandes de flanelle, de bandes élastiques, la partie inférieure des membres, le boulet et le canon.

Traitement. — Chercher à obtenir la résolution des tumeurs synoviales aussitôt qu'elles apparaissent, en faisant des frictions avec de l'huile camphrée (177, voyez *Formulaire*), avec l'alcool camphré (178), l'eau sédative (181), et en exerçant une compression méthodique, lorsqu'elle est possible. Si ces moyens restent inefficaces, frictionner avec l'essence de térébenthine (36), le liniment ammoniacal (37), la teinture de cantharides (39, 40), ou avec un feu anglais (200 à 204). La cautérisation avec le fer chaud constitue le résolutif le plus puissant ; on l'emploie quand les autres moyens ont échoué.

Contre ces hydropisies et contre les mollettes tendineuses indolores, on pratique la ponction, et après l'écoulement de la synovie, on fait des injections avec la teinture d'iode (184) ; mais ce moyen entraîne quelquefois de très-graves accidents, dans les articulations surtout.

La compression ne présente pas les mêmes dangers ;

mais on ne peut l'employer que contre les molettes : on enroule autour du membre, depuis le sabot jusqu'au genou ou jusqu'au jarret, une bande résistante et élastique qui seconde efficacement l'action des frictions résolutives.

Tumeurs osseuses, exostoses, suros.

Celles des membres sont les plus intéressantes. On ne se préoccupe guère des exostoses que dans le cheval. Dans tous les animaux, elles doivent être traitées de la même manière.

Causes. — Les jeunes animaux y sont prédisposés. Elles sont héréditaires. Les coups, les piqûres, les plaies qui intéressent le tissu osseux, le travail pénible, l'entraînement, les courses, les efforts continus qui irritent les ligaments et les abouts articulaires, les produisent.

Symptômes. — Au début, quand elles sont comme spontanées, elles font rarement boiter les animaux, excepté celles qui siégent sur le passage des tendons et près des articulations. Quand on connaît la conformation des animaux, on aperçoit les exostoses à la simple inspection des membres ; il n'y a pas d'autre moyen d'en constater la présence. La *courbe*, tumeur de la face interne du jarret, partie supérieure, et la *jarde*, qui siége sur la face externe de la même région, sont toujours graves. Elles gênent les mouvements d'une articulation qui joue un très-grand rôle dans la progression.

Préservatifs. — Exclure de la reproduction les animaux qui ont des exostoses ; ne faire travailler qu'avec modération les jeunes poulains, jusqu'à l'âge où les os ont acquis toute leur consistance ; donner du repos aux animaux qui ont des plaies profondes, des contusions aux membres, et traiter ces maladies méthodiquement.

TRAITEMENT. — Applications résolutives : au début, pommade mercurielle (192, voyez *Formulaire*), fondants résolutifs (193, 195), onguent vésicatoire (30), feux liquides (200 à 204), enfin la cautérisation avec le fer chaud si les autres moyens ont été inefficaces. Repos pendant le traitement.

Forme.

SYMPTÔMES. — Exostose située à la partie inférieure du membre, à peu près sur la ligne qui sépare la peau du sabot. La pression des parties molles entre l'os tuméfié et la corne produit une douleur dont la cause est facile à reconnaître à la saillie que forme le bourrelet à l'endroit malade. La boiterie, plus prononcée à mesure que la forme devient plus volumineuse, est surtout sensible quand les animaux trottent sur un sol dur, sur le pavé.

CAUSES. — Les fortes contusions, la pression par une roue de voiture, par un pied de cheval, de très-grands efforts, la marche sur un sol irrégulier, la fracture d'un os phalangien, sont les causes les plus ordinaires de la forme.

PRÉSERVATIFS. — Traiter d'abord par les émollients anodins, et ensuite par les fondants résolutifs, les *atteintes* (page 265) de la partie inférieure du membre.

TRAITEMENT. — Une fois que l'exostose est apparente,

la traiter en appliquant sur la tumeur les fondants résolutifs, l'onguent mercuriel (191, voyez *Formulaire*), la
pommade de bichromate de potasse (195), l'onguent vésicatoire (30), et même le feu en pointes.

Si malgré ces topiques, la tumeur et la douleur persistent, il faut chercher à rendre le pied insensible en
pratiquant la section de la partie digitée du nerf plantaire. Cette opération, appelée *névrotomie plantaire*,
n'est pas sans danger, car elle entraîne quelquefois de
graves désordres, mais elle constitue le seul moyen
connu de rendre susceptibles de travailler les animaux
qui ont des formes volumineuses.

Eaux aux jambes.

Affection extrêmement rebelle de la partie inférieure
des membres.

Symptômes. — Hérissement du poil aux talons et sur
la face postérieure des paturons ; suintement d'abord
léger, mais devenant très-abondant et fétide ; épaississement de la peau, excroissance de bourgeons qui
finissent par doubler, tripler le volume des membres
malades. Il ne reste quelquefois sur les parties affectées que quelques rares poils dressés entre des fongo-
sités irrégulières, formant ce qu'on appelle *des grappes*.
Maladie de très-longue durée : la première année elle ne
se montre qu'en hiver, disparaît en été sans laisser de
trace sensible sur certains chevaux. La difficulté n'est
pas de la reconnaître : elle est de la guérir.

Causes. — Boues irritantes, liquides provenant de
quelques usines où on manipule des sels, des acides ;

eaux croupies ; urines pourries qui s'écoulent du fumier ; cours mal tenues ; litière humide des écuries. On remarque plus souvent les eaux aux jambes sur les membres postérieurs que sur les membres antérieurs. L'irritation du paturon par les poils mal coupés peut-elle y donner lieu ? Ces causes ne produisent la maladie que sur les animaux prédisposés, et on ignore en quoi consiste la prédisposition.

PRÉSERVATIFS. — Grande propreté, bon entretien des rues et des cours, bains de pied assez fréquents pour enlever les boues qui adhèrent à la peau.

TRAITEMENT. — Laver soigneusement les parties malades avec du savon et les rincer chaque fois avec de l'eau de pluie ou de l'eau de rivière pour entraîner les particules irritantes ; employer au début les astringents végétaux (101, voyez *Formulaire*) en lotions et en bains et les dissolutions de même nature (112, 114) ; si le mal persiste, mettre en usage les résolutifs les plus énergiques, l'eau de Rabel (131), le perchlorure de fer (130). Les pyrogénés, le goudron (392), la créosote (393), l'acide phénique (287) sont également indiqués.

Les poudres dessiccatives, l'alun calciné (142, 143), les caustiques même (144), le sublimé corrosif (145), projetés sur les végétations, en arrêtent le développement. Persévérer dans le traitement.

Le succès dépend surtout de la manière dont les médicaments sont employés. Au début, commencer par les topiques doux, et passer graduellement, si le mal résiste, à de plus énergiques, soit en employant des solutions de plus en plus concentrées, soit en faisant usage d'agents plus actifs, selon l'état de la peau : ce traitement réclame l'intervention d'un vétérinaire capable de raisonner l'effet des médicaments.

Un bon régime facilite l'action des remèdes externes. Ajouter du sulfate de soude (79, 77) aux boissons pour tenir le ventre libre. Administrer même de temps en temps des breuvages purgatifs (51). Un séton au poitrail peut produire un effet dérivatif utile.

Crevasses, crapaudine, mal d'été, mal d'âne.

SYMPTÔMES. — Chute du poil, excoriations, rougeurs au pli du genou, au pli du jarret, au paturon ; après ces lésions, si le mal est abandonné à lui-même, surviennent de larges ulcères, un aspect dartreux de la peau, des excroissances charnues.

CAUSES. — La malpropreté, la poussière, la piqûre des insectes sur les tendons en arrière des membres. La fréquence de cette maladie sur les ânes explique le nom par lequel on la désigne souvent.

PRÉSERVATIFS. — Employer des émouchoirs, envelopper les membres de linges, faire à la peau des applications amères avec de la suie délayée dans du vinaigre, avec du brou de noix écrasé, pour éloigner les insectes. Laver assez souvent les membres, couper le poil de manière que les bouts ne puissent pas irriter la peau dans les mouvements de flexion.

TRAITEMENT. — Lotionner au début avec de l'eau de mauves (1, voyez *Formulaire*), avec une infusion astringente résolutive (175) et si c'est nécessaire avec de fortes décoctions de brou de noix, d'écorce de chêne (104). Si les plaies deviennent bourgeonnées, il faut les traiter par des poudres dessiccatives (142, 141, 440) et même par des poudres caustiques (221, 222). Les substances pyrogénées (385, 287, 392, 393) sont quelquefois employées avec succès.

Crapaud.

Symptômes. — Altération, désorganisation de la face inférieure des pieds, partie postérieure. Le nom de *fourchette pourrie* donné à la maladie, en indique le siége et l'aspect : la fourchette se désorganise et répand une odeur infecte *sui generis*.

Causes et Préservatifs. — Quelques chevaux sont prédisposés au crapaud. L'humidité, l'urine pourrie, la malpropreté en favorisent le développement, sans qu'on puisse dire qu'elles le produisent. On ne peut donc pour l'éviter que tenir les écuries bien propres et surtout le sol bien sec.

Traitement. — Disposer l'écurie, la litière si on en met, de manière que les pieds malades soient au sec ; parer les pieds, enlever les tissus altérés sans faire couler le sang, et appliquer sur les parties mises à nu des dessiccatifs énergiques: on a employé avec succès la pâte Plasse (219, voyez *Formulaire*), le beurre d'antimoine (117), le perchlorure de fer (130), l'eau de Rabel (131), l'acide nitrique (216), l'onguent égyptiac (118), l'acide phénique (287), l'huile de cade (385), la créosote (393), etc.

Malgré cette quantité de remèdes, infaillibles d'après les praticiens qui les ont conseillés les premiers, le crapaud a été longtemps considéré comme incurable et encore on échoue souvent dans son traitement. Le succès dépend plutôt de la manière d'appliquer ces topiques que de leur nature. Pour réussir il faut panser méthodiquement, extirper les parties mortes sans faire saigner, et renouveler souvent l'application du remède ou des remèdes adoptés. Les pieds, soit qu'on les recouvre d'un appareil, soit qu'on laisse la plaie à nu, ce qui est mieux, doivent être constamment tenus bien sèchement.

Quoiqu'on ait souvent conseillé les sétons au poitrail et les purgatifs, ils sont rarement utiles.

Atteintes.

SYMPTÔMES. — Contusions et plaies plus ou moins graves de la partie inférieure des membres. Elles sont dites *simples* quand le mal n'affecte que la peau, et *encornées* quand il s'étend au sabot, à la corne.

CAUSES. — Les atteintes sont produites par les sujets eux-mêmes sur lesquels on les observe ou par des corps étrangers, par des causes indépendantes de ces mêmes sujets.

La percussion du membre droit par le pied gauche ou du membre gauche par le pied droit, produit les atteintes les plus fréquentes. C'est presque toujours la face interne du boulet qui est blessée. On dit que les chevaux *se coupent* quand ils se blessent ainsi. Il arrive, mais beaucoup plus rarement, qu'ils frappent les membres antérieurs avec les fers des pieds postérieurs; on dit alors qu'ils *forgent*.

Les chevaux étroits du poitrail, ceux dont les membres ne sont pas d'aplomb, sont les plus exposés à se couper. S'ils ont la pince du pied dirigée en dedans, s'ils sont *cagneux*, ils se frappent avec la mamelle du fer, et s'ils sont *panards*, avec la partie postérieure du quartier, avec l'éponge du fer.

La jeunesse, la faiblesse, des charges trop fortes pour les limoniers comme pour les animaux de bât, les fatigues sur les routes irrégulières, rocailleuses, sur la glace, sont aussi des causes prédisposantes. C'est la ferrure mal faite, — des fers trop larges, mal ajustés, pourvus de trop forts crampons, — qui est la cause la plus directe des atteintes.

Les animaux peuvent se faire réciproquement des atteintes quand ils marchent trop rapprochés les uns à côté des autres, ou les uns à la suite des autres, ou quand ils jouent dans les herbages. On donne aussi le nom d'atteintes aux plaies produites par des pierres ou d'autres corps lourds qui tombent sur le membre et par le frottement des corps durs, des roues de voiture, etc.

PRÉSERVATIFS. — On reconnaît qu'un cheval se coupe à la manière dont il marche, à la boue que le pied contondant laisse sur la partie frappée. Cette indication met sur la voie du moyen de prévenir les atteintes. Il suffit presque toujours de ferrer convenablement. Si le cheval se coupe avec la pince, on le ferre avec un fer dont la mamelle interne est rentrée et privée d'étampures ; si c'est avec le quartier ou le talon, on met un fer à la turque, c'est-à-dire un fer dont la branche interne est épaisse, courte et dépourvue d'étampures, pour pouvoir être posée bien en dedans. Il y a des chevaux qui se coupent toutes les fois qu'ils travaillent sérieusement, quelle que soit la ferrure employée : on les préserve en garnissant la partie inférieure des membres de guêtres. Ces cas sont rares.

C'est en accouplant convenablement les chevaux, au moyen de bâtons qui les tiennent écartés les uns des autres, qu'on prévient les atteintes qu'ils se donnent réciproquement quand ils voyagent par bandes.

TRAITEMENT. — Les atteintes des chevaux qui se coupent et de ceux qui forgent sont rarement graves au début. Elles guérissent facilement quand la cause a cessé, quand la ferrure est convenable. Il est bon cependant de couper le poil, de nettoyer la blessure et même de la lotionner avec une liqueur vulnéraire (§ X, voyez *Formulaire*) ou une liqueur astringente résolutive (175, 137, 136).

Mais si elles sont devenues graves par les répétitions des coups qui les ont produites ou si elles ont été occasionnées par des causes violentes, par une grosse pierre, par le frottement d'une roue de voiture, elles réclament un traitement méthodique.

Si la peau est lacérée, détachée des parties sous-jacentes, il faut, après avoir bien nettoyé la blessure, couper le poil, appliquer exactement les lambeaux sur les parties vives, les fixer au moyen d'un bandage convenable, et tenir l'animal en repos dans un lieu propre. Si l'accident est ancien, on ne peut pas espérer d'obtenir la cicatrisation par première intention ; il faut alors couper les parties lacérées afin de transformer la blessure en plaie simple.

Des plaques de charpie enduites sur les bords d'un corps gras (10) pour prévenir l'adhérence sont indiquées. Les tenir en place par des bandages appropriés sans comprimer fortement le membre. Un pansement plus simple consiste à lotionner souvent avec de l'eau additionnée d'un peu de vin ou de quelques gouttes de teinture d'aloës, ou avec une liqueur vulnéraire (136, 137) ou même avec une liqueur résolutive (175, 181). Si avec ces topiques la cicatrisation ne marche pas assez vite, saupoudrer légèrement la plaie avec une poudre dessiccative (141, 142, 140) ou même corrosive (144, 145).

Après les atteintes, il se forme rarement des abcès. Cela peut arriver cependant quand la corne a été blessée. Il faut alors se hâter de débrider afin de faciliter l'écoulement du pus au dehors et de prévenir le décollement du sabot.

Javart cartilagineux.

On appelle javart *simple* ou furoncle (page 182) le javart qui n'affecte que la peau, *encorné* celui qui s'étend à la corne, et *cartilagineux* celui qui attaque le cartilage de l'os du pied. Ce dernier ne se remarque que sur les solipèdes.

SYMPTÔMES. — Douleurs vives, tuméfaction, tension de la peau à cause de la position déclive des parties malades et de la résistance qu'opposent les tissus au gonflement. Boiterie. On reconnaît que le cartilage est atteint à la teinte verdâtre du pus et à la profondeur de la plaie que l'on constate avec la sonde en plomb.

CAUSES. — Malpropreté, temps pluvieux, rues boueuses, contact des corps irritants, coups, contusions. Les chevaux employés dans les carrières, dans les chantiers, dans les établissements où on manipule des substances irritantes, ont souvent des javarts. Certains animaux y sont prédisposés.

PRÉSERVATIFS. — Entourer de précautions les chevaux qui travaillent dans des chemins étroits, pierreux, dans les chantiers des maçons. Leur mettre au besoin des guêtres en cuir, pour protéger la couronne et le bourrelet. Appliquer des fers assez justes pour prévenir les atteintes.

TRAITEMENT. — Au début de la maladie employer ou les émollients (1, 2, 5, 6, voyez *Formulaire*) et les narcotiques (289, 311, 316), ou les astringents, les résolutifs (104, 107, 120, 175, 181). Si la résolution n'a pas lieu, faire des incisions sur la partie tuméfiée, pratiquer même cette légère opération aussitôt qu'on remarque du gonflement, car le mal peut avoir alors plusieurs jours d'existence et il ne faut pas laisser le pus séjourner dans les tissus, pénétrer dans les gaines tendineuses. En diminuant la compression et l'étranglement, l'incision soulage les malades instantanément. Panser la plaie avec les vulnéraires (§ X, voyez *Formulaire*), avec l'eau sédative (181), avec l'eau phagédénique (116) ; si la cicatrisation languit, employer des poudres dessiccatives (141, 142), des poudres caustiques (222, 221). Des douches, ou l'exposition de la partie malade à une eau courante, produisent de bons effets.

Le javart cartilagineux est toujours très-grave. On le guérit cependant en faisant dans la plaie, plusieurs fois par jour et pendant longtemps, des injections avec des liqueurs détersives, avec l'eau phagédénique (116), avec la préparation de Villatte (115). Avoir soin de faire parvenir le liquide injecté dans toutes les anfractuosités de la plaie, au fond de la fistule, sans faire saigner. On ne pratique plus ou on ne pratique que très-rarement, l'extirpation du cartilage, qu'on appelle *opération du javart*.

Seimes.

Symptômes. — Fentes du sabot qui se dirigent de la peau vers le bord plantaire. On les appelle *seimes en pince* ou *seimes quartes* selon qu'elles siégent en pince ou sur les quartiers. Les plus communes s'observent à la pince du pied postérieur. Quelques seimes sont très-douloureuses, d'autres font à peine boiter les animaux. La gravité du mal dépend de la profondeur et de l'étendue de la fissure, qui peut s'étendre de la peau au bord plantaire du pied et occuper toute l'épaisseur de la corne ; elle est alors grave et douloureuse, surtout si le bord interne de la plaie comprime les tissus mous du pied.

Causes. — Les chevaux droits sur leurs membres, *pinçards*, *bouletés*, sont prédisposés aux seimes, et les vices de conformation que ces mots désignent se font remarquer presque toujours aux membres postérieurs, de sorte que c'est à ces membres que siégent le plus souvent les seimes. Les coups sur la couronne, sur le bourrelet, qui divisent la peau, les produisent.

Préservatifs. — Bien traiter les plaies de la partie inférieure des membres, du bourrelet, pour en obtenir une prompte cicatrisation, ménager la pince en ferrant les chevaux pinçards ; lever deux pinçons, un à chaque mamelle, aux fers destinés aux pieds disposés à avoir des seimes.

Traitement. — Entourer le sabot malade de cercles en lames ou en fils de fer ; implanter dans la corne deux ou trois agrafes en fer qu'on couvre d'une plaque de gutta-percha ; ces agrafes empêchent les deux lèvres de la seime de s'écarter l'une de l'autre. En parant le pied malade pour le ferrer, enlever de la corne de chaque côté de la seime, de manière à faire une coche dont la seime occupe le centre, afin que ses bords ne portent pas sur le fer; employer des fers épais, prolongés en pince et pourvus de deux pinçons robustes, un à chaque mamelle, pouvant tenir le pied serré, s'opposer à l'écartement des bords de la seime.

Ces divers moyens ne sont que des palliatifs. Pour guérir la seime, toucher la partie de la peau qui la produit avec un corps irritant, avec un fer chauffé au rouge, ou avec un caustique, soit avec l'acide nitrique : quand la peau qui donne naissance à la seime est changée, celle-ci cessant de se produire disparaît par avalure.

L'opération de la seime est encore un moyen curatif. Elle consiste à amincir la corne le long de la fente ou à enlever une bande de douze ou quatorze millimètres de chaque côté, depuis le bourrelet jusqu'au bord plantaire du pied. On applique sur la plaie des plumasseaux imbibés d'une liqueur vulnéraire (136, voyez *Formulaire*) ou résolutive (114) étendue d'eau.

Cette opération est indiquée quand les bords de la fente compriment les parties vives et rendent les douleurs intenses.

Blessures de la sole : enclouure, clou de rue.

Causes. — Piqûre par le maréchal qui enfonce le clou trop profondément ou trop en dedans du pied en fixant le fer ; implantation dans le pied d'un clou sur lequel s'appuie par hasard le cheval. Les tessons de bouteille, les chicots quand les animaux labourent des bois défrichés, les épines répandues dans les haies et dans les terres où on a mis en fagots des bois épineux, produisent des plaies comparables au clou de rue.

Symptômes. — Boiterie ; aussitôt qu'on la remarque lever le pied, le déferrer, le parer et l'explorer en le pressant avec les tricoises si le mal n'est pas apparent. Lorsque le corps étranger est encore dans la plaie, le diagnostic est facile à établir ; si l'animal vient d'être ferré examiner s'il n'a pas été encloué ; à cet effet on frappe avec le marteau successivement sur chaque clou pendant qu'on tient les tricoises appuyées contre le rivet correspondant. Si un des clous est mal placé et produit de la douleur, on le reconnaît au mouvement brusque qu'exécute l'animal au moment où on frappe.

Comme les simples pressions, les blessures des parties vives du pied peuvent entraîner de graves conséquences : renfermés dans la corne, les tissus irrités ne peuvent pas se gonfler à mesure que le sang y arrive et deviennent douloureux. La suppuration peut entraîner la chute du sabot. La piqûre la plus dangereuse quand elle est profonde est celle du milieu du pied ; elle peut pénétrer dans l'articulation du dernier phalangien et entraîner la perte de la synovie. Les larges blessures faites par des corps tranchants sont en général moins profondes et moins disposées à dégénérer en fistules.

Préservatifs. — Ferrer avec des fers couverts les chevaux qui travaillent dans les taillis, sur le sable des rivières, dans les chantiers de charpente ; étamper les fers convenablement et bien les ajuster aux pieds afin de ne pas être exposé en les fixant, à enfoncer les clous dans les tissus sensibles. En ferrant n'amincir la sole que le moins possible, n'enlever que la partie altérée et écailleuse de la corne.

TRAITEMENT. — Arracher d'abord le corps étranger, le clou que l'animal a pris accidentellement dans la rue comme celui que le maréchal a implanté dans les tissus sensibles, et verser dans la plaie une goutte d'essence de térébenthine (36, voyez *Formulaire*) ou d'eau sédative (181). Couvrir le pied d'un cataplasme astringent (§ VIII) et laisser l'animal en repos sur un bonne litière. Ce traitement est presque toujours suffisant s'il est appliqué à temps. Lorsque la douleur persiste, qu'elle est vive ou que l'accident est déjà ancien la première fois qu'on voit le malade, que le clou est resté plusieurs jours dans le pied, et que la pointe retirée sent mauvais, il faut, à l'aide d'une feuille de sauge, faire une excavation en entonnoir qui atteigne le fond de la plaie, et y placer un cône d'étoupes imbibé d'eau phagédénique (116) ou de liqueur détersive (115). Quelque temps après, on trouve, en levant le pansement, une plaie belle qui guérit facilement par un traitement simple.

Il est toujours prudent d'amincir la sole avec le boutoir et de graisser le sabot avec un onguent (17, 18, 19). Si la plaie est douloureuse, continuer les cataplasmes astringents (120, 121)), ajouter du sulfate de soude à la boisson, administrer même des lavements et diminuer la ration d'avoine, donner des barbotages. Il est quelquefois nécessaire de pratiquer des saignées au membre malade et même à l'encolure.

Quand le clou a pénétré dans l'articulation, que la synovie s'écoule par l'ouverture, appliquer les topiques qu'on emploie dans le pansement des plaies articulaires (voyez page 13).

Bleimes, foulures, sole brûlée.

CAUSES. — Pression sur le sol du pied nu ou de la partie du pied non protégée par le fer; fer mal ajusté qui presse sur la sole; corps dur, caillou introduit entre le fer et le pied. Les animaux habitués a être ferrés, qui marchent accidentellement pieds nus, surtout s'ils sont lourds et si les pieds ont été parés depuis peu de temps; ceux qui ont les pieds plats, larges, combles, sont les plus exposés aux bleimes. Le contact trop prolongé du fer chaud avec le pied produit la brûlure, à laquelle l'amincissement de la sole au moyen du boutoir prédispose.

SYMPTÔMES. — Boiterie. Aussitôt qu'on la remarque il faut en rechercher la cause en enlevant le fer et en explorant le pied à l'aide des tricoises. On amincit ensuite la sole avec le boutoir, principalement sur la partie douloureuse, où la corne présente quand la surface en est enlevée, une teinte jaune, brune, anormale. Une bleime peut entraîner la suppuration et occasionner la chute du sabot et la perte du malade. La brûlure présente le même danger; elle est plus ou moins grave.

PRÉSERVATIFS. — Une bonne ferrure, des fers bien ajustés, assez couverts, solidement fixés, et assez souvent renouvelés. Ces soins sont surtout nécessaires pour les forts chevaux qui trottent sur les routes dures, sur des chemins caillouteux. Le cavalier, le roulier, qui voit son cheval se mettre tout à coup à boiter, doit lever le pied souffrant et s'il trouve un caillou logé entre le fer et la sole, l'enlever. En ferrant, parer peu le pied avec le boutoir, n'enlever que la corne altérée, écailleuse; appliquer le fer chauffé au rouge blanc, afin que l'effet qu'on veut produire soit prompt, que le contact du fer ne soit qu'instantané, et que l'action du calorique n'ait pas le temps de pénétrer jusqu'aux parties vives.

TRAITEMENT. — Bien parer le pied, même assez pour faire couler le sang; verser sur la partie malade quelques gouttes d'essence de térébenthine, la recouvrir d'étoupes, et fixer le pansement au moyen d'un fer fortement ajusté et d'éclisses; renouveler le pansement après un, deux ou trois jours, et plusieurs fois si cela est nécessaire.

Des bains froids, des cataplasmes avec de la terre glaise ou de la suie de cheminée (120, 121, voyez *Formulaire*) sur le sabot, sont indiqués quand le pied est chaud et douloureux.

S'il y a suppuration, enlever avec soin la corne séparée des parties vives, afin de ne pas laisser séjourner le pus dans la plaie. En raison de la résistance de l'ongie, il s'infiltrerait rapidement dans les tissus mous, *soufflerait au poil* et produirait le décollement du sabot ou d'une partie du sabot, qu'il faudrait enlever, opération très-grave. Le pus écoulé ou absorbé avec une éponge, on panse la plaie avec des étoupes imbibées d'une liqueur vulnéraire (136, 108). Exercer, toujours avec des éclisses, une pression suffisante sans être excessive.

Lorsque la douleur est vive, qu'il y a fièvre, diminuer la ration d'avoine, donner des barbotages, administrer un lavement soir et matin, ajouter 500 grammes de sulfate de soude à la boisson par vingt-quatre heures, pratiquer une saignée à l'avant-bras ou à la jambe selon le siége du mal, et faire au besoin une saignée générale.

Une bonne ferrure et le repos pendant quelques jours sont nécessaires, même quand le mal est léger.

Fourbure.

Symptômes. — Tristesse, inquiétude, tremblements, état qui caractérise la courbature; marche incertaine. Peu après l'apparition de ces symptômes, sabots chauds; si la suppuration s'établit, la matière souffle au poil et le sabot se détache, la gangrène peut être la suite de cet état. Les pieds sont douloureux et les animaux ont de la propension à rester debout, immobiles; s'ils sont forcés de changer de place, ils hésitent avant d'appuyer les pieds malades sur le sol et les appuient doucement, sans faire de bruit ce qui rend la boiterie caractéristique; si les membres antérieurs souffrent, ils sont portés en avant de manière que l'appui se fait surtout sur les talons, et les membres postérieurs fléchis sous le tronc, supportent en grande partie le poids du corps et soulagent ainsi les pieds antérieurs. Lorsque la maladie a son siége dans les pieds de derrière, l'inverse se produit : les membres de devant sont fortement en arrière de manière à supporter le corps ; la tête abaissée et tendue contribue à maintenir le tronc en équilibre sur les pieds antérieurs. Dans les cas où les quatre pieds sont fourbus, ceux de derrière sont plus rapprochés du centre de gravité du corps que dans l'état normal; l'appui dans les quatre membres se fait surtout sur les talons.

La compression que la fluxion sanguine fait éprouver aux tissus mous logés entre l'os du pied et le sabot, explique les douleurs vives éprouvées par les animaux. La fièvre est intense : artères tendues, pouls fort, membranes muqueuses rouges, respiration accélérée, naseaux dilatés, flanc agité, perte de l'appétit, soif ardente, constipation, inquiétude, face crispée, chute du corps sur le sol, mort.

Causes.—Les solipèdes, en raison de leur doigt unique, entouré d'une boîte cornée très-résistante, sont plus exposés et souffrent plus de la fourbure que les ruminants et que le porc; les individus pléthoriques, fortement nourris, y sont prédisposés, et la cessation subite de grandes fatigues, de déperditions, produit souvent cette prédisposition. Les aliments substantiels, le blé, le seigle, les féveroles, l'avoine, pris en grandes quantités; des coups, des pressions fortes sur les pieds; les allures rapides sur des sols durs, échauffés par le soleil; les voyages, les courses, succédant à de longs repos; la fatigue des membres sur des chevaux qui restent trop longtemps debout ou qui ne peuvent pas s'appuyer sur les quatre pieds; des refroidissements subits, une mauvaise ferrure, en sont des causes occasionnelles et quelquefois des causes déterminantes.

Préservatifs.—Proportionner la nourriture au travail; donner des rations modérées quand les animaux sont pléthoriques, vigoureux; en été faire les travaux le matin et le soir plutôt qu'au milieu du jour; ne changer la ration en plus qu'avec précaution et en tenant compte de la composition chimique des aliments, de manière à ne pas augmenter subitement les qualités plastiques du sang; préparer les animaux par des exercices gradués quand on veut les soumettre à de rudes travaux; les faire ferrer à neuf quelques jours avant de commencer un long voyage, afin qu'ils soient à l'aise sur leurs fers; faire coucher ou suspendre l'animal qui souffre d'un membre afin de soulager les autres membres; graisser de temps en temps les sabots avec de l'onguent de pied (17, 18, 19, voyez *Formulaire*).

Traitement. — Déferrer les pieds malades, les parer et les raccourcir si c'est nécessaire; s'assurer qu'il n'y a ni corps étranger qui blesse, ni piqûre, ni bleime, ni brûlure; replacer les fers en employant moins de clous que pour une ferrure ordinaire; donner des bains de pied froids; faire des irrigations sur les pieds four- bus; dans l'intervalle des irrigations, appliquer des ca- taplasmes astrigents (120, 121, voyez *Formulaire*); pla- cer le malade sur une couche de fumier sec ou sur un sol dépavé; pratiquer des saignées aux avant-bras, aux cuisses, à l'encolure, à la pince des pieds, à la cou- ronne, selon l'état des malades; faire les saignées abon- dantes et les répéter, surtout si la maladie siége dans plusieurs pieds, car alors elle tient le plus souvent, moins à une cause physique qu'à un état pléthorique; faire sur les membres des frictions irritantes (36, 39), appliquer les sinapismes (44); donner des purgatifs (75, 76). Diète, régime doux, herbe, racines cuites, barbo- tages, lavements émollients (1, 2).

Dès les premiers signes de courbature, employer vi- goureusement les moyens locaux afin d'éviter le passage de la maladie à l'état chronique, caractérisé par le chan- gement de direction du sabot en pince, par la forma- tion de cercles sur le sabot, par la saillie de la sole; en un mot par une déformation du pied qui met le cheval dans l'impossibilité de rendre des services.

Encastellure.

Symptômes. — Resserrement du pied. Les quartiers au lieu de s'étendre de dedans en dehors et de haut en bas,

sont droits ou même dirigés en dedans, d'où résulte la
compression des parties sensibles renfermées dans le
sabot, et des douleurs qui peuvent rendre les animaux
incapables de travailler. La marche est incertaine, hési-
tante : les chevaux n'osent pas poser les pieds à terre, et
cherchent à faire l'appui principalement sur les talons.

Causes. — Les chevaux fins, les chevaux qui ont été
ferrés avant le développement complet du pied, sont
prédisposés à l'encastellure. Le travail sur les terrains
durs, sur les routes pavées, des fers trop étroits, mal
appliqués, l'amincissement de la muraille avec le rogne-
pied, avec la râpe, et surtout l'affaiblissement de la
sole et des arcs-boutants, la produisent.

Préservatifs. — Ne pas ferrer les poulains de race avant
le complet développement des sabots; les tenir dans des
écuries à sol dur, pavé avec des cailloux afin que la corne
s'use à mesure qu'elle pousse, qu'elle prenne de la consistance, et que les pieds se dilatent ; quand on ferre,
surtout les jeunes animaux, parer méthodiquement les
pieds, abattre modérément les talons, ne pas affaiblir la
sole ni la fourchette, et ne pas toucher aux arcs-boutants afin que les quartiers soient maintenus en dehors;
appliquer des fers assez grands et ne pas enlever avec
la râpe et le rogne-pied la surface externe de l'ongle :
cette surface est imperméable et maintient souples les
parties profondes; enfin les éponges des fers doivent
être assez prolongées en arrière et assez larges pour offrir aux talons un appui suffisant. En outre, quand les
chevaux sont prédisposés à l'encastellure, à cause de leur
conformation, du climat qu'ils habitent ou du sol sur lequel ils marchent, et que les talons ont de la tendance
à s'incliner en dedans, employer des fers dont les épon-

ges, plus épaisses sur le bord interne que sur le bord externe, présentent aux talons et aux quartiers un plan incliné en dehors. Avec cette disposition ces parties pressées pendant l'appui par le poids du corps, glissent selon la pente du fer, s'éloignent du centre de la fourchette. Autant que possible les étampures seront près de la pince, ou sur une seule branche du fer, afin que les talons, quand les pieds sont ferrés, puissent s'éloigner l'un de l'autre pendant l'appui sur le sol.

A mesure que les pieds s'allongent, les talons tendent a se replier en dedans, et pour prévenir cette tendance il faut renouveler souvent la ferrure, tenir les pieds courts. Il est toujours avantageux d'enduire le sabot d'un corps gras, ou d'onguent de pied (17, 18). Des fers à planche, en offrant un appui à la fourchette, constituent un bon préservatif.

TRAITEMENT. — Ces mêmes moyens constituent un traitement palliatif qui permet d'utiliser des chevaux dont les pieds sont déjà encastellés. Pour rendre le fer à planche plus efficace si la fourchette est mince, ce qui a souvent lieu quand les talons sont resserrés, il faut placer entre le pied et la planche du fer une plaque en caoutchouc ou en gutta-percha. Pressée par le fer, cette plaque transmet aux parties centrales du pied la pression exercée par le poids du corps et pousse les quartiers en dehors. Mais pour que l'effet utile soit produit, il faut que les parties latérales du pied ne soient pas tenues immobiles par le fer comme par un cercle. A cet effet, continuer l'usage de ces fers que nous venons de conseiller et dont les étampures sont rapprochées de la pince et placées en grande partie sur une seule branche.

L'encastellure peut obliger à livrer à l'équarrisseur des chevaux de race de grande valeur. Il ne faut donc pas s'étonner si les moyens essayés pour la combattre sont nombreux. Le plus simple consiste à bien affaiblir le pied en respectant la pince et à pratiquer sur chaque quartier du sabot deux ou trois rainures qui s'étendent de la peau au bord plantaire. Quand le sabot est ainsi affaibli, on applique un fer à planche fortement étampé en pince.

On a employé aussi des fers dilatateurs, des fers à crémaillère ; ils sont diversement disposés, quelques-uns sont formés de deux branches réunies en pince par un clou sur lequel elles peuvent tourner comme sur une charnière. Une fois le fer en place, on écarte les éponges l'une de l'autre et on les maintient au moyen d'un étai à crémaillère. Ces charnières ne sauraient fonctionner longtemps.

Enfin mentionnons le *désencastelleur*. C'est un instrument composé de deux branches qui peuvent être éloignées l'une de l'autre par une vis. On place les branches une en dedans de chaque talon et on les écarte au moyen de la vis. Le pied ainsi élargi, est fixé dans cette position forcée au moyen d'un fer dont chaque branche est pourvue sur son bord interne d'un crampon faisant saillie sur la face supérieure du fer ; après quelques jours on écarte davantage les quartiers et on les fixe avec un fer plus large. On donne ainsi au pied, graduellement et en assez peu de temps, la forme la plus convenable.

Maladie naviculaire.

Symptômes. — Affection de l'os naviculaire et du tendon qui glisse sur cet os dans les membres antérieurs ; pieds douloureux, marche difficile, allures raccourcies ; sabot resserré, plus ou moins cerclé, quartiers droits, sole creuse, sèche, fourchette petite, dure, enfoncée. Pendant le repos, le pied malade est placé de manière que l'appui se fait sur la pince ; quand les deux pieds souffrent, c'est tantôt l'un, tantôt l'autre qui prend cette position.

CAUSES. — Les chevaux de race à grandes allures, ceux surtout qui ont les sabots resserrés, sont prédisposés à la maladie naviculaire; une ferrure mal faite, l'amincissement des talons et des arcs-boutants, le séjour sur un sol dur, sec, le grand trot sur des chemins durs, pierreux, la produisent.

PRÉSERVATIFS. — Ne ferrer les poulains que lorsque les pieds sont bien formés, ne pas abattre inutilement les talons ni les arcs-boutants ; étamper autant que possible les fers en pince. Quand les animaux sont fatigués, que les pieds sont sensibles, donner du repos, laisser les malades libres sur un gazon frais, plutôt qu'immobiles sur le sol sec et dur des écuries, graisser souvent les sabots.

TRAITEMENT. — On ne peut espérer de guérir la maladie qu'en la traitant au début et par les moyens conseillés comme préservatifs. Les applications irritantes sur la couronne, les sétons, qu'on a conseillés, sont sans effet. L'opération de la névrotomie, la section du nerf plantaire branche postérieure, constitue, quand elle réussit, un palliatif qui permet d'utiliser encore les animaux.

CHAPITRE III.

MALADIES DU BŒUF.

SECTION PREMIÈRE.

MALADIES GÉNÉRALES.

Peste bovine.

Pendant un demi-siècle la peste bovine a été appelée en France exclusivement *typhus contagieux des bêtes à cornes*. Dupuy lui avait donné le nom de *cachexie varioleuse*; Ramazzini, de *variole du bœuf*; Lancisi, de *peste bovine*; Vicq-d'Azyr, de *peste dyssentérique*. Les Anglais l'appellent *cattle plague*, et les Allemands *renderpeste*.

Causes. — Originaire des steppes de l'Europe orientale et de l'Asie, la peste bovine ne se développe jamais spontanément dans nos contrées. Nous ignorons les causes qui la font naître, mais nous savons qu'elle se propage par contagion avec une excessive facilité. Ses germes peuvent être transportés d'un animal malade à un animal sain par tous les animaux et par les corps inertes : les harnais, les fumiers, les fourrages, les étoffes, les habits des voyageurs, la viande et tous les débris cadavériques provenant des malades. Les mendiants, les chiens, les chats, les poules, les guérisseurs, en sont les propagateurs les plus ordinaires d'une ferme à une autre et d'un village à un village voisin. Les marchands intéressés à acheter à vil prix le bétail suspect pour aller le revendre là où la maladie n'existe pas, ont contribué à répandre toutes les épizooties de peste bovine qu'il y a eu en France et à en retarder la disparition, en les introduisant dans des communes où elles n'avaient pas encore pénétré ou d'où elles avaient disparu. Les guerres, propageant la peste bovine à de grandes distances, ont de tout temps été les causes des pertes incalculables qu'elle a occasionnées en Europe. De nos jours les relations commerciales, devenues plus étendues qu'anciennement, semblent devoir en être le principal propagateur.

Symptômes. — La maladie se déclare le plus souvent du cinquième au neuvième jour qui suit la communication de l'animal sain avec l'animal malade, bien rarement le deuxième, quelquefois du dixième au quinzième, et presque jamais après le vingtième.

Un ou deux jours avant l'apparition des premiers signes caractéristiques du mal, la température du corps s'élève, puis apparaissent en se succédant diversement les symptômes suivants : la tristesse, de l'abattement, ou de l'agitation et une gaieté extraordinaires, mais de peu de durée ; la diminution et la perte de l'appétit ; l'altération de l'épiderme buccal et la production de vésicules, principalement sur les gencives et sur le bourrelet ; un jetage par le nez et un écoulement de bave par la bouche ; une couleur acajou avec des points plus foncés des membranes muqueuses, notamment de celle du vagin ; l'irrégularité ou la cessation de la rumination ; d'abord une légère toux, et plus tard un dérangement profond des phénomènes respiratoires : flanc agité et naseaux fortement dilatés, pouls accéléré et mouvements du cœur irréguliers, frissons, tremblements d'abord locaux, puis généraux, branlements de la tête ; mouvements de l'encolure qui ressemblent à des efforts de vomissement ; constipation assez souvent suivie de diarrhée ou de dyssenterie : les matières, quelquefois sanguinolentes, sont déjetées avec violence ; peau du dos, cornes, oreilles froides. Diminution et même suppression du lait. Dans quelques épizooties, éruption à la peau de boutons ou de tumeurs qui a fait appeler la maladie *peste varioleuse*.

Ces symptômes se succèdent avec une rapidité qui varie selon les sujets : les bœufs fatigués par les voyages, exténués par les privations, succombent dans l'espace de vingt-quatre à quarante-huit heures ; ceux qui sont dans de bonnes conditions peuvent ne mourir que huit, dix jours après l'apparition des premiers signes du mal.

A l'autopsie on trouve : membrane muqueuse du tube digestif altérée, couverte d'une couche grisâtre, parsemée d'ulcères, surtout à la bouche, à la caillette et à l'intestin grêle ; follicules isolés grossis ; plaques de l'ayer plus apparentes qu'à l'ordinaire ; muscles grisâtres, ramollis ; sang contenant plus de fibrine et moins d'eau que dans l'état normal ; altérations de la peau et du tissu cellulaire variant selon les symptômes remarqués pendant la vie.

Aucun symptôme, aucune lésion cadavérique, ne permettrait d'affirmer l'existence de la peste bovine : il faut la réunion, la succession de plusieurs de ces signes, pour établir positivement le diagnostic. Ce qui doit être pris en grande considération, c'est l'existence de la maladie sur plusieurs animaux à la fois, son extension rapide d'une ferme à une autre, son apparition après l'importation de bestiaux étrangers, surtout quand elle règne dans les pays voisins.

A son début dans un pays, la peste bovine enlève les neuf dixièmes, quelquefois les quinze seizièmes et même les dix-neuf vingtièmes des malades. Elle perd ensuite graduellement de sa gravité ; après quelque temps, elle ne fait mourir que le tiers, le quart des individus affectés.

La peste bovine a été observée sur un grand nombre d'espèces de ruminants, et elle a quelquefois occasionné des pertes considérables sur les buffles et les moutons ; mais ce sont les diverses races de bœufs qui la contractent le plus facilement. Elle présente les mêmes caractères sur toutes les espèces.

PRÉSERVATIFS. — Comme pendant le règne de toutes les épizooties, les règles de l'hygiène seront rigoureusement observées. Les animaux ne devront être ni exténués, ni pléthoriques ; ils recevront une bonne nourriture et des boissons saines, blanchies avec de la farine et au besoin rendues légèrement laxatives (77, 80) ; leur nourriture sera composée de bons fourrages secs et d'aliments aqueux, de manière que les matières fécales soient de consistance moyenne ; ils feront un travail modéré ou prendront tous les jours, pendant quelques heures, de l'exercice en plein air. Avec ces précautions, ils seront moins sensibles aux principes contagieux qui pourront parvenir jusqu'à eux.

L'acide phénique, auquel on a attribué des propriétés curatives, peut être donné à titre de préservatif à la dose de 10 à 15 grammes brut ou épuré, soit une cuillerée à café matin et soir dans la boisson. Il peut être avantageux de répandre sur le sol des étables de l'eau phéniquée. Pendant le règne de la dernière épizootie, M. Hamoir enduisait la partie inférieure des murailles d'une couche de goudron minéral tous les trois ou quatre jours.

Quant aux sétons, qu'on a plusieurs fois mis en usage, ils sont complétement inutiles, et l'inoculation qu'on a depuis si longtemps préconisée et souvent essayée a, dans nos contrées, de graves inconvénients sans présenter aucun avantage.

Le cultivateur ne doit compter pour sauver ses bestiaux que sur l'isolement ; mais il peut les sauver infailliblement, même au centre des foyers d'infection les plus actifs, s'il prend des précautions suffisantes pour empêcher toute communication entre les animaux qu'il veut préserver et les malades, s'il continue ces précautions rigoureusement, sans la moindre négligence, sans aucune interruption, jusqu'après la disparition complète de la maladie. Des faits nombreux prouvent que ce moyen est d'une efficacité certaine, mais qu'il suffit d'un instant d'oubli, d'un voisin qui vient visiter l'étable, d'un domestique qui entre dans l'étable d'un voisin, pour compromettre le succès de six mois de soins et de sacrifices.

De son côté, le gouvernement doit seconder les particuliers en empêchant l'importation de la maladie épizootique et sa propagation d'une commune dans une autre : en interdisant les foires et les marchés ; en défendant les déplacements d'animaux; en exigeant que les propriétaires fassent la déclaration des bêtes malades, et, s'il y a lieu, en ordonnant la visite et le recensement de tous les animaux du pays. La défense d'importation d'un pays infesté doit s'appliquer à tous les objets, cuirs, laines, fourrages, paille d'emballage, pouvant contenir des germes de l'épizootie.

Traitement. — Les innombrables moyens qui ont été essayés pour guérir la peste bovine sont tous complétement inefficaces. Aucun traitement ne doit être conseillé ni même permis. Si on croit des expériences utiles pour éclairer quelques questions relatives à cette maladie, il faut les faire dans les pays où elle se déclare spontanément, où elle est enzootique. Ce sujet n'a pas assez d'importance pour s'exposer à prolonger la durée de l'épizootie dans nos contrées par des expériences qui pourraient la propager, même lorsqu'elles sont faites sous l'égide du gouvernement.

La peste bovine ne se développe jamais en France d'une manière spontanée, d'où nous pouvons conclure que nous avons un moyen certain de nous en débarrasser quand elle règne : c'est d'en éviter la propagation.

Le moyen d'obtenir ce résultat, moyen infaillible, c'est d'abattre et d'enfouir profondément tous les animaux malades et tout ce qui en provient : sang, peau, fumier, etc. La *viande*, même celle des individus très-malades, pourrait être consommée impunément par l'homme ; l'expérience en a été faite très en grand nombre de fois, et à Paris en particulier en 1871 ; mais il arrive qu'en voulant l'utiliser, on propage l'épizootie. Il ne faut pas hésiter à en faire le sacrifice pour ne pas s'exposer, en la conservant et en la faisant voyager, à porter le fléau là où il n'existe pas. Et pour rendre ces sacrifices de viande, de cuirs, efficaces, il faut avoir soin de taillader les peaux et de couvrir les cadavres déposés dans les fosses d'une couche de chaux vive. Ne pas hésiter non plus à abattre les animaux simplement suspects, c'est-à-dire ceux qui ont été en rapport avec les malades, qui ont été transportés dans les mêmes wagons ou logés dans les mêmes étables, les sacrifier sans se demander s'il n'y en aurait pas dans le nombre qui ne contracteraient pas la maladie. On utiliserait la viande, la peau, le suif des individus qui ne présenteraient rien d'anormal. On aurait soin de les abattre sur place, car le mal pourrait se développer pendant le déplacement si on les faisait voyager. L'autorité, dans des cas semblables, devrait exercer une surveillance assez grande pour empêcher de vendre avec la viande des animaux suspects celle d'animaux malades.

Mais faut-il agir avec la même rigueur dans toutes les circonstances? Il est possible qu'on puisse utiliser la viande, même celle des animaux malades, quand ils sont dans une ville ou dans le voisinage de cette ville et que la maladie y règne ; mais alors il doit être défendu de faire sortir de ces localités aucun objet, ni viande ni cuir. Il faut, en outre, que l'autorité administrative et l'autorité judiciaire, et leurs accessoires, soient constitués de manière à donner la certitude que tous les ordres donnés seront rigoureusement suivis et toutes les mesures de police sanitaire scrupuleusement exécutées.

Après chaque abatage, et pour en assurer les bons effets, il doit être procédé à la destruction ou à la désinfection complète de tous les objets : harnais, étables, crèches, pouvant contenir des germes de l'épizootie ; les fourrages seront brûlés et les fumiers enfouis.

Avec la rapidité actuelle des communications internationales, nous sommes plus exposés qu'anciennement à des invasions de la peste bovine. Mais les grandes pertes peuvent être évitées par l'entente des gouvernements. Il n'est pas de question pour laquelle cette entente soit plus nécessaire et puisse être plus avantageuse. Lorsque la peste bovine se déclare dans un État, cet État a tout intérêt à le faire savoir aux États voisins et même à chercher à les préserver. Car plus l'épizootie s'étend dans les contrées voisines, plus l'État primitivement atteint souffre par le ralentissement du commerce, et plus il lui est difficile de la combattre.

Ces raisons s'appliquent aux provinces d'un même État et aux communes d'une province. Mais les particuliers peuvent croire, dans certains cas, qu'ils ont à gagner à cacher le mal. Pour les intéresser à agir dans l'intérêt commun, nous devrions avoir sur les indemnités une loi qui engagerait les propriétaires de bestiaux à faire tout ce qui serait nécessaire pour anéantir le mal dès son apparition ; une loi qui mettrait dans certains cas à la charge de l'État la désinfection des wagons et autre matériel appartenant aux chemins de fer et même celle des étables des particuliers.

Il faudrait aussi contre ceux qui violent les règlements de police sanitaire des lois sévères : des lois pour punir ceux qui introduiraient des animaux là où il serait défendu d'en importer, ceux qui en exporteraient malgré les défenses, ceux qui négligeraient de faire la déclaration à temps, etc. ; des lois qui non-seulement priveraient des indemnités, mais qui puniraient ceux qui auraient perdu des bestiaux de la peste bovine sans avoir fait la déclaration avec toute la célérité possible, qui auraient négligé d'isoler les malades, qui auraient fait l'imprudence d'acheter des bestiaux pendant le règne de l'épizootie et d'en remettre dans les étables où ils en auraient déjà perdu avant une désinfection suffisante ; et peut-être faudrait-il une loi punissant les autorités administratives et judiciaires qui n'auraient pas fait leur devoir. Si nous voulons la fin, employons les moyens. La peste bovine a plusieurs fois occasionné des pertes énormes à l'agriculture, mais à cause de l'expérience que nous avons acquise depuis le commencement du XVIIIᵉ siècle, on peut dire que si nous en éprouvons des pertes actuellement, c'est par la faute des autorités.

Pissement de sang, maladie des bois, mal de brou.

Causes. — En automne, après les sécheresses, les jeunes pousses des arbres et les feuilles produisent le plus souvent le pissement de sang, de là le nom d'*hématurie des feuilles* qu'on lui donne. Les pousses des pins, des sapins, des chênes, les mauvais aliments, l'herbe sèche couverte de poussière, les plantes dures et irritantes, les prêles, les joncs, la gratiole, le genêt à balai, peuvent encore en être la cause. Les cantharides, les boissons rares et de mauvaise qualité, l'eau des mares, même l'eau des fontaines, quand les sources sont basses, les refroidissements subits, le séjour en été dans des ruisseaux ombragés, peuvent aussi y donner lieu.

Symptômes. — Tristesse, perte de l'appétit, œil rouge, urines rares, colorées, brunes, et même couleur de sang. Le pissement de sang peut être le symptôme d'une maladie générale, d'une fièvre putride, d'une affection charbonneuse. On remarque alors les signes de ces maladies.

Préservatifs. — Pratiquer le drainage des terres humides dans les contrées où le pissement de sang est enzootique ; établir des assolements qui permettent d'avoir des fourrages de bonne qualité en toute saison, et de pouvoir nourrir les bestiaux uniformément toute l'année ; surtout étendre la culture des plantes fourragères d'été, du maïs, des vesces, des pois, des gesses, et réserver de bons pâturages pour l'automne.

Quand la maladie règne dans le pays, supprimer le pâturage des bois ; ne pas laisser brouter les plantes arborescentes, les arbres résineux ; ne conduire les animaux dans les pâturages entourés de haies en arbustes que lorsqu'ils ont pris une partie du repas au râtelier ou dans un bon herbage ; donner des boissons de bonne qualité, ajouter à l'eau ordinaire de la farine, un acide (20, 23, 24, voyez *Formulaire*).

Traitement. — Aliments aqueux, racines alimentaires, herbe distribuée au râtelier ; lavements émollients (1, 2, 3, voyez *Formulaire*), boissons de même nature et même laxatives (77, 79), saignée, révulsifs (§ IV).

Ce traitement convient pour le pissement de sang dû à des plantes irritantes, à un refroidissement ; s'il est dû à l'action des cantharides, voyez page 129 ; mais quand c'est le symptôme d'une altération du sang, d'une fièvre de mauvaise nature, ce que le vétérinaire consulté reconnaîtra à la gravité des symptômes, à la prostration des forces, à l'état poisseux du sang fourni par la saignée ou par l'autopsie d'animaux morts antérieurement de la même maladie, il ordonnera des ferrugineux, des amers (§ XVII) en breuvages et en électuaires. Ces médicaments seront associés aux antiputrides (§ XXIV), donnés aussi en breuvages, en poudres et en électuaires.

Si une tumeur se montre à la surface du corps, il faut l'inciser et toucher les plaies avec le fer rougi au feu, ou avec un caustique (§ XVI). (Voyez *Charbon*, page 43.)

Quand la maladie règne dans un pays, et qu'elle se déclare dans un herbage sur des bêtes destinées à la boucherie, on avancera l'époque de la vente, lors même que l'engraissement ne serait pas complet.

Variole de la vache, cowpox.

Symptômes. — État fébrile léger, souvent inaperçu ; éruption aux mamelles, qui se fait en trois ou quatre jours ; suppuration ou formation dans la pustule d'un fluide séreux, *vaccin*, enfin, dessiccation qui dure ordinairement du dixième au quatorzième jour de la maladie.

Les pustules vaccinales sont entourées d'une auréole

plus ou moins visible, douloureuses et ombiliquées. Ce caractère les distingue des boutons de faux cowpox, qui sont coniques. Le liquide séreux, diaphane, de la variole des vaches, inoculé à l'homme, le préserve de la variole. C'est ce qui constitue la vaccination.

TRAITEMENT. — Traire les vaches avec précaution, les préserver du froid et combattre la fièvre s'il y en a, en réduisant la nourriture ; faciliter l'éruption si elle languit, par des boissons chaudes aromatiques (249, 250, 251, voyez *Formulaire*).

SECTION II.

MALADIES DES ORGANES DIGESTIFS.

Obstruction de l'œsophage par un corps étranger.

CAUSES. — Cet accident s'observe le plus souvent sur les ruminants habitués à avaler leur nourriture incomplétement mâchée. Il se produit ordinairement quand les animaux avalent avec précipitation des corps durs, sphéroïdes ou anguleux, des fruits, des pommes de terre, des racines, des os. Quand ils sont à un tas de pommes, ou de pommes de terre et qu'ils sont poursuivis, ils prennent en fuyant une pleine bouche de fruits ou de tubercules, et les avalent sans avoir le temps de les écraser avec les dents. C'est surtout dans ce cas ou dans des circonstances à peu près semblables que l'accident arrive.

SYMPTÔMES. — Embarras, gêne des animaux, tristesse, inquiétude, position anormale de la tête, difficulté de respirer, ballonnement du ventre, suffocation. On sent, en palpant le long de l'œsophage, le corps étranger, lorsqu'il se trouve dans la région de l'encolure, entre la gorge et le poitrail.

Préservatifs. — Éloigner les animaux des corps alimentaires susceptibles par leur volume et leur forme de s'arrêter dans l'œsophage ; quand ils en mangent, les en détourner sans les effrayer ; ne pas distribuer sans les avoir coupés ou écrasés, des aliments susceptibles de produire l'accident.

Traitement. — D'abord administrer un verre d'huile grasse pour faciliter le glissement du corps étranger, et ensuite chercher à le faire descendre ou à le faire remonter en le pressant avec les mains, s'il se trouve dans la partie cervicale de l'œsophage. Si on parvient à le déplacer, et s'il n'est pas trop irrégulier, il s'avance poussé par les contractions de l'œsophage, jusque dans l'estomac. Il suffit quelquefois de faire marcher le malade, de relever, de secouer sa tête pour le guérir. Lorsque l'emploi de ces moyens est sans résultat, pousser le corps avec la sonde œsophagienne, avec une baguette en bois flexible, assez longue, et garnie à son extrémité d'un tampon d'étoupes ou de linge fixé solidement au moyen d'entailles faites au bois ; graisser l'instrument avant de s'en servir. Ne pas employer une baguette en bois raide, fragile : elle pourrait se frayer un passage à côté de l'œsophage, et même se briser dans les chairs. Lorsque le corps étranger se trouve dans la partie thoracique de l'œsophage, l'emploi d'une baguette-sonde constitue la seule opération possible.

Lorsqu'on ne peut pas déplacer le corps étranger on cherchera à l'écraser, si c'est une pomme ou un tubercule ; à cet effet, on place sur une face de l'encolure une masse résistante, et on frappe sur l'autre face au moyen d'un maillet ou d'un marteau : les contusions qu'on a faites à la peau sur laquelle on a frappé sont sans gravité.

Enfin, un moyen extrême consiste à faire une incision à la peau et à l'œsophage pour extraire l'objet qui cause l'obstruction. Cette opération est même indispensable quand cet objet est d'une forme très-irrégulière, comme un soulier, un os anguleux, une arête de poisson, un clou (chez les chiens). Les incisions qu'on pratique alors guérissent assez facilement, après la réunion des lèvres de la plaie au moyen d'une suture.

Indigestion gazeuse ou météorisation.

Symptômes. — Tristesse, inquiétude, cessation de manger, distension considérable des parois de l'abdomen ; bruit sonore quand on frappe sur le flanc gauche.

Causes. — Le trèfle, la luzerne, sont les plantes qui, prises à l'état vert, produisent le plus facilement la météorisation, principalement quand elles sont vigoureuses, fraîches, tendres, chauffées par le soleil et prises sur place, ou données au râtelier étant échauffées par la fermentation.

Les animaux pressés par la faim ou goulus, qui mangent avec voracité, qui courent dans l'herbage pour avoir les jeunes pousses vigoureuses, y sont les plus exposés.

Préservatifs. — Faucher l'herbe, l'étendre sous un hangar pour en prévenir la fermentation ou la faire faner avant de l'administrer ; en distribuer peu à la fois et plus souvent. Si on fait consommer sur place des légumineuses, jeunes, vigoureuses, ne conduire les animaux au pâturage que lorsqu'ils ont pris une partie de leur repas au râtelier ou sur une autre pâture; les empêcher de courir pour saisir les jeunes pousses, et même les retenir afin de les forcer à ronger la partie qui leur est livrée journellement. A cet effet, les attacher à un piquet, en ne laissant à leur disposition que la bande d'herbe nécessaire pour un repas. Dans tous les cas, les surveiller et les retirer de l'herbage aussitôt que le flanc gauche commence à se gonfler, lors même qu'ils ne sont pas rassasiés, qu'ils mangent toujours.

TRAITEMENT. — Administrer en breuvages, et même en lavements, des carminatifs (§ XXII, voyez *Formulaire*), pour absorber et condenser les gaz acides, l'acide carbonique, l'acide sulfhydrique formés dans l'estomac.

On peut soulager les malades en mettant en travers dans la bouche un corps irritant, un vieux morceau de drap malpropre, en poussant sur la base de la langue un bâtonnet, afin de provoquer l'expulsion par la bouche des gaz contenus dans les estomacs.

Lorsque malgré ces moyens, le malade n'est pas soulagé, et que la vie paraît en danger, enfoncer au milieu du flanc gauche une lame de bistouri ou une lame de couteau de poche. L'emploi d'un trois-quart serait préférable, mais on a rarement cet instrument sous la main quand on a une indigestion à traiter. Aussitôt que l'ouverture est faite, les gaz s'échappent et le malade est soulagé.

On prévient le retour du météorisme, en fixant une canule dans la plaie pour livrer passage aux gaz à mesure qu'ils sont produits ; ou en pratiquant au flanc, à la peau et au rumen, une large incision par laquelle on retire, à l'aide d'un instrument approprié ou même de la main, une partie des aliments. Si au moyen d'un linge ou autrement, en empêche des débris d'aliments de tomber dans l'abdomen, l'opération n'a jamais de suites funestes.

Indigestions avec surcharge d'aliments.

SYMPTÔMES. — Ordinairement légères mais se renouvelant souvent. Les malades éprouvent après chaque repas, de légers météorismes, des gonflements qui n'ont rien de grave ; ils ont le poil terne, la peau adhérente.

CAUSES. — Des états particuliers des animaux, des faiblesses suites de refroidissements, des irritations gastriques, prédisposent à ces indigestions, et les aliments difficiles à digérer les produisent.

PRÉSERVATIFS. — Guérir complétement les maladies internes qui sont souvent la suite des courbatures, page 20 ; rationner les animaux convalescents en n'augmentant que graduellement la quantité d'aliments distribuée, en les choisissant de facile digestion, non susceptibles de fermenter ; donner du bon foin, de l'herbe d'une bonne prairie naturelle, des racines cuites, des farineux ; administrer avant les repas des amers (§ XVII, voyez *Formulaire*), et après, des infusions de camomille (259, 264, 265). S'il y a constipation, ajouter quatre ou cinq cents grammes de sulfate de soude à la boisson journalière.

TRAITEMENT. — Si la maladie est sans gravité, les moyens préservatifs et le repos la font disparaître ; mais si elle persiste, insister sur les infusions amères et aromatiques ; donner même des breuvages purgatifs (℥ V), ou des boissons de même nature (77, 78, 79, voyez *Formulaire*). Si un cas grave se présente, pratiquer la ponction du rumen, et extraire par l'ouverture une partie des aliments contenus dans cet organe, en prenant les précautions que nous venons d'indiquer page 294.

Coliques bilieuses.

Symptômes. — Elles s'annoncent par des douleurs abdominales. Les malades ne mangent pas, ils sont constipés. La teinte jaune des membranes muqueuses fait pressentir que les coliques sont dues à des calculs engagés dans les voies biliaires.

Causes et préservatifs. — On observe le plus souvent les calculs biliaires sur les animaux nourris au sec. En prévenir la formation en donnant du vert au printemps, des racines en hiver.

Traitement. — Continuer la nourriture aqueuse, et ajouter aux boissons, par vingt-quatre heures, cinquante grammes de carbonate de soude ou de potasse. Une lessive de cendres passée dans un linge remplit le but. Continuer le traitement douze ou quinze jours, livrer le malade à la boucherie quand il est en bon état.

Diarrhée des veaux.

Symptômes. — Matières verdâtres, jaunes, fétides, d'une odeur aigre, rendues par l'anus; poil hérissé, maigreur.

Causes. — Mauvaise nourriture, lait altéré soit dans le pis de la vache, soit dans le vase où on l'a conservé, aliments indigestes, farines échauffées ou moisies, fourrages grossiers, repas irréguliers; habitations humides, froides, mal tenues ; *égagropiles*, formés dans les organes digestifs, dans la caillette. Le lait des vaches échauffées par le travail, si du reste elles sont bien nourries, n'exerce pas l'effet fâcheux qu'on lui a attribué.

PRÉSERVATIFS. — Nourrir les veaux d'abord avec le lait frais de la mère, le passer avec soin avant de l'administrer, le faire bouillir s'il provient d'une bête malade ; remplacer ce liquide, quand on a intérêt à le vendre, graduellement et par des aliments de facile digestion, par de la bonne farine soigneusement délayée dans de l'eau et chauffée ensuite. Bonne nourriture aux vaches dont les nourrissons sont malades.

TRAITEMENT. — A la vache, nourriture variée, bon foin, herbes ou racines, farineux ; au malade, étables chaudes, forte litière, couvertures ; lui faire prendre un, deux, trois, quatre œufs, qu'on écrase dans sa bouche, pour lui faire avaler la coquille avec les liquides ; mettre à sa disposition de l'eau de chaux, un morceau de craie que les veaux aiment toujours à lécher. Lorsque la diarrhée persiste et qu'on ne veut pas livrer les malades à la boucherie, donner de petits lavements répétés deux ou trois fois par jour, et composés avec une décoction de riz ou de son, à laquelle on ajoute quelques gouttes de laudanum (160, 171, voyez *Formulaire*), et même faire usage d'antidiarrhéiques (§ XIII) plus énergiques, en proportionnant les quantités à la taille des animaux.

SECTION III.

Angine gangréneuse.

CAUSES. — Fortes chaleurs ; pâturage dans les marais à la fin de l'été et en automne ; émanations des routoirs, des marais et des mares insalubres ; labours du sol des marais desséchés ; étables mal tenues ; gaz et vapeurs qui s'exhalent des matières animales en putréfaction. Contagion. La maladie s'est quelquefois montrée sous forme épizootique. Les bêtes bovines sont particulièrement exposées à l'angine gangréneuse qu'on observe cependant aussi chez le porc.

SYMPTÔMES. — Perte subite de l'appétit, affaiblissement rapide, prostration, bouche béante, langue pendante, de couleur bleuâtre ; gorge tuméfiée, très-douloureuse au début, phlyctènes sur la membrane muqueuse du pharynx, respiration très-difficile, flanc agité, air expiré fétide, oreilles froides ; mort prompte.

PRÉSERVATIFS. — Quand la maladie règne dans le pays, éloigner les animaux des lieux malsains, et ne pas travailler la terre des anciens marais ; garantir les animaux de la fraîcheur des soirées et des matinées comme des fortes chaleurs du milieu du jour ; remplacer les fourrages de mauvaise qualité si l'on en donnait, par de bons aliments ; administrer des boissons salubres, de l'eau acidulée (20, 23, 24, voyez *Formulaire*) ou de l'eau salée ; aérer les habitations sans y produire des courants d'air sensibles ; les tenir proprement et ne pas se servir, au moins pour les porcs, de celles qui sont exposées au midi pendant les mois d'août et de septembre ; enfin éloigner soigneusement les bêtes saines des malades et de tous les objets pouvant être imprégnés de principes contagieux.

TRAITEMENT. — Couvrir les animaux aussitôt qu'on les soupçonne malades, et employer des sudorifiques en boissons (249, 250, voyez *Formulaire*) et en fumigations (255, 256); lorsque la maladie est déclarée, donner des diffusibles (267, 268, . . .) ; frictionner la peau avec le bouchon et même avec des stimulants (36, 37) ; exciter la gorge par des frictions et la couvrir avec des bandages préalablement chauffés. Si on ne peut pas faire avorter la maladie, racler la langue avec une plaque métallique, et badigeonner les plaies qui succèdent aux phlyctènes, à l'aide d'un tampon fixé à l'extrémité d'un bâtonnet et imprégné d'eau de Rabel (131) ou d'acide chlorhydrique (156, 157), injecter ensuite dans la bouche comme gargarismes, au moyen d'une seringue, des astringents (152, 153, 154, 155, 156), ou de l'infusion de camomille additionnée de quelques gouttes d'ammoniaque (268, 267) ou d'une dissolution de sel ammoniac (275). Continuer les diffusibles toniques en breuvages et en lavements. Donner au porc, outre les lavements antiputrides (279), des pilules composées de camphre, de sel ammoniac (277, 276), de la poudre de gentiane ou de quinquina incorporée dans de la graisse ou de la pâte. Avoir soin de ne pas s'inoculer une maladie putride en traitant les phlyctènes.

Péripneumonie contagieuse.

Maladie épizootique, devenue comme enzootique dans une grande partie de nos départements, et même dans la plupart des États de l'Europe. Elle y règne d'une manière presque permanente, tantôt rare et bénigne, tantôt attaquant un grand nombre d'individus et exerçant de grands ravages. Elle a été longtemps décrite sous la dénomination de péripneumonie gangréneuse.

Causes. — On a d'abord cru qu'elle prend naissance sous l'influence du froid et des brouillards qui, dans certaines saisons règnent sur les lieux élevés, et en effet, elle a été plusieurs fois importée des montagnes de la Franche-Comté et des Alpes, dans la Flandre et le Dauphiné; plus tard, on a voulu l'attribuer à l'air malsain des étables et à l'action de quelques aliments, notamment de la betterave et des pulpes provenant de cette racine.

Mais en réalité, nous ignorons la cause ou les causes qui la produisent. Nous savons seulement qu'elle se développe en France sans qu'on puisse en expliquer l'origine par la contagion, et qu'une fois produite, la contagion la propage. On croit même avoir observé qu'elle est héréditaire, que l'aptitude à la contracter se transmet du taureau et de la vache à leurs produits.

Symptômes. — Poil terne et hérissé surtout sur les côtes en arrière des épaules; toux sèche; diminution de l'appétit; grande sensibilité de la colonne dorsale et de la région sternale; disparition du bruit respiratoire dans les parties de la poitrine qui correspondent aux lobes du poumon malade ; son mat à la percussion de ces parties ; état fébrile du pouls ; mouvements anormaux du flanc. L'existence de la maladie sur plusieurs animaux de la même ferme, du même village, la provenance des malades quand ils sont importés depuis peu de temps, les rapports qu'ils ont eu avec d'autres animaux, facilitent l'établissement du diagnostic.

A l'autopsie on trouve la substance pulmonaire transformée en une masse imperméable charnue, comme marbrée, et les plèvres recouvertes de fausses membranes souvent épaisses, jaunâtres, et nageant dans un liquide abondant.

PRÉSERVATIFS. — Pour ne pas importer la maladie, renouveler le plus rarement possible les animaux de la ferme ou de la vacherie ; ne pas les laisser communiquer ni directement, ni d'une manière indirecte, avec du bétail étranger quand la maladie règne dans le pays ; n'acheter que des bêtes provenant d'une contrée indemne et pour plus de sécurité tenir séquestrés pendant trente, et même quarante jours les animaux qu'on achète avant de les réunir aux bestiaux de l'étable.

Pour prévenir le développement de la maladie, nourrir avec modération surtout les animaux maigres nouvellement achetés ; les préserver des pluies froides, de l'air humide, des courants d'air ; ne pas laisser boire en été l'eau glaciale des sources et des puits, ni en hiver celle des mares et des rivières.

Celui qui ne croit pas pouvoir éviter la maladie, soit parce que ses étables sont imprégnées de germes, soit parce que ces germes sont tellement répandus dans la contrée qu'il a peu d'espoir de préserver ses bestiaux, peut employer l'un des préservatifs suivants, sur lesquels du reste il y a peu à compter :

Pendant longtemps on a considéré comme efficace le vinaigre sternutatoire (347, voyez *Formulaire*). La formule de ce médicament a beaucoup varié. On l'administre dans les cavités nasales, après avoir fortement relevé la tête des animaux : une petite cuillerée par jour pendant trois ou quatre jours. Parvenu dans les bronches, ce vinaigre irrite fortement ; les bêtes sont très-agitées, mais l'excitation est de peu de durée. Ce médicament a été conseillé comme agent curatif au début de la maladie.

De tous les préservatifs, l'inoculation est celui qui a fait le plus de bruit. Pour la pratiquer on choisit d'abord une bête malade au deuxième degré, c'est-à-dire qui mange encore, qui respire bien quoique le flanc soit agité, qui se couche et se relève facilement. Après l'avoir abattue, on enlève le poumon malade et on y fait une incision centrale profonde et des incisions secondaires qui aboutissent à la première, ou des incisions qui convergent vers le centre de l'organe ; on prend ensuite le liquide qui se réunit vers le point central et on le place encore chaud sous l'épiderme des animaux qu'on veut inoculer. Si on ne peut pas faire l'opération sur le lieu où l'animal malade est abattu, on enveloppe les poumons encore chauds dans des linges et on les transporte intacts là où on veut inoculer. Il faut avoir soin d'employer un virus frais afin de ne pas introduire un principe putride dans l'économie des bêtes qu'on veut conserver en santé.

On inocule au poitrail, au fanon et le plus souvent à la queue. Après avoir coupé le poil à l'extrémité de cet appendice, on place le virus sous l'épiderme à l'aide d'une aiguille ou d'une lancette à inoculer ; on fait trois ou quatre piqûres éloignées les unes des autres de trois ou quatre centimètres. Avoir soin de ne pas faire saigner.

On dit que l'opération a réussi quand elle est suivie d'un engorgement inflammatoire bien sensible. Elle entraîne quelquefois la gangrène, la chute d'une partie ou de la totalité de la queue et même la mort. Malgré la crainte de ces accidents, qui du reste sont très-rares quand on a inoculé du virus frais et à la queue, nous conseillerions l'inoculation s'il était démontré qu'on communique réellement la péripneumonie, et que les individus qui ont eu cette maladie une fois en sont ensuite préservés pour la vie, mais aucune de ces propositions n'est vraie. Rien n'est donc moins prouvé que l'efficacité de ce préservatif.

Dans tous les cas, après l'opération il faut en surveiller les suites avec attention afin de pouvoir agir à temps si elle était suivie d'engorgements gangreneux, soit pour les traiter, amputer la queue au besoin, soit pour livrer les malades à la boucherie.

TRAITEMENT. — La péripneumonie contagieuse est grave et souvent mortelle quand elle débute dans un pays. Il y a alors tout intérêt à abattre les animaux malades et même les animaux suspects, s'ils sont en bon état. En les conservant on a peu de chances de les guérir et on s'expose à éterniser la maladie dans la contrée : c'est en sacrifiant les premières bêtes malades, en faisant à temps de légers sacrifices que le Danemark, d'après ce que nous rapportait un agronome du pays, a plusieurs fois préservé ses bestiaux de l'épizootie.

Cette mesure est moins rationnelle quand la maladie est ancienne dans une contrée, parce que les germes en sont très-répandus, qu'il est difficile de les détruire

complétement et parce qu'on a plus de chances de guérir les malades. Elle est d'ailleurs irrationnelle là où la
maladie peut naître spontanément.

On a parlé comme de remèdes efficaces, du sel marin donné à la dose de 60 à 80 grammes par tête et par
jour ; du sulfate de fer, également à fortes doses ; de
l'eau-de-vie, administrée par litres ; de bourgeons de
pin, 30 grammes par litre de liquide en breuvages ;
mais tout porte à croire que les bons effets qu'on dit
avoir obtenus de ces substances doivent être expliqués
par le peu de gravité de la maladie. Le traitement de
la pneumonie ordinaire page 121, les sétons, les trochiques, l'émétique, est celui qui réussit le mieux contre
la péripneumonie contagieuse ; mais il ne faut pas oublier que la viande, même celle des bêtes très-malades,
peut être consommée par l'homme sans inconvénient :
il convient donc généralement de livrer les malades à la
boucherie, afin de limiter le plus possible la production des germes morbifiques tout en utilisant les animaux.

SECTION IV.

MALADIES DE LA PEAU.

Éléphantiasis.

Symptômes. — Dans l'homme, l'affection qui porte ce
nom donne aux parties malades quelque ressemblance
avec la peau de l'éléphant. Elle s'annonce dans le bœuf
par des signes généraux et par des signes locaux : perte
de l'appétit, tristesse, lenteur des mouvements, grande
sensibilité du dos, frissons, chaleur des cornes, rougeur des membranes muqueuses ; peau sèche, épaisse,

roide, douloureuse, crevassée, mamelonnée, tubercu-
leuse, saignante principalement, aux ailes du nez à l'encolure, au fanon, au grasset, aux membres. Cette affection est le plus souvent chronique.

CAUSES. — Séjour pendant les fortes chaleurs dans
l'eau à l'ombre des saules et des vernes ; refroidissements qui ralentissent les fonctions de la peau. L'habitude de dételer les bœufs dans les prés, de les laisser
aller à l'eau, de les faire pâturer à la rosée, contribue à
produire l'éléphantiasis.

PRÉSERVATIFS.—En évitant ces causes, on préserve les
animaux non-seulement de la maladie qui nous occupe,
mais encore des affections de poitrine et des rhumatismes.

TRAITEMENT. — Au début, chercher à rétablir la transpiration cutanée par des frictions sèches, par des breuvages stimulants (249, 250, ... voyez *Formulaire*), par
des couvertures et des fumigations excitantes (255, 256) ;
si la respiration s'accélère, pratiquer la saignée, nourrir
à la bouverie avec des aliments doux, donner des boissons légèrement sudorifiques, auxquelles on ajoute par
seau de liquide 10 grammes de sel de nitre et
100 grammes de sulfate de soude. S'il y a constipation,
lavements purgatifs (69, 72).

Lorsque la peau est irritée, faire des lotions émollientes (1, 2) aux parties douloureuses, et des onctions
adoucissantes (13, 14, 10) aux paupières, aux ailes du
nez, aux articulations mobiles ; tenir le corps moite en
le couvrant de larges couvertures et en dirigeant des
fumigations d'eau de mauves sous le ventre (9). Après
les adoucissants, employer les résolutifs, l'infusion de

fleurs de sureau à laquelle on ajoute quelques gouttes d'extrait de saturne (175, 176).

Si la maladie résiste à ce traitement, il faut administrer les toniques (§ XVII, voyez *Formulaire*) à l'intérieur ; bien nourrir les malades pour les refaire, et les livrer à la boucherie. Les fondants, les mercuriaux (190, 193), l'iodure de potassium (189), recommandés en frictions, sont incapables de ramener la peau désorganisée à son état normal.

Œstre de la peau.

CAUSES. — Un œstre, *hypoderma bovis*, à abdomen blanc pourvu d'une tarière à quatre tuyaux rentrant les uns dans les autres, dépose ses œufs à l'aide de cet organe sous la peau des bêtes bovines, généralement des plus jeunes et des plus grasses du troupeau : un œuf dans chaque trou et rarement un grand nombre sur le même individu.

SYMPTÔMES. — La larve provenant de l'œuf est sans pieds, mais pourvue d'anneaux assez irritants pour produire une petite tumeur et provoquer la sécrétion d'un liquide purulent dont elle se nourrit. Elle reste dans cette tumeur, qui peut acquérir le volume d'une noix, du mois d'août jusqu'au mois de juin suivant. Les animaux qui la nourrissent sont en bonne santé, rien ne fait supposer qu'ils en éprouvent de vives souffrances.

TRAITEMENT. — La tumeur présente au sommet une ouverture par où la larve respire, et en la pressant à sa base on hâte la sortie du parasite s'il est déjà gros.

En tout temps, on peut le faire mourir en versant par
l'ouverture une goutte d'essence de térébenthine ou
d'huile d'olive, ou en l'écrasant dans sa retraite avec
une pointe dure, avec une aiguille à tricoter.

SECTION V.

MALADIES DES CORNES.

Catarrhe des cornes.

CAUSES. — Les cornes du bœuf sont supportées par
des chevilles osseuses, creuses. L'inflammation des
sinus du nez et du front, produite par des refroidissements, par des gaz irritants, s'étend quelquefois et donne
lieu à la maladie qui nous occupe. Des coups violents
sur le front, des pressions fortes, de grandes secousses,
peuvent produire directement des irritations et des abcès à la base des cornes.

SYMPTÔMES. — Chaleur des cornes, douleur quand
on secoue ces organes, écoulement quelquefois sangui-
nolent par le nez. Il se forme dans quelques cas des abcès dans les sinus dont on peut soupçonner l'existence
quand les malades portent la tête basse et inclinée d'un
côté; qu'ils prennent de grandes précautions pour
éviter le contact de la corne contre les corps durs.

PRÉSERVATIFS. — Traiter rapidement les catarrhes du
nez et combattre par les résolutifs les contusions de
la région frontale.

TRAITEMENT.—Cataplasmes résolutifs (120, 121... voyez
Formulaire) sur le front; fumigations émollientes (9)

dirigées dans les cavités nasales; si les souffrances sont grandes et persistent malgré les résolutifs et les calmants, pratiquer la trépanation de la corne malade, ou même amputer l'organe pour faciliter l'écoulement de la matière purulente.

Fracture des cornes.

CAUSES. — Présque toujours des coups contre les portes, contre les barrières, contre les arbres, des chutes violentes, des pressions contre les murailles, les voitures, des combats des animaux entre eux, etc.

SYMPTÔMES. — La corne peut être détachée à la base et la cheville osseuse qui la porte être fracturée; d'autres fois, la corne est seulement ébranlée et le cornillon reste intact; on reconnaît l'accident à la douleur de la base de la corne et au sang qui s'écoule des gerçures produites.

PRÉSERVATIFS. — Ne pas presser les animaux quand ils franchissent des portes, des passages étroits; séparer les uns des autres ceux qui sont de même force et disposés à se battre entre eux

TRAITEMENT. — Appliquer à la base de la corne simplement ébranlée des cataplasmes résolutifs (120, 121, voyez *Formulaire*) ou des compresses imbibées d'eau salée; scier la corne en laissant un moignon de huit à dix centimètres pour fixer le joug. L'opération détermine une saignée favorable. En outre, la corne raccourcie est moins exposée à être accrochée, ébranlée par les corps extérieurs. Elle est aussi plus légère et moins exposée à se détacher.

Après la fracture complète, régulariser la plaie pour faciliter la cicatrisation et la couvrir avec un cataplasme astringent, employer les hémostatiques (§ IX, voyez *Formulaire*) pour arrêter l'hémorrhagie.

SECTION VI.

MALADIES DU PIED.

Limace.

SYMPTÔMES. — Inflammation des tissus interdigités ; teinte grisâtre de la peau située entre les deux onglons, ulcération et sécrétion d'une liqueur fétide ; la plaie peut s'étendre au ligament interdigité. Boiterie, chaleur du pied.

CAUSES. — Malpropreté, fatigues, blessures par des corps pointus, tiraillement par l'écartement des onglons, pressions par des corps introduits entre ces derniers.

PRÉSERVATIFS. — Litière propre, cours et étables proprement tenues ; éviter autant que possible de faire voyager les animaux sur des routes très-rocailleuses, et surtout sur celles où se trouvent des cailloux mobiles.

TRAITEMENT. — Au début, irrigations d'eau froide, lotions astringentes. Si le mal est ancien, le couvrir d'un plumasseau d'étoupes imbibées d'une solution résolutive (175, voyez *Formulaire*) ; extirper avec un instrument tranchant les lambeaux de peau s'il y en a. Arrêter le sang avec un hémostatique (§ IX), ou simplement avec de l'eau fraîche, de la terre glaise ;

lorsqu'il y a suppuration, ouvrir l'abcès. Traiter avec les détersifs, le sulfate de cuivre (113), l'onguent égyptiac (118) si la plaie est blafarde.

Engravée, bleime.

SYMPTÔMES. — Sole mince, usée, cédant à la pression, sensible, douloureuse quand on la comprime. Boiterie.

CAUSES. — Marche sur le verglas, les cailloux, le gravier. Les animaux gras, lourds, qui ont les pieds tendres, y sont prédisposés. Aussi le meilleur préservatif est-il de faire ferrer les bœufs avant de les mettre en route.

TRAITEMENT. — Repos ; cataplasmes astringents (120, 121, voyez *Formulaire*) sur le pied : les arroser avec du laudanum si la douleur est vive ; bains de pied dans l'eau fraîche.

Plaies de la sole, cerises.

CAUSES. — Piqûres, plaies de la sole qui mettent à nu les tissus mous. Le pinçon élevé sur le bord interne du fer peut produire une plaie ; cela arrive quand le fer, ne tenant au pied que par un clou, se déplace et que le pinçon vient à correspondre à la sole. Il s'enfonce dans le pied pendant l'appui.

SYMPTÔMES. — Boiterie, gonflement des parties sous-cornées et bourgeons charnus, rouges, simulant une cerise.

PRÉSERVATIFS. — Bonne ferrure; au lieu d'élever un petit pinçon triangulaire au bord interne du fer, élever une bande de fer assez longue et la replier sur l'onglon en appliquant le fer.

TRAITEMENT. — Débrider en enlevant la corne dure à côté de la blessure pour faire cesser la douleur ; saupoudrer la plaie avec une poudre dessiccative (140, 141, 142, voyez *Formulaire*) ; couvrir avec des étoupes et faire une compression suffisante au moyen d'un fer jusqu'au renouvellement de la couche cornée.

Enreillure.

CAUSES. — Piqûre par le soc, appelé *reille*, de l'araire employée dans le Midi, par des dents de herse, par des pointes qui se trouvent accidentellement dans la litière, le fumier.

SYMPTÔMES. — Plaie aux talons, au pied, au paturon ; boiterie ; hémorrhagie.

PRÉSERVATIFS. — Employer des traits longs pour que les bœufs soient assez éloignés de l'araire qu'ils traînent ; les faire retourner avec précaution afin qu'ils ne soient pas piqués par le soc quand, parvenus à l'extrémité d'un sillon, ils vont en recommencer un autre ; surtout substituer les bonnes charrues modernes à soc tranchant à l'araire à soc pointu.

TRAITEMENT. — Cesser le travail, nettoyer la blessure et la couvrir d'un cataplasme astringent (120, voyez *Formulaire*) si elle est grave ; arrêter le sang ; laisser l'animal blessé en repos sur un gazon ou sur une bonne litière.

SECTION VII.

MALADIES DES OS ET DES MUSCLES.

Exostose, carcinome du maxillaire.

SYMPTÔMES. — Grosseur qui se développe sur le bord postérieur de l'une des branches de l'os maxillaire. La tumeur est dure et irrégulière. Si la peau s'ulcère la plaie saigne facilement.

CAUSES. — La constitution scrofuleuse y prédispose ; les contusions, les frottements contre la crèche la produisent sur les sujets prédisposés.

TRAITEMENT. — Appliquer sur la tumeur, au début, des fondants, l'onguent mercuriel (192,194, voyez *Formulaire*), l'onguent vésicatoire (30) ; extirper la tumeur et appliquer selon les besoins des dessiccatifs, des caustiques, de l'alun calciné, du sublimé corrosif en poudre. Entamer la peau le plus tard possible, car la plaie se cicatrise très-difficilement.

La tumeur ni même la plaie qui s'y produit n'empêchent pas les animaux de se bien nourrir. Ce qu'il convient de faire, si on ne peut pas obtenir la résolution par les fondants, c'est d'engraisser les animaux et de les livrer à la boucherie.

Pourriture des os.

SYMPTÔMES. — Inégalités à la surface des os malades ; faiblesse générale.

CAUSES. — Pâturages marécageux, nourriture de

mauvaise qualité, pauvre en matières salines, en phosphates, en éléments calcaires.

PRÉSERVATIFS. — Drainage, chaulage des pâturages humides ; administration d'aliments riches en azote et en phosphates.

TRAITEMENT. — Faire entrer des graines, des grains, des poudres toniques, dans la composition des rations, et de l'eau de chaux (110, voyez *Formulaire*) dans les boissons.

Déplacement du muscle ischio-tibial externe.

CAUSES. — Chutes, glissades, efforts, faux pas, très-forte extension du membre ; marche sur un sol inégal. Les animaux mal conformés, qui fauchent en marchant, y sont prédisposés.

SYMPTÔMES. — Le muscle est séparé des parties auxquelles il est ordinairement uni et recouvre l'extrémité supérieure du fémur. Après le déplacement, l'animal ne peut pas soulever, fléchir le membre malade ; il le tient raide et le porte en avant en traînant la pointe du pied sur le sol. La boiterie n'est pas continue : il suffit, au moment où l'animal boite, de lui faire exécuter un mouvement brusque, en le menaçant, pour que la partie déplacée reprenne sa position normale, et alors l'articulation est libre et la boiterie cesse.

TRAITEMENT. — Des frictions avec des agents fortement irritants (30, 36, 37, 39, voyez *Formulaire*), en produisant un phlegmon sur l'articulation coxo-fémorale, peuvent fixer le muscle dans sa position naturelle. Il est plus simple de couper en travers la bande charnue sous laquelle glisse l'os.

18

CHAPITRE IV.

MALADIES DES BÊTES A LAINE.

SECTION PREMIÈRE.

MALADIES GÉNÉRALES.

Sang de rate.

Cette maladie a été considérée comme une apoplexie de la rate, comme une fluxion sanguine des organes digestifs ; mais les cas fréquents de pustule maligne et de tumeurs charbonneuses survenus sur l'homme et sur des animaux après des inoculations accidentelles ou faites à titre d'expériences, ont démontré qu'elle est l'analogue de la fièvre charbonneuse. Elle attaque assez souvent le bœuf mais surtout le mouton.

Elle règne en France d'une manière permanente, avec plus ou moins d'intensité selon les années. A cet égard, elle a de la ressemblance avec la pourriture dont elle diffère tant par ses caractères et par les conditions hygiéniques sous l'influence desquelles elle se montre !

Causes. — A ce que nous avons dit en traitant des affections charbonneuses nous ajouterons les considérations suivantes qui se rapportent particulièrement aux bêtes à laine. Le mérinos et le métis mérinos ont été considérés comme prédisposés à contracter le sang de rate ; cette opinion provient de ce que le mal se déclare le plus souvent sur les terres où de nos jours on n'entretient

que des troupeaux à belles laines ; et qu'il est très-rare,
là où les descendants du type espagnol n'ont pas encore
pu prospérer. Les pays où les bêtes à laine réussissent
le mieux le produisent donc, ou du moins y prédisposent. Il est enzootique en effet dans la Beauce, la Brie,
l'Ile-de-France, la Champagne, la Bourgogne, la Pro-
vence, le Languedoc, etc., là où les terres arables reposent sur les formations géologiques les plus favorables
à la production des bonnes plantes ; il se montre bien
aussi dans des localités moins riches, granitiques, à sols
schisteux, mais on peut supposer qu'il y est importé et
il n'y exerce jamais de grands ravages.

Quelques observateurs effrayés de la mortalité des
moutons, par suite du sang de rate, dans les provinces
les plus riches par leur agriculture, et voyant que les
cultivateurs qui exploitent bien leurs fermes sont ceux
qui éprouvent les plus grandes pertes, ont conseillé, pour
diminuer les ravages de la maladie, de restreindre les
fumures, de plâtrer plus rarement. On s'est bien trouvé
dans quelques exploitations de suivre ces conseils.

Les troupeaux qui passent les premiers sur les luzer-
nières, en souffrent plus que ceux qui viennent ensuite ;
et même lorsqu'un troupeau entre dans un de ces pâturages, les moutons qui marchent en tête, qui broutent le
sommet des tiges, la partie la plus riche en azote, sont
les premières victimes du sang de rate. « Dans la Beauce
où l'alimentation des troupeaux est extrêmement succu-
lente, composée de paille contenant encore des grains et
de plantes légumineuses, les maladies charbonneuses
sont très-fréquentes. Elle sont au contraire rares dans le
Perche. » (A. Raimbert.)

Aucune des causes que nous venons d'énumérer et
sous l'influence desquelles le charbon se développe le

plus souvent ne peut produire le sang de rate en agissant isolément. L'ensemble même ne le fait naître que dans des cas non encore déterminés. Nous ne pouvons pas le produire à volonté. Ce que nous savons aujourd'hui c'est que, au moins dans beaucoup de cas, il est dû à la contagion.

SYMPTÔMES. — Invasion subite, tristesse, tremblements partiels, yeux rouges, chute sur le sol, convulsions, matières sanguinolentes rendues par les ouvertures naturelles, urines rares, rouges, très-colorées ; mort en peu de temps. Mêmes syptômes dans le bœuf.

PÉSERVATIFS. — On a, avons-nous dit, considéré longtemps, le sang de rate comme une apoplexie, un coup de sang, et cette opinion a fait négliger les précautions qui peuvent prévenir la contagion. Il faut isoler les malades et enlever avec soin de la bergerie les cadavres et les objets, litière, peaux, instruments, imprégnés de principes contagieux ; aérer, nettoyer, désinfecter les lieux ; ne manier les cadavres, n'enlever la peau qu'avec précaution ; la désinfecter et n'utiliser la viande ni pour l'homme ni pour les animaux. Les chiens pourraient la consommer car ils sont peu disposés à contracter le charbon, mais ils peuvent le propager en disséminant les débris des cadavres (voyez page 39).

Dans les pays où règne le sang de rate, la séquestration doit être appliquée aux bêtes qu'on achète, quand on ignore le lieu de leur provenance ; en les tenant en quarantaine une quinzaine de jours avant de les mettre dans le troupeau, on s'assure de leur état sanitaire.

Plus que pour les autres animaux, nous recommanderons pour les bêtes à laine un régime uniforme autant que possible : les moutons maigrement hivernés sont exposés à contracter des maladies au printemps. On ne doit soumettre qu'avec ménagement à une riche alimentation ceux qui ont été mal nourris ; il est même prudent d'agir de cette manière envers les bêtes qu'on achète. Si on a intérêt à faire consommer des légumineuses, des vesces, du lentillon, il est prudent de faire entrer aussi dans la ration du foin, de la paille bien battue, des racines aqueuses, des pulpes humides.

On prévient le sang de rate ou on diminue ses ravages en ne laissant les troupeaux sur les chaumes où se trouvent encore des épis de seigle, de blé, que pendant peu de temps ; en les conduisant pour compléter les repas sur des gazons, sur de la minette, sur des pâturages artificiels à base de seigle, d'orge ou d'avoine ; en distribuant les plantes échauffantes, la vesce, la gesse, au râtelier et avant la formation des graines ; si on les fait consommer sur les terres où elles ont poussé, les distribuer dans des râteliers plutôt que de les laisser brouter sur pied. On a restreint dans quelques départements la culture des légumineuses annuelles, du lentillon en particulier, parce qu'elles produisaient le sang de rate. Des cultivateurs de la Brie et de la Bourgogne m'ont assuré que dans l'engraissement à la bergerie, ils perdaient moins de moutons du sang en nourrissant avec de l'avoine en grappes, qu'en faisant consommer de la même manière des légumineuses.

Pendant les temps chauds, tenir à la disposition des troupeaux de la bonne eau à discrétion, donner même de l'eau rouillée (227), de l'eau acidulée (24).

Le sang de rate se développe sous l'influence des causes, aliments, pâturages, sol, saisons, qui guérissent la pourriture et disparaît quand les troupeaux sont placés dans les conditions qui favorisent le développement de cette dernière maladie. Dans les fermes où il règne, le seul moyen sûr d'en garantir les animaux les années de forte sécheresse, c'est de les faire passer des lieux où ils en périssent sur des terres plus fraîches, de les conduire sur des terres arrosées naturellement ou par la main de l'homme ; après l'émigration on ne perd plus d'animaux, si on a soin de laisser séjourner le troupeau en route pendant douze ou quinze jours afin de ne pas importer la maladie là où ne se trouvent pas les conditions de son développement.

Traitement.—Quand au traitement curatif, je n'ai rien à ajouter à ce que j'ai dit du traitement de la fièvre charbonneuse, page 42. Dans les contrées où le sang de rate est enzootique, lorsqu'il se déclare avec gravité au commencement de la saison des chaleurs, les cultivateurs dont les troupeaux souffrent ordinairement de la maladie vendent pour la boucherie les individus qui leur paraissent y être les plus exposés.

Pourriture.

Symptômes. — Faiblesse, pâleur des membranes muqueuses. Les malades semblent ne pas avoir de sang dans les veines. La laine tombe ou s'arrache facilement quand on la tire ; elle est sèche et sans nerfs. Quand la maladie est avancée, la bête malade présente, le soir, en rentrant du pâturage, un œdème sous la gorge. C'est une tumeur molle, appelée *bouteille*. A l'autopsie, les tissus sont mous, infiltrés de sérosité. Il y en a aussi dans les cavités splanchniques. Le foie, souvent malade, renferme, ainsi que les canaux biliaires, des douves quelquefois en très-grand nombre.

Causes. — Toutes les races de l'espèce ovine sont exposées à la pourriture ; mais les moins robustes, celles qui souffrent le plus des privations, des fatigues (les forts mérinos, les races perfectionnées pour la boucherie, non acclimatées), la contractent plus facilement que les races indigènes, faites au climat et au sol.

L'humidité, les vapeurs qui s'élèvent de la surface de la terre, l'eau renfermée dans les plantes trop jeunes et dans les plantes vigoureuses venues rapidement en été sous l'influence des irrigations, celle qui est contenue dans les pulpes macérées, dans les racines et les tubercules, celle qui est déposée sur les plantes et qui provient de la pluie, de la rosée et des brouillards, etc., contribuent à la produire. La misère et les fatigues, l'insuffisance de la nourriture, les longs parcours sur les pâturages arides, sur des terres de mauvaise qualité, y prédisposent et produisent une faiblesse, une anémie, qui en a les conséquences funestes.

Préservatifs. — Pâturage sur des terrains salubres, connus pour produire des plantes fortement nutritives ; bon foin, regain de luzerne, grains, graines et tourteaux distribués à la bergerie comme complément de nourriture dans les temps pluvieux et le matin avant d'exposer le troupeau à l'air humide.

Les préservatifs se réduisent : 1° à préserver les animaux de l'humidité en les tenant à la bergerie pendant les temps pluvieux, en ne les conduisant dans les pâturages qu'après l'évaporation de la rosée, alors que le sol et les plantes sont égouttés ; 2° à neutraliser l'action de l'humidité en donnant des fourrages secs et en distribuant des toniques, de la poudre de gentiane, des ferrugineux, de l'eau rouillée, du sel marin, des baies de genièvre. Mêlés à la nourriture, les condiments excitants engagent les animaux à prendre de plus fortes quantités d'aliments et même à manger de la paille, des foins de médiocre qualité, des plantes grossières qu'ils refusent d'ordinaire, ils sont surtout utiles quand les troupeaux sont mal nourris, ne reçoivent que des aliments médiocres, qu'ils vont dans des pâturages dont les plantes sont peu appétissantes. Le sel marin répandu sur les fourrages, en poudre au moment de la récolte, ou sous forme d'eau salée quand on va les distribuer, produit d'excellents effets.

Sont utiles au même titre le marron d'Inde et le gland écrasés. La chicorée sauvage, la mille feuilles, le persil dont les semences ont été mêlées aux graines fourragères au moment où les prairies, les pâturages ont été ensemencés, excitent l'appétit et, en outre, contribuent à nourrir. Ainsi s'expliquent les bons effets des tourteaux et de l'avoine. Nous avons fait vivre pendant des années des moutons fortement atteints de la pourriture en leur distribuant comme supplément de nourriture de 125 à 250 grammes d'avoine par jour et par tête.

Des aliments riches, de bonne qualité, constituent le seul préservatif efficace contre cette maladie. Quoiqu'elle attaque tous les herbivores, elle ne sévit jamais sur les bœufs et sur les chevaux nourris au foin et à l'avoine, lors même qu'ils travaillent des journées entières à l'humidité. Tous les cultivateurs savent qu'un berger actif et intelligent conserve son troupeau en bonne santé là où un berger insouciant le laisse dépérir. Le premier distribue à propos la nourriture au râtelier et fait pâturer ses animaux, ou sur un terrain sec, ou au couchant, ou au levant, selon le temps qu'il fait et l'heure du jour.

Ces moyens suffisent pour prévenir la pourriture dans la plupart des fermes pendant les années ordinaires, mais

quand le temps est bien pluvieux ils peuvent être insuffisants. La maladie règne alors dans des contrées où
elle est rare et constitue une épizootie désastreuse. Le cultivateur ne doit pas hésiter, dans ces années, à réduire
son troupeau, à vendre les bêtes les moins vigoureuses
ou les plus âgées afin de pouvoir augmenter la ration de
celles qu'il conserve.

Il y a des localités où en raison de la position des terres dans des lieux bas, près des eaux, ou en raison de
leur composition tourbeuse, argileuse, la pourriture est
endémique. Les fermiers auraient de trop grands sacrifices à faire pour en préserver les bêtes à laine, ils doivent renoncer à l'élevage et se borner à acheter et à engraisser des moutons qu'ils ne gardent que le temps
nécessaire pour faire consommer leurs fourrages. Dans
certaines contrées même il n'est jamais avantageux de
nourrir des bêtes à laine.

L'émigration des troupeaux constitue un remède efficace contre la pourriture. Les moutons à œil pâle conduits
des localités humides, marécageuses, siliceuses, où la
maladie règne ordinairement, sur les bons terrains calcaires, sur les pâturages volcaniques ; ceux qui passent des
plaines basses sur les montagnes se rétablissent, leur conjonctive redevient rosée, si leur constitution n'est pas
complétement altérée. Les bons effets de ces déplacements sont connus depuis un temps immémorial ; on les
signalait dans les siècles écoulés sur les troupeaux qui
vont tous les ans des coteaux maigres du Rouergue, des
rives de la Méditerranée, sur le Cantal et sur les montagnes du Dauphiné.

Traitement. — La pourriture consiste en un état de faiblesse, d'hydropisie qui, peu avancé, ne nuit pas à l'engraissement. Le fermier doit profiter de cette circor

stance pour mettre en chair son troupeau menacé de la maladie et pour le livrer au boucher.

Quand il voudra traiter les malades, les condiments toniques, le sel, les baies de genièvre, mêlés au son, à l'avoine, le bon foin, les tourteaux, l'émigration lui en fournissent le moyen. Les vieilles brebis «pourries» qui vont des plaines humides sur les bons pâturages des montagnes s'y refont en peu de temps et constituent plus tard d'assez bonnes bêtes de boucherie.

A des animaux précieux qu'on voudrait conserver on donnerait des provendes alimentaires (§ XVIII), ou simplement du bon foin à discrétion, et 200 à 250 grammes d'avoine par jour. On pourrait ajouter 2 centigrammes d'acide arsénieux dissous dans un demi-verre d'eau. Interrompre de temps en temps l'administration de l'arsenic.

Les diurétiques, les résineux, sont particulièrement utiles. Les feuilles des arbres verts se recommandent comme préservatifs et comme agents curatifs.

Maladie rouge, maladie de Sologne.

Causes. — Mauvais aliments, nourriture insuffisante, plantes irritantes, ligneuses ; passage subit de la disette à l'abondance, logements insalubres. Anciennement, dans quelques provinces, la maladie rouge reparaissait en mai, était dans toute sa force en juin et disparaissait en juillet.

Symptômes. — Pâleur des membranes muqueuses, tristesse, soif ardente, extravasion de sang dans les cavités nasales, les voies urinaires, l'intestin. Déjection de matières sanguinolentes, urines abondantes.

Préservatifs. — Nourriture uniforme et passable, sinon bonne, durant toute l'année ; ne jamais faire passer subitement les troupeaux de la disette à l'abondance, distribuer des condiments toniques, du sel, du genièvre, du gland écrasé, desséché ou même torréfié, réserver de bons pâturages pour les brebis qui portent ou qui nourrissent. La maladie est devenue plus rare à mesure que l'assainissement du sol, le chaulage et la bonne culture procurent les moyens de mieux nourrir les troupeaux durant toute l'année.

TRAITEMENT. — Provendes renfermant des grains, du sel de cuisine et des substances amères (§ XVIII) ; pour boisson de l'eau ferrée ou rouillée légèrement nitrée. Le traitement n'est efficace qu'au début de la maladie.

Clavelée, picote.

SYMPTÔMES. — Invasion avec état fébrile, éruption à la peau de boutons, suppuration et desquammation. Les quatre périodes durent une vingtaine de jours. La clavelée est *irrégulière* si les symptômes se succèdent sans régularité ; *confluente* quand les boutons sont très-nombreux, fort rapprochés les uns des autres ; *maligne* quand la fièvre est intense, qu'il survient des complications, des phlegmons, la gangrène, et alors la mortalité est grande.

CAUSES. — Inconnues. La clavelée se communique facilement par contagion et règne le plus souvent sous forme épizootique.

PRÉSERVATIFS. — Prévenir les autorités de l'existence de la maladie, quand elle règne dans les communes voisines. Le maire, le vétérinaire, prescrivent, conseillent, la déclaration, le cantonnement des malades, réglementent la tenue des foires et des marchés selon la configuration des lieux, le nombre de routes et les rivières qui existent dans la contrée. Quand la maladie règne dans le pays, les fermiers n'ont à leur disposition que deux moyens à employer : l'isolement et l'inoculation. Le premier moyen est un préservatif certain mais souvent d'une application difficile.

Pour pratiquer l'inoculation, *clavelisation*, choisir un mouton claveleux d'une bonne constitution, et chez lequel la clavelée est régulière et bénigne ; prendre d'un bouton bien développé, avec la pointe de la lancette ou de l'aiguille, du virus et le déposer sous l'épiderme d'une région dépourvue de laine, de la face interne des membres, de la base de la queue ; faire trois ou quatre piqûres écartées les unes des autres et de l'anus. A la rigueur une seule piqûre pourrait suffire mais le succès est plus assuré quand on en fait plusieurs, en différents endroits et même avec du virus pris sur deux sujets.

Quoique inoculée, la maladie peut être fort meurtrière, ne pratiquer donc la clavelisation que quand on ne croit pas pouvoir préserver le troupeau par l'isolement ; il est même prudent de vendre au moins une partie des animaux.

Traitement. — Isoler les bêtes malades et mettre à part celles dont l'affection est grave ; placer les unes et les autres dans des lieux propres, ni trop froids, ni trop chauds, bien aérés ; ne les conduire au pâturage que lorsque le temps est doux et en évitant la poussière. Pour faciliter l'éruption donner des boissons aromatiques (249), des poudres amères, excitantes dans du son, des provendes salées (§ XVIII) composées selon les ressources de la ferme ; si la fièvre est intense donner des boissons tempérantes (20, 23), de l'herbe, des racines. La saignée peut être utile.

Lorsque les boutons sont nombreux autour des narines
et des yeux, les lotionner avec des émollients (1, 2) afin de
faciliter la respiration et les mouvements des paupières ;
si la maladie est confluente, si les boutons sont rapprochés les uns des autres, s'il y a des érysipèles, pratiquer
des onctions adoucissantes (10, 11, 12) ; lotionner avec
l'eau phéniquée et tenir plus rigoureusement les malades
dans une atmosphère douce , employer les résolutifs
(175 , 176) si l'érysipèle devient phlegmoneux ; toucher
avec le nitrate d'argent (223), avec l'alcali (215), avec
l'acide phénique (285, 287), ou avec le fer chaud même,
selon les cas, les parties qui présentent des caractères
de gangrène. Éviter la répercussion en prévenant le refroidissement des animaux ; employer les antiseptiques
en breuvages et en poudre (§ XXIV).

SECTION II.

MALADIES DU SYSTÈME NERVEUX.

Tournis.

Causes. — Introduction dans les organes digestifs
d'herbe ou de foin infectés d'œufs de ténia répandus dans
les pâturages et les prairies par des chiens qui nourrissent le parasite dans leurs intestins (voy. pages 95, 98).

Un chien qui a mangé la cervelle, la moelle épinière
d'un mouton affecté du tournis, peut avoir dans ses intestins plusieurs ténias, et huit ou dix jours après, et
pendant longtemps, rendre, avec ses matières fécales ,
d'énormes quantités de cucurbitains farcis d'œufs ; de
sorte que si ce chien allait dans les pâturages et les prairies, il pourrait, en y répandant ses excréments, trans-

mettre indirectement des cœnures à tous les troupeaux d'une contrée. Les animaux jeunes sont les plus exposés au tournis.

Durs et coriaces, les œufs de ténias résistent à toutes les intempéries, supportent même sans en souffrir, l'action des acides et des alcalis faibles, et peuvent se conserver très-longtemps, en plein air comme dans le fenil où ils ont été introduits avec l'herbe desséchée à laquelle ils adhèrent.

Symptômes. — Parvenus dans les organes digestifs d'un agneau, les œufs de ténia éclosent, et les larves qui en proviennent se disséminent dans les tissus. Celles qui arrivent au cerveau et à la moelle épinière s'y développent, forment des hydatides ou cœnures, qui peuvent acquérir le volume d'un œuf de poule. En se développant, l'hydatide produit chez l'individu qui le nourrit la tristesse, la stupeur, la perte de l'appétit, l'irrégularité de la marche. Le malade tourne sur lui-même, de là le nom de tournis; il a des convulsions, maigrit et meurt.

Le mouton peut avoir dans les chairs, dans la plèvre, le péritoine, dans le foie, le poumon, la rate, des cysticerques et des échinocoques, mais c'est seulement le cœnure du cerveau et de la moelle épinière, qui occasionne des pertes sérieuses au cultivateur.

Préservatifs. — Les moyens préservatifs que nous possédons sont simples et infaillibles. Ils consistent à ne pas laisser à la disposition des chiens les débris des moutons morts du tournis, à traiter le chien affecté de maladies vermineuses, avec les vermifuges (360) qui détruisent le ver solitaire de l'homme, à les tenir à l'attache jusqu'à leur guérison complète, et à enfouir leurs excréments.

TRAITEMENT. — La médecine est impuissante contre le tournis. Aussitôt que la maladie est reconnue, les animaux qui en sont affectés doivent être livrés à la boucherie.

Tremblante, charpilleuse, maladie folle.

CAUSES. — Trop de nourriture, emploi abusif des béliers comme reproducteurs, contusions sur la tête dans les combats entre béliers, refroidissements après la tonte. On croit la tremblante héréditaire. La jeunesse y prédispose ; les bêtes âgées de deux ans et plus en sont rarement affectées.

SYMPTÔMES. — Crampes, convulsions épileptiformes, tremblements, fortes démangeaisons : les malades frottent le train postérieur, la base de la queue contre les corps durs, s'arrachent même la laine ; si on les gratte, ils s'agitent, manifestent le soulagement qu'ils éprouvent. Maigreur, consomption, mort.

PRÉSERVATIFS. — Écarter de la génération les béliers et les brebis appartenant à des familles que la maladie a attaquées ; importer des béliers d'une ferme où elle est inconnue ; ne pas abuser de leur ardeur à se reproduire ; rationner avec modération les jeunes animaux ; donner des aliments variés, des boissons laxatives : mettre de 30 à 100 grammes de sulfate de soude par seau d'eau. Si le temps est froid, pluvieux, nourrir à la bergerie après la tonte.

TRAITEMENT. — Régime doux, tranquillité, purgatifs (61, voyez *Formulaire*) de temps en temps. Quant aux antispasmodiques, à la saignée, ils sont inutiles. Livrer les malades à la boucherie, si, malgré les moyens préservatifs et les purgatifs, le mal fait des progrès.

SECTION III.

MALADIES DES ORGANES DE LA RESPIRATION.

Coryza.

CAUSES. — Les animaux perfectionnés au point de vue de la boucherie, sont prédisposés au coryza. Pendant les fortes chaleurs ils le contractent dans les bergeries qui ne sont pas convenablement aérées, seraient-ils du reste à tous égards bien soignés.

Les fatigues, les longues marches à la poussière, la brusque exposition aux intempéries, le produisent sur tous les animaux, mais surtout sur ceux qui sont habitués à une douce température.

SYMPTÔMES. — Difficulté de respirer, écoulement par le nez d'une matière d'abord muqueuse et transparente, puis plus ou moins épaisse, parsemée de stries de sang, adhérence de cette matière aux ailes du nez et oblitération des naseaux, ébrouements, toux persistante, flanc retroussé, boursoufflement de la face.

PRÉSERVATIFS. — Air frais, bergeries aérées du côté du nord en été ; durant les fortes chaleurs, parcage à l'ombre pendant le jour et en plein air pendant la nuit ; transition graduée du séjour à la bergerie aux intempéries, et du repos aux marches fatigantes.

TRAITEMENT. — Faire éviter les extrêmes de température, nettoyer le nez avec une infusion de sureau pour faciliter la respiration, donner des aliments frais mais substantiels, continuer ces soins jusqu'à la guérison.

Œstre nasal.

CAUSES. — Un œstre, *œstrus ovis*, à abdomen jaune, taché, à ailes transparentes, produit cette maladie. La femelle dépose en juillet ses œufs à l'entrée des cavités nasales du mouton, de la chèvre ; parvenus dans le nez, ils y éclosent, et les larves logées dans les sinus s'y cramponnent et y vivent dix ou onze mois. Celles qui parviennent à sortir se transforment en insectes parfaits, et vont faire d'autres victimes.

SYMPTÔMES.—Pendant la croissance de l'insecte, aucun signe n'annonce sa présence dans les cavités nasales, mais quand il est développé, s'il ne peut pas quitter sa retraite, il détermine des douleurs, des symptômes qui ont quelque ressemblance avec ceux du tournis, des convulsions, la mort même.

PRÉSERVATIFS. — Instinctivement, les bêtes à laine se tourmentent quand elles entendent bourdonner la mouche de l'œstre, et cherchent à la fuir, à se préserver de ses atteintes en s'agglomérant, en abaissant le nez contre terre, en se tournant vers le centre du groupe. Nous ne connaissons pas de moyen de seconder l'instinct des animaux ; nous ne pouvons que détruire les parasites en sacrifiant les malades qui les hébergent, quand on soupçonne qu'ils en nourrissent. Les fumigations (369, 370, 371, voyez *Formulaire*) peuvent cependant être utiles.

SECTION IV.

MALADIES DES ORGANES DE LA DIGESTION.

Météorisme.

CAUSES. — La faim y prédispose. Le trèfle, la luzerne, et en général les plantes vigoureuses prises précipitamment après les temps pluvieux qui ont empêché de conduire à l'heure ordinaire le troupeau au pâturage, les plantes fanées sur pied, échauffées par le vent du midi, le produisent; plus rarement les pulpes fermentées.

SYMPTÔMES. — D'abord léger gonflement du flanc gauche et diminution de l'appétit, les animaux broutent avec moins d'ardeur; ensuite forte tympanite et refus des aliments.

PRÉSERVATIFS. — Éviter de conduire les moutons sur des pâturages où se trouvent des touffes de trèfle, de luzerne, de blé, de crucifères vigoureuses, quand ils sont pressés par la faim et disposés à manger avec précipitation; ne les mettre qu'avec prudence sur les herbages suspects, quand les plantes sont en partie fanées par le soleil et le hâle. Dans tous les cas, les y laisser peu de temps, les faire marcher sans cesse. Si le mauvais temps, la pluie, ne permet pas de faire sortir le troupeau à l'heure ordinaire, lui distribuer une demi-ration au râtelier, ou le conduire sur un pâturage salubre avant de lui livrer les plantes susceptibles de fermenter dans l'estomac; avoir l'œil sur tous les animaux quand on a lieu de craindre le météorisme, et au moindre gonflement observé sur une bête, retirer le troupeau du pâturage.

TRAITEMENT. — Mettre un bâtonnet dans la bouche du malade en guise de mors, ou en dirigeant une de ses extrémités vers le gosier, de manière à provoquer des vomituritions, des éructations; donner en breuvage une infusion aromatique, à laquelle on a ajouté quelques grammes d'ammoniaque (263, voyez *Formulaire*) ou de carbonate de soude (264), ou d'éther sulfurique (264); provoquer l'évacuation des matières fécales par des purgatifs en breuvages et en lavements (58, 61); pratiquer la ponction de la panse à la dernière extrémité. Si le mal paraît être mortel, couper la tête au mouton pour en utiliser la viande. Dans l'administration des breuvages, donner la préférence aux sels de potasse, de soude, ou aux cendres (93) qui n'ont pas, comme l'éther, l'inconvénient de communiquer à la viande une odeur qui la déprécie.

Muguet, aphthes des agneaux.

SYMPTÔMES. — Plaies à la membrane muqueuse de la bouche, aux gencives, difficulté de prendre les aliments.

CAUSES. — Pâturage dans les chaumes, piqûres par les éteules, herbe couverte de poussière.

TRAITEMENT. — Conduire les animaux sur un gazon doux, faire boire de l'eau acidulée (20, 23, voyez *Formulaire*) à laquelle on a ajouté une poignée de farine; frotter les aphthes avec un linge fin imbibé d'une décoction astringente (152) ou d'acide chlorhydrique (156, 157).

SECTION V.

MALADIES DIVERSES.

Gale.

SYMPTÔMES. — L'insecte qui produit la gale, du genre *dermatodecque*, habite la surface de la peau, mêlé aux débris de l'épiderme et aux croûtes sous lesquelles les femelles déposent leurs œufs. Il ne trace pas de sillons, vit par groupes, s'éloigne lentement de la place où il s'est d'abord établi. Les endroits affectés sont faciles à reconnaître. Le mouton en salit la laine avec son pied ou en se frottant contre les crèches et les murailles ; il en arrache des mèches qu'on voit adhérer à la toison ; il se gratte souvent. Si on le prend et qu'on frotte la partie affectée, il éprouve une satisfaction qu'il manifeste par les signes les plus apparents.

CAUSES. — La malpropreté et la misère ne donnent pas lieu à la gale, mais produisent une grande prédisposition. Des dermatodectes mis sur un mouton vigoureux, bien nourri et logé dans une bergerie proprement tenue, meurent sans se propager et sans altérer sensiblement la peau ; tandis que sur un mouton faible, cachectique, mourant de faim, et tenu dans un lieu malsain, ils se propagent rapidement et produisent à la peau les plus graves altérations. C'est donc par la contagion seulement que la gale prend naissance, et c'est par la misère qu'elle se perpétue.

PRÉSERVATIFS. — Séparer les animaux malades des animaux sains aussitôt qu'on reconnaît la maladie. Quand on achète des moutons, avant de les réunir au troupeau de la ferme, les tenir isolés trois ou quatre jours et les observer pour être sûr qu'ils n'ont pas la gale ; tenir le troupeau proprement et le nourrir d'une manière convenable.

Traitement.—Si la maladie est récente et limitée à une petite surface, mettre en évidence la partie malade en écartant la laine, la gratter avec l'ongle et y appliquer un peu de pommade mercurielle (376, voyez *Formulaire*) ou une goutte de jus de tabac, ou simplement de la salive imprégnée de jus de cette plante (389). Un seul pansement suffit avec la préparation mercurielle.

Si la maladie est ancienne et occupe de larges surfaces, tondre les animaux, frotter la peau avec un corps rude, avec une brosse, la laver au savon vert, et le lendemain appliquer le remède spécial (§ XXXIII). Aux formules déjà si nombreuses que nous avons données, nous ajouterons la suivante, quoique compliquée, parce qu'elle est particulièrement appliquée aux bêtes à laine, et qu'elle est très-efficace :

Acide arsénieux....................	30 gr.
Sulfate de cuivre....................	30
Vert-de-gris	30
Tabac en carotte coupé en morceaux....	250
Sel de cuisine, trois poignées............	125 à 150 gr.
Vinaigre....................	huit litres.

Faire bouillir jusqu'à réduction de la moitié du liquide, et conserver dans un vase bouché. Quelques gouttes de ce médicament étendues sur une surface malade la guérissent.

Les pyrogénés, l'huile de cade, l'huile empyreumatique sont de nos jours rarement employés. On préfère des agents moins susceptibles d'altérer la laine et moins fétides.

Si les animaux sont nombreux, le moyen le plus

simple, consiste à les laver dans le bain de Teissier (398). On a proposé de remplacer dans la composition de ce médicament, le sulfate de fer par l'alun, qui altère moins la laine ; mais la substitution peut avoir des inconvénients, de sorte, qu'il est préférable de s'en tenir à l'ancienne formule, en ayant soin de tondre préalablement les animaux, afin de préserver la toison de toute altération ; mais dans ce cas, comme la peau est tendre, et comme elle présente le plus souvent, des plaies faites par le tondeur, on ne laissera les animaux que très-peu de temps dans le bain.

Pour assurer l'effet du traitement, il faut, après l'avoir employé avec les précautions sus-indiquées, approprier la bergerie, enlever le fumier, et avec un lait de chaux (111) ou une lessive alcaline bouillante nettoyer les crèches et les murailles. Les insectes et leurs œufs se conservent longtemps sur la paille et sur les boiseries malpropres. Il ne suffirait pas toujours de tenir un troupeau un ou deux mois hors de la bergerie qu'il a habitée étant galeux pour prévenir le retour de la maladie. Il faut détruire ou enlever les germes du mal. Le parcage facilite ces opérations.

Ce n'est pas par l'inefficacité des remèdes employés qu'il faut expliquer la persistance de ces gales qui occasionnent d'énormes ravages là où les troupeaux sont dans la misère, c'est par la négligence apportée à l'application des règles de l'hygiène.

Noir museau.

SYMPTÔMES. — Peau de la partie inférieure de la tête et même celle des joues, des paupières, rugueuse, couverte de matières furfuracées, de croûtes brunâtres.

CAUSES. — La malpropreté des bergeries ; l'irritation produite par les insectes, par le pâturage dans les ronces, dans les broussailles.

TRAITEMENT. — Application d'une pommade soufrée (372, 373, voyez *Formulaire*). Si la maladie est ancienne, badigeonner la partie malade avec l'huile de cade (385, 386) ou l'eau de Rabel (131).

Piétin, crapaud du mouton.

CAUSES. — Humidité, terres grasses, humides, saisons pluvieuses, rues boueuses, cours couvertes de fumier mouillé, bergeries mal tenues, litières dures, non absorbantes, composées de bruyère, de paille de colza, qui laissent l'urine libre. Le piétin est enzootique dans quelques villages. On le considère comme contagieux parce que presque toujours il se développe sur plusieurs animaux qui en sont affectés à quelques jours d'intervalle les uns des autres. Mais la réunion de moutons malades à des moutons sains ne l'a jamais communiqué à ces derniers quand ils étaient logés dans de bonnes bergeries et sur une litière propre. S'il se transmet par contagion, ce n'est donc qu'à des animaux disposés à le contracter, à des animaux qui ont les pieds ramollis, altérés par la boue ou par le purin.

SYMPTÔMES. — Douleur et boiterie ; rougeur, inflammation de la face interne des onglons et de la peau qui les réunit ; suintement d'un fluide fétide ; fusées purulentes dans le pied, décollement de l'onglon, désorganisation des tissus ; carie des ligaments, chute des os ; dépérissement, mort. Cette terminaison est rare.

PRÉSERVATIFS. — Faire une bonne litière, nettoyer

les cours, bien entretenir les chemins, et assainir les pâturages trop humides.

Traitement. — Enlever avec un instrument tranchant la corne des parties altérées, la corne détachée, mais en ayant soin de ne pas faire saigner ; panser la plaie avec une poudre fortement dessiccative (141, 145, voyez *Formulaire*), la recouvrir avec un plumasseau et fixer le tout au moyen d'un bandage convenable ; ou encore la badigeonner avec de l'onguent égyptiac (118, 119), ou de la pâte caustique (219), ou de l'eau de Rabel (131), ou de l'acide nitrique (216). S'il y a un grand troupeau à soigner, faire un bain de sulfate de cuivre et y faire passer les malades en les y laissant un instant (voyez page 33), toujours après avoir enlevé la corne décollée pour mettre toute la plaie à nu. Si le berger est soigneux, la maladie ne fait jamais de grands ravages, quel que soit le médicament employé ; tandis qu'elle peut détruire le troupeau si les soins de propreté sont négligés et le traitement retardé. Le piétin ne guérit jamais naturellement.

Fourchet ou inflammation du canal biflexe.

Symptômes. — Le canal situé entre les onglons du mouton et de la chèvre, appelé *biflexe* parce qu'il est contourné, qu'il forme un angle, est enflammé, douloureux, fait boiter les animaux. Il peut être ulcéré. En été, les larves de la mouche carnassière s'y développent et le distendent.

Causes. — La malpropreté, le gravier, le pâturage sur les chaumes et sur les landes où se trouvent des chicots ligneux.

Traitement. — Nettoyer la plaie avec de l'eau salée, de l'eau vinaigrée. Cela suffit le plus souvent pour opérer la guérison. Si le mal persiste, faire des lotions astringentes (§ VIII, voyez *Formulaire*), des lotions avec une dissolution de sulfate de cuivre (113), appliquer de l'onguent égyptiac (118) ou une poudre dessiccative (128, 141, 142) ; en été, écarter les mouches par l'emploi de substances amères et détruire les larves, quand il y en a, en les touchant avec quelques gouttes d'essence de térébenthine, de benzine, ou d'huile empyreumatique. Extirper le canal biflexe s'il est sérieusement ulcéré.

CHAPITRE V.

MALADIES DU PORC.

La médecine a peu de pouvoir sur les maladies du porc. Lorque le troupeau est considérable, tous les individus ne peuvent pas être journellement examinés et l'on en voit de temps en temps mourir dont la maladie n'avait pas été remarquée ou ne l'avait été que depuis douze ou vingt-quatre heures. Et cela arrive nonseulement pour les maladies foudroyantes comme la fièvre charbonneuse et l'apoplexie, mais aussi pour des affections de longue durée. A l'autopsie on trouve le foie déchiré, en suppuration, contenant des hydatides, le poumon tuberculeux, les plèvres couvertes de fausses membranes adhèrant aux côtes, sur le cadavre d'individus qui n'avaient pas été reconnus malades. Aux difficultés de constater à temps les maladies s'ajoute celle d'administrer les remèdes. Il est souvent plus avantageux d'abattre les animaux pour en consommer la viande que de les médicamenter.

SECTION PREMIÈRE.

MALADIES GÉNÉRALES.

Fièvre charbonneuse, maladie rouge, rouget.

Symptômes. — Tristesse, diminution et perte de l'appétit, grande faiblesse, prostration, pouls petit, oreilles froides, oppression; taches à la peau d'abord rouges, isolées, puis violettes, noirâtres, confluentes; si le malade est forcé de se déplacer, il peut à peine marcher. Dans quelques cas, apparence de tumeur à la peau et rougeur circonscrite, presque toujours à la gorge. Mort vingt heures, quelquefois quinze et même douze heures après l'apparition des premiers symptômes. Le cadavre est d'un rouge violet, noirâtre. A l'autopsie on trouve le sang poisseux et les autres caractères des affections charbonneuses.

Causes. — Porcheries mal tenues, exposées au midi; émanations provenant de matières organisées en putréfaction; nourriture forte, échauffante. La maladie se propage par la contagion; elle règne principalement en été et en automne.

Préservatifs. — Séquestrer les malades; éloigner les animaux sains des objets qu'on peut supposer imprégnés des germes de la maladie, enfouir même ces objets; logements propres, bien aérés, souvent lavés en été; nourriture médiocrement substantielle; bains une ou deux fois par semaine dans la belle saison ; pendant le règne de l'épizootie dans le pays, boissons acidulées (23, 24, voyez *Formulaire*), boissons laxatives ; ajouter tous les jours à la nourriture de 10 à 30 grammes de sulfate de soude selon la taille des animaux. Éviter les refroidissements subits.

Traitement. —Au début, trochiques de sublimé corrosif (47, voyez *Formulaire*) à la base des oreilles ; s'il y a tuméfaction à la gorge, y pratiquer des incisions et cautériser les plaies (voyez l'article suivant) ; administrer à l'intérieur des antiputrides (267, 276, 277, 278) en bols et en lavements, ou simplement des infusions aromatiques (249, 250) additionnées de quelques gouttes d'acétate d'ammoniaque, en lavements.

Soie, soyon, soie piquée.

Symptômes. — Tumeur se développant presque toujours à la gorge, très-douloureuse, augmentant rapidement de volume. Le centre en devient en peu de temps gangréneux. Les soies qui sont au milieu forment comme un pinceau. Fièvre très-intense, grande difficulté à respirer, oreilles froides, mort. La fièvre précède quelquefois la tumeur.

Causes. — Celles des affections charbonneuses.

Préservatifs. — Séquestration des malades, logement frais, tenu proprement, nourriture rafraîchissante, boissons diurétiques, tempérantes.

Traitement. — Petits lavements avec des infusions aromatiques (267, 208, 271, 274, voyez *Formulaire*) additionnées de quelques gouttes d'esprit de Mindérérus ; boissons diurétiques ; frictions avec l'ammoniaque (215), ou la teinture de cantharides (39), ou une pommade résolutive (197) sur l'engorgement qui se produit à la gorge ; aussitôt qu'on reconnaît la nature du mal, ouvrir la tumeur ou enlever circulairement la partie qui supporte les soies réunies en pinceau et cautériser la plaie avec le fer chaud, la panser durant quelques jours avec l'essence de térébenthine (36), ou la teinture de cantharides (39), ou l'onguent vésicatoire (30). Il n'y a pas d'inconvénients graves à inciser la tumeur lors même qu'elle n'est pas charbonneuse, tandis qu'un retard de quelques heures à faire l'opération dans une affection charbonneuse, peut être la cause de la mort du malade. Quand la suppuration est établie, pansements simples avec la teinture d'aloès (136), ou un résolutif (175).

Nous ne pouvons pas conseiller d'abattre les porcs affectés de maladies charbonneuses, quoiqu'on ait peu d'espoir de les guérir en les traitant, parce qu'il n'est pas prudent d'utiliser la viande, à cause du danger de contracter le charbon en manipulant les chairs, et de propager la maladie.

Le meilleur moyen de tirer parti d'un porc affecté du charbon, mort ou abattu, c'est de le vider, de le dépécer avec précaution, et de le soumettre à l'action de la chaleur pour en extraire la graisse, qu'il sera prudent de n'utiliser que pour des usages industriels.

Dans le cas où l'on voudrait consommer la chair, ce qui est toujours dangereux, il faudrait abattre l'animal aussitôt qu'on reconnaît le mal, et ne manger ou ne faire manger la viande qu'après lui avoir fait subir une cuisson complète. Le plus sage c'est d'enfouir les cadavres avec les objets, paille, fumier, qui ont pu s'imprégner de principes morbifiques, et de désinfecter ensuite la

porcherie, les murs et les auges. L'oubli de ces précautions peut entraîner la mort de plusieurs animaux
dans le même établissement.

Ladrerie.

Le parasite, cysticerque ladrique, *cysticercus cellu-
losa*, qui produit la ladrerie, n'est que l'état rudimentaire,
agame, du ver solitaire, *tænia solium* de l'homme. Il
constitue un être vésiculeux, rempli d'eau, du volume
d'un pois, souvent plus petit, provenant d'un œuf du
ténia. Le porc peut nourrir plusieurs sortes d'hydatides :
on en trouve dans le foie, la rate, le poumon, le péritoine;
mais le cysticerque cellulaire est le plus nuisible.

Causes. — Pendant longtemps on a attribué la ladrerie à l'action des débilitants. Ce qui paraissait confir-
mer cette opinion, c'est que les porcs maigrement
nourris, qui courent dans les chemins et les rues des
villages du Midi, sont souvent ladres, tandis que ceux
qu'on entretient, en général convenablement, à la porcherie le sont rarement. Cette différence est aujourd'hui
facile à expliquer. Les porcs qui rôdent sur la voie
publique, dans les pays où les rues, les cours, les
chemins servent de latrines, prennent les œufs des
parasites avec les excréments humains dont ils se
nourrissent.

Les *œufs* parvenus dans l'estomac du porc, libres
ou contenus dans les cucurbitains, *proglottis*, ne tardent
pas à éclore ; il en sort des larves, *proscolex*, qui traversent les tissus, quelquefois circulent avec le sang et
s'arrêtent dans les lieux qui leur sont favorables. Chaque
larve se transforme en une vésicule, *cysticerque*, nourrice

dans laquelle se développe la tête du ténia, *scolex*.

Les cysticerques sont quelquefois extrêmement nombreux dans le même individu, de grosseurs différentes et d'âges divers. Cela se remarque lorsque les porcs ont mangé plusieurs œufs, plusieurs parties de ténia et à différentes époques (voyez page 95).

Un cysticerque ne renferme qu'une seule tête de ténia et s'il est mangé vivant par l'homme, sa vésicule est digérée, et sa tête devenue libre, se fixe aux parois du tube digestif, et constitue un seul ver, *ver solitaire*.

SYMPTÔMES. — Aspect terne des soies, état crasseux de la peau, ton rauque de la voix, maigreur, faiblesse des organes locomoteurs. La gravité des symptômes dépend du nombre de parasites logés dans les chairs et des parties qu'ils occupent. Les porcs qui n'en portent que quelques-uns, ne présentent aucun signe de maladie ; mais ceux qui en ont une grande quantité dans les tissus de l'œil, de la gorge, en sont incommodés. Il y a hydropisie, anémie, altération de la voix.

Pendant la vie, on constate la maladie en explorant la langue et les yeux. Les hydatides se développent souvent sous la membrane buccale, sur la base de la langue, et aux yeux sous la conjonctive. On les sent en pressant avec les doigts la membrane qui les recouvre. On appelle *langueyeurs* les hommes qui, dans les foires, sont payés pour constater l'état sanitaire des porcs au point de vue de la ladrerie.

La viande des porcs ladres est molle, fade, aqueuse, insipide, prend mal le sel. Probablement moins nutritive que la viande saine, elle n'est pas cependant positivement malfaisante si elle a éprouvé une cuisson assez forte pour détruire tous les cysticerques qu'elle renferme; sinon, si des grains, des cysticerques restent vivants, elle peut donner le ténia.

PRÉSERVATIFS. — D'après les règlements sur la police sanitaire, la ladrerie constitue un vice rédhibitoire. La viande des porcs ladres peut même être saisie et détruite, mais pendant longtemps les règlements à ce sujet n'ont été exécutés que par exception, mal, et dans quelques grandes villes seulement. On sait aujourd'hui que la viande ladre est de qualité inférieure, qu'elle peut donner le ver solitaire et l'inspection des abattoirs se fait avec exactitude. La viande qui présente des cysticerques, est confisquée et détruite. Les porcs ladres sont de plus en plus difficiles à vendre et les campagnes de plus en plus intéressées à prévenir la maladie.

Le moyen est facile et sûr : en soignant sa propre santé, l'homme préserve ses animaux d'une maladie incurable. Il doit d'abord prévenir le développement du ver solitaire dans ses intestins, en s'abstenant de la viande des porcs ladres ou en n'en consommant qu'après lui avoir fait subir une cuisson complète, suffisante pour faire mourir le cysticerque ; il doit aussi se débarrasser du ver solitaire s'il n'a pas su s'en préserver ; et enfin déposer ses excréments dans des fosses disposées pour les recevoir : cette précaution est autant dans l'intérêt de l'agriculture que dans celui de la salubrité publique et de l'hygiène des animaux.

La fréquence de la ladrerie dans quelques provinces avait été attribuée au tempérament des races porcines qui y sont entretenues ; mais nous savons aujourd'hui qu'elle dépendait de la fréquence du ver solitaire chez l'homme et du mode d'entretien des animaux. Elle est commune dans les pays où l'on mange la viande de porc incomplètement cuite, où les gens de la campagne ont l'habitude de déposer leurs excréments derrière les haies et où on laisse les porcs courir dans les chemins et dans les champs.

TRAITEMENT. — Il n'y a pas de remède connu contre la ladrerie.

Trichinose.

CAUSES. — On a constaté pour la première fois à Dresde en 1860 cette maladie sur l'espèce humaine. Ayant examiné au microscope les muscles d'une jeune femme morte d'une maladie inconnue, le professeur Zenker y trouva des trichines vivantes. Il prit des informations et apprit que quatre semaines auparavant cette femme avait mangé de la viande de porc affecté de trichinose.

Pour acquérir tout son développement, la *trichine* séjourne dans deux individus appartenant ou non à la même espèce ; née dans l'intestin d'un animal, elle va se loger dans ses muscles, et y reste enkystée jusqu'à ce que le muscle qui la contient soit mangé par un autre animal ; alors elle devient libre dans l'intestin, ses organes sexuels se développent et la fécondation a lieu ; les œufs éclosent dans la mère, qui, ainsi que le mâle, meurt après l'acte de la génération. Les animalcules qui proviennent de cette fécondation se disséminent dans les intestins, en traversent les parois, et pénètrent dans les muscles avec une grande rapidité, s'y enkystent et y restent à l'état agame, jusqu'à ce que le muscle soit parvenu dans l'intestin d'un autre individu et digéré.

SYMPTÔMES. — Du troisième au cinquième jour après avoir mangé de la viande trichinée, le porc est triste, perd l'appétit, prend la diarrhée, va, vient et paraît éprouver de vives douleurs. L'intensité de ces phénomènes dépend du reste de la quantité de viande qu'il a consommée. Trois porcs qui avaient pris chacun 30 grammes de viande trichinée n'ont été qu'indisposés, tandis qu'un quatrième qui en avait mangé, dans la même expérience, 135 grammes, est mort dans un état de maigreur extrême après avoir éprouvé de grandes souffrances. Après l'ingestion de fortes quantités de trichines, les animaux meurent d'une fièvre adynamique avant la dispersion des trichines dans les muscles ; s'ils en prennent de moindres quantités, l'affection intestinale diminue après quelques jours et du vingt-cinquième au trentième jour après le repas de viande trichinée, les organes digestifs sont rentrés dans l'état normal. Alors commencent les douleurs musculaires qui ont fait confondre la trichinose avec les rhumatismes. Les paupières deviennent œdémateuses, la respiration difficile et tous les mouvements musculaires douloureux. Les malades gardent le repos ; ils peuvent mourir comme asphyxiés quand les trichines sont nombreuses dans les muscles des parois thoraciques, mais ils reprennent la santé et peuvent même s'engraisser s'ils n'en ont avalé que de petites quantités. Les trichines s'enkystent dans les muscles du vingtième au trentième jour.

Après la mort, on les trouve surtout dans le diaphragme, dans les muscles des lombes, de la poitrine, du larynx, du pharynx, de la langue, du cou, des paupières. C'est d'après ces données qu'on inspecte la viande des porcs abattus pour la consommation quand on a lieu de croire qu'ils sont affectés de trichinose :

on examine au microscope les muscles de ces régions.

Pendant la vie, aucun signe positif ne fait connaître l'existence des trichines, ni dans l'intestin, ni dans les muscles ; on n'a la certitude de la présence de ces parasites chez un animal que lorsqu'on en a trouvé dans les excréments ou dans les fibres musculaires retirées du corps au moyen d'un crampon explorateur.

Préservatifs. — Enfouir profondément avec de la chaux vive les cadavres des malades qui ont des trichines ; ne consommer la viande trichinée, ou ne la faire consommer par des animaux, qu'après lui avoir fait subir une cuisson complète, suffisante pour faire mourir les parasites.

Traitement. — Quand on soupçonne la présence des trichines dans les intestins d'un animal, il faut les détruire en administrant des lavements vermifuges (355, 366, 367, voyez *Formulaire*) ; les chasser en donnant des purgatifs (66, 70, 71) en lavements, en électuaires, en bols.

Une fois que les trichines sont parvenues dans les muscles, il n'existe aucun moyen connu de les détruire ni même de soulager les malades, si ce n'est les narcotiques qui diminuent la sensibilité.

Rachitisme, scrofule.

Causes. — Habitations humides, boueuses ; nourriture insuffisante ; aliments de mauvaise qualité, pauvres en principes nutritifs.

Symptômes. — Tumeurs aux extrémités des os longs

et à la surface des os minces et spongieux, souvent aux vertèbres; ganglions lymphatiques engorgés, pâleur des membranes muqueuses, faiblesse, peau crasseuse.

PRÉSERVATIFS. — Exclure de la reproduction les individus rachitiques; importer un verrat et des truies d'une ferme où la maladie est inconnue; logement convenable surtout pour les porcelets; nourrir ces jeunes animaux avec des grains, des féveroles, du gland; bon laitage et farine au moment du sevrage; mêler de l'eau de chaux (110) à la nourriture.

TRAITEMENT. — Frictionner les tumeurs avec la pommade d'iodure de potassium (189, voyez *Formulaire*) ou avec la pommade mercurielle (192); donner des lavements très-petits, composés moitié de décoctions amères (224), moitié d'eau de chaux; chercher à faire prendre des bols toniques alimentaires (239, 240). Il y a souvent avantage à mettre les malades en bon état et à les sacrifier pour en consommer la viande.

Variole.

CAUSES. — Contagion. Les jeunes sujets sont les plus exposés à contracter la variole.

SYMPTÔMES. — Invasion avec fièvre, tristesse, diminution de l'appétit, envies de vomir; éruption de pustules à la face interne des membres d'abord; formation dans l'intérieur des pustules d'un fluide particulier; squammation, dessiccation des pustules.

PRÉSERVATIFS. — Tenir les porcs renfermés quand la variole règne dans le pays.

TRAITEMENT. — Porcherie bien aérée, propre, bonne

litière ; exciter les malades à prendre des boissons aromatiques tièdes, des infusions ; donner de 10 centigrammes à 1 gramme de poudre de vératre (85) ou de 5 à 50 centigrammes d'émétique (87) en bols ou dans du pain ou de la pâte. Si les pustules sont nombreuses, laver le nez, les paupières, avec de l'infusion de sureau tiède. Lavements avec des décoctions de mercuriale.

Rougeole.

Causes. — Inconnues. La maladie se propage par contagion.

Symptômes. — Quelques jours de fièvre, tristesse, oreilles chaudes, taches de rougeur à la face interne des membres, peau couverte de matière furfuracée.

Préservatifs. — Tenir les porcs dans la porcherie, les jeunes surtout, quand la maladie règne dans le pays.

Traitement. — Bonne litière, porcherie aérée ; exciter les malades à boire des infusions aromatiques tièdes et donner de 10 centigrammes à 1 gramme de poudre de vératre (85), ou de 5 centigrammes à 50 d'émétique (87) en poudre dans du pain pour hâter l'éruption. Tenir les malades chaudement ; les préserver des vents froids et de la pluie.

SECTION II.

MALADIES DES ORGANES RESPIRATOIRES.

Angine couenneuse, angine croupale, angine avec fausses membranes.

CAUSES. — Les porcs des races non acclimatées, ceux entretenus en grands troupeaux, sont les plus exposés à cette maladie. Les nuits fraîches succédant aux journées chaudes la produisent sur les animaux laissés en plein air.

SYMPTÔMES. — Annoncent en général un état grave: grande difficulté à respirer se montrant subitement; voix rauque, voilée; oreilles alternativement chaudes et froides; fesses appuyées sur le sol, tandis que la tête est relevée; toux quinteuse, convulsive; voile du palais, base de la langue, amygdales tuméfiés, grisâtres, couverts de fausses membranes et ensuite d'ulcères à bords saillants; bouche béante; langue épaisse, violacée; écoulement par le nez de matières fétides. Quand la maladie règne dans le pays, il faut bien surveiller les porcs, car on méconnaît souvent cette angine au début et comme la marche en est rapide, c'est dès l'apparition des premiers symptômes qu'il faut la traiter.

PRÉSERVATIFS. — Préserver les animaux des refroidissements subits et les tenir dans des loges grandes, propres, bien aérées.

TRAITEMENT. — Fixer des étoupes à l'extrémité d'un

bâtonnet, les imbiber ensuite d'un mélange d'acide chlorhydrique et de miel (157, 156, voyez *Formulaire*) et en badigeonner les parties malades ; une trop forte dose d'acide produit à la gorge un œdème qui peut entraîner la mort. Un autre acide ou l'eau de Rabel (131), étendu d'eau, peut aussi arrêter le progrès du mal ; mais il est essentiel d'agir au début de la maladie, avant l'apparition des ulcères. Ouvrir les abcès s'il s'en forme à la gorge ; distribuer pendant quelques jours des aliments presque liquides, de l'eau légèrement acidulée (20, 21) à laquelle on ajoute de la farine.

Bronchite, pneumonie, pleurésie.

Symptômes. — La peau épaisse des porcs, l'épaule qui couvre une grande partie de la région costale, les mouvements exécutés par les animaux qu'on explore, les efforts, les cris, rendent très-difficile l'interprétation des signes fournis par les organes malades. Du reste, la toux, la difficulté de respirer, les mouvements du flanc, font reconnaître les affections de la poitrine, s'ils n'indiquent pas exactement le siége de la maladie.

Causes, Préservatifs. — Les causes sont celles des affections de poitrine des autres animaux et peuvent être neutralisées par les mêmes préservatifs.

Traitement. — Loger les malades dans des lieux chauds, légèrement humides, et les nourrir avec des farineux et des racines cuites ; tenir à leur disposition des boissons chaudes aromatiques, qu'on assaisonne avec de la farine pour les faire prendre ; administrer des lavements purgatifs (69, 70, voyez *Formulaire*) avec des décoctions de mercuriale, d'écorce de sureau ;

appliquer des sinapismes (44) et des vésicatoires (30) à la face interne des membres, là où la peau est moins épaisse, et des trochiques (46) à l'oreille.

Il est difficile de faire avaler des médicaments aux porcs ; mettre à la disposition des malades de la poudre de réglisse ou de la poudre de guimauve incorporée dans du miel, de la mélasse, de la graisse ou du beurre (8). Si la toux est grasse, donner, selon la taille des malades, de 2 à 4 grammes de kermès (337). L'émétique peut être ajouté aux boissons (78) ; on saigne le porc à la queue et aux oreilles en amputant une partie de ces organes.

Des fumigations avec du cuir brûlé, des vapeurs de goudron ou d'huile empyreumatique, des vapeurs pyrogénées (369, 370, 371) répandues dans l'espace limité où sont logés les malades, conviennent contre les toux grasses, contre les bronchites chroniques, surtout si on a lieu de soupçonner la présence des vers dans les bronches, soit parce qu'il s'en trouve dans les mucosités, soit parce qu'on en a trouvé dans des animaux morts de l'affection que l'on traite. Dans ce cas administrer aussi une poudre sternutatoire (346).

SECTION III.

Obstruction de l'œsophage.

CAUSES. — Naturellement glouton, le porc avale quelquefois sa nourriture sans l'écraser et se donne la mort par strangulation.

Cet accident peut être produit par des tubercules, par des racines, par des fruits crus, qui s'arrêtent dans l'œrière-bouche. Il peut l'être même par des pommes de terre cuites et par de la viande : cela arrive quand des pommes de terre entières de moyenne grosseur sont mêlées à de la farine, à des pulpes, quand on donne au porc de la viande coupée en morceaux de 50 à 80 grammes. Un porc peut s'étrangler aussi en mangeant à un cadavre. L'accident est plus fréquent quand plusieurs animaux mangent à la fois au même tas, à la même auge ou au même cadavre.

Symptômes. — On ne reconnaît souvent la cause du mal qu'après la mort. On peut cependant la soupçonner quand on voit un porc qui mange avec gloutonnerie, s'éloigner précipitamment de la nourriture ; qu'on le voit tourner, tendre le cou, respirer difficilement, et présenter des signes de suffocation tels que respiration très-gênée, flanc fortement agité.

Préservatifs. — Ne distribuer les racines, les tubercules, les fruits ronds, que cuits et écrasés ; donner la viande cuite ou coupée en petits morceaux ; diviser les auges en compartiments afin que chaque animal mange sa ration tranquillement, comme s'il était seul.

Traitement. — Injecter dans l'arrière-bouche de l'huile douce ou un breuvage approprié (4) pour faciliter le glissement du corps étranger ; écraser ce corps ou le retirer à l'aide de pinces convenables.

Indigestions.

Causes. — La faim prédispose aux indigestions. Les plantes vertes vigoureuses, le trèfle, la luzerne les produisent.

Symptômes. — La douleur est quelquefois vive. Il y a tympanite.

Préservatifs. — Donner à manger assez souvent et peu à la fois.

Traitement. — Exciter les malades à vomir en injectant dans la bouche avec une seringue sans relever la tête du malade, une dissolution de 1 à 2 grammes d'émétique dans 200 grammes d'eau tiède ; administrer en lavements le même médicament avec 20 ou 30 grammes d'aloès. La maladie est en général sans gravité.

Entérite, dyssenterie.

Causes. — Plantes irritantes, sels de cuivre, sels de potasse mêlés aux eaux ménagères qu'on distribue à la porcherie ; tubercules crus, fruits verts, pris en fortes quantités. La dyssenterie se montre le plus souvent en automne pendant et après les fortes chaleurs.

Symptômes. — Tristesse, perte de l'appétit, déjections par l'anus de matières fluides de diverses natures.

Préservatifs. — Ne pas faire manger les eaux grasses si l'on emploie des liqueurs alcalines pour laver la vaisselle ; s'il y a des fruits tombés des arbres avant la maturité, comme cela arrive après les orages, les ramasser avant de laisser sortir les porcs de la basse-cour ; ne pas distribuer à la porcherie des plantes irritantes.

Traitement. — Logements frais en été ; peu de nourriture ; donner de la farine délayée dans l'eau ou dans une décoction de riz (158, 159, voyez *Formulaire*) s'il y a diarrhée ; lorsque les déjections sont très-fréquentes, sanguinolentes, petits lavements d'eau de riz, d'amidon, additionnés de quelques gouttes de laudanum (172, 173, 174).

Diarrhée des porcelets.

Causes. — Allaitement insuffisant, sevrage trop hâtif, aliments indigestes, froid, humidité, loges mal tenues.

Symptômes. — Tristesse. Déjections par l'anus de matières fluides, d'aliments mal digérés.

Préservatifs. — Bien nourrir les truies qui nourrissent ; leur ôter un ou deux porcelets si elles en ont un trop grand nombre ; sevrer graduellement les nourrissons, leur distribuer à l'époque du sevrage, du lait doux dans lequel on a délayé de la farine.

Traitement. — Loger les petits et la mère dans des loges tenues proprement ; lorsqu'ils sont nombreux, ajouter comme supplément au lait fourni par la nourrice, du lait doux mêlé à parties égales d'eau de riz ou d'une dissolution d'amidon (158, 159, voyez *Formulaire*); donner de petits lavements (171, 172) en proportionnant les quantités à la taille des malades.

Renversement du rectum.

Causes. — Aliments échauffants. Constipation.

Symptômes. — Le rectum apparaît hors de l'anus, tantôt sous forme d'un bourrelet circulaire, tantôt sous forme d'un corps cylindrique pendant, tantôt sous forme d'une tumeur molle semi-sphérique. La membrane muqueuse apparente a une teinte rouge, violacée, livide.

PRÉSERVATIFS. — Aliments rafraîchissants, régime herbacé.

TRAITEMENT. — L'organe déplacé rentre souvent spontanément. Si c'est nécessaire, le laver avec de l'eau fraîche, et faire des mouchetures avec la lancette pour faire couler le sang que le resserrement de l'anus tend à retenir dans la tumeur ; agir avant que, sous l'influence du fumier, des mouches, de la compression par l'anus, la tumeur ait pris une teinte noire. Après la réduction, petits lavements avec 5 grammes d'alun dissous dans 500 grammes d'eau.

SECTION IV.

MALADIES DIVERSES.

Hémorrhoïdes.

CAUSES. — Nourriture échauffante ; constipation. Les animaux âgés y sont les plus exposés.

SYMPTÔMES. — Tumeurs violettes à l'anus ; sang rendu avec les excréments.

PRÉSERVATIFS.— Lavements d'eau tiède ; boissons rendues laxatives par l'addition de quelques grammes de sulfate de soude, 10 à 30 grammes dans les auges; nourriture herbacée, petit lait. Engraisser les truies âgées qui ont fait un grand nombre de portées.

TRAITEMENT. — Onctions avec une pommade astringente (109), extirpation des tumeurs avec les ciseaux, et lotions astringentes (104, 112, 129).

Hernie scrotale.

CAUSES. — Constitution particulière de certains animaux. Hérédité.

SYMPTÔMES. — Scrotum du côté où est la hernie plus considérable que ne le comporte la taille du porc. La tumeur est compressible, élastique, réductible.

PRÉSERVATIFS. — Ne pas employer à la reproduction les verrats affectés de la hernie, ni les truies qui proviendraient de ces verrats.

TRAITEMENT. — Relever le train postérieur du porc, faire rentrer l'intestin dans l'abdomen, fendre le scrotum, et placer sur le cordon testiculaire des casseaux en bois si l'animal est grand, et une simple ligature en fil ciré si l'animal est petit.

L'anse intestinale déplacée est quelquefois peu volumineuse. La hernie peut rester inaperçue. Si dans ce cas, on pratique la castration sans précaution, on peut, en fendant le scrotum, ouvrir l'intestin. Ce qu'il y a de mieux à faire après l'accident, c'est d'abattre l'animal.

Aggravée.

CAUSES. — Marche sur les sols durs, caillouteux, sur le verglas. Les porcs gras, lourds, y sont les plus exposés.

SYMPTÔMES. — Pieds chauds, douloureux ; peau rouge

entre les onglons ; corne usée ; difficulté à marcher ; suppuration, chute des onglons ; quand ces phénomènes se montrent, les yeux sont rouges, le pouls est fort, fréquent ; les malades mangent peu.

Préservatifs. — L'aggravée se voit plus rarement depuis l'établissement des chemins de fer ; laisser reposer les animaux aussitôt qu'ils ne posent les pieds sur le sol qu'avec hésitation, que la marche devient pénible,

Traitement. — Repos sur une bonne litière, lotions avec de l'eau fraîche à laquelle on a ajouté quelques gouttes d'extrait de saturne ou de sel marin ; cataplasmes avec de la terre glaise ou de la suie de cheminée et du vinaigre (120, 121, voyez *Formulaire*). Pratiquer une saignée en coupant le bout des onglons complémentaires si le mal est grave. Abattre les porcs gras.

Bouclement, ferrure du porc.

Pour empêcher les porcs de fouiller la terre, d'abîmer les prairies, d'arracher les récoltes, on leur met au groin une ferrure qui produit une sensation douloureuse quand ils fouillent le sol.

On peut pratiquer l'opération de différentes manières. D'abord assujettir le porc, à un arbre où à un anneau implanté dans une muraille, au moyen d'une corde à nœud coulant qui embrasse la mâchoire supérieure ; fixer les deux mâchoires l'une contre l'autre pour empêcher les cris et pour se préserver des morsures ; implanter ensuite dans le groin deux morceaux de fil de fer longs de 8 à 10 centimètres, un de chaque côté du plan médian du corps, et éloignés l'un de l'autre de 3 centimètres à peu près. Chaque fil de fer est disposé en anneau à une de ses extrémités, et en pointe à l'autre ; une fois qu'il est passé dans le grouin, on le replie et on fixe l'extrémité pointue dans l'anneau.

Le bouclement est plus efficace, si au lieu d'un corps arrondi comme le fil de fer, on place dans les tissus une lame anguleuse. Une lame de clou à ferrer les chevaux, assez forte et assez longue, convient pour cette destination.

CHAPITRE VI.

MALADIES DU CHIEN.

SECTION PREMIÈRE.

MALADIES GÉNÉRALES.

Fièvres.

Symptômes. — La fièvre inflammatoire se reconnaît à une excitation générale, soif, rougeur des membranes muqueuses, respiration et circulation accélérées, sans qu'aucun appareil organique paraisse particulièrement affecté. Dans la fièvre muqueuse, la perte de l'appétit s'accompagne d'écoulement par le nez, et les excréments sont mous. La fièvre bilieuse peut succéder à ces deux états fébriles. Elle peut aussi être primitive, et s'annonce par les symptômes suivants : tristesse, perte de l'ap-

pétit, œil sans animation, conjonctive et membrane buccale jaunâtres, jaunes même ; bouche chaude, sèche, ou
contenant du mucus gluant. La langue est chargée et
prend une teinte foncée. Envies de vomir, vomissements;
souvent constipation.

Causes. — Une forte nourriture, les fatigues produisent la fièvre inflammatoire. Elle est souvent secondaire, la suite d'unemaladie locale douloureuse et disparaît avec cette dernière. Les saisons pluvieuses, l'humidité des habitations, occasionnent la fièvre muqueuse ;
la mauvaise nourriture, les fatigues, l'épuisement, les
fortes chaleurs, prédisposent à la fièvre bilieuse et l'air
impur, les miasmes la produisent.

Préservatifs. — Les fièvres graves sont rares sur les
chiens qui vont, viennent en plein air et en liberté, sans
se fatiguer, quoique fort médiocrement nourris ; on prévient ces maladies en tenant le chenil proprement, en
donnant une bonne nourriture, et en faisant prendre de
l'exercice à l'air libre, même aux chiens malades.

Traitement.— Un peu de diète et des lavements émollients, guérissent les fièvres inflammatoires primitives et soulagent les malades affectés de fièvre inflammatoire secondaire. Contre la fièvre muqueuse et la fièvre
bilieuse, donner au début des vomitifs (83, 84, 82, voyez
Formulaire); quand le caractère bilieux domine, il y a souvent constipation, il faut alors donner des purgatifs (55, 56)
en proportionnant les doses à la force des animaux. Les
toniques (229, 230) sont souvent indiqués, lorsque des
phénomènes graves, putrides (langue fortement chargée,
état typhoïde) se manifestent. Ajouter des antiseptiques,
des calmants et des antispasmodiques (293, 295, 318,

317) si des symptômes nerveux se manifestent ; pour nourriture, donner du lait coupé avec de la tisane d'orge, du bouillon faible. Au besoin, combattre la constipation par de petits lavements purgatifs (70, 71), la diarrhée par les astringents (172, 179), et les vers intestinaux par les vermifuges (§ XXXII).

Maladie des chiens.

CAUSES. — Les jeunes chiens sont prédisposés à une maladie connue sous le nom de maladie des chiens. Les temps humides, les changements brusques de température, la produisent. Il y a des maisons où il est très-difficile d'élever des chiens ; ceux qu'on y fait naître meurent généralement de cette affection.

SYMPTÔMES. — Ils dénotent une affection qui attaque principalement, ou l'appareil respiratoire, ou l'appareil digestif, ou les centres nerveux. Le plus souvent, le mal se montre d'abord sur la pituitaire et la conjonctive, et s'étend ensuite aux organes respiratoires et à l'appareil digestif ; le système nerveux est plus rarement affecté.

Au début écoulement nasal, yeux chassieux, gorge douloureuse, toux, agitation du flanc, respiration gênée, labiale ; les lèvres s'entr'ouvrent comme celles d'un homme qui fume la pipe. Poil mauvais.

Si les organes digestifs se prennent : appétit diminué, diarrhée, quelquefois dyssenterie ou constipation ; amaigrissement rapide.

Bornée au nez et aux yeux, la maladie est légère ; elle est grave quand les bronches et les poumons sont pris ; elle l'est aussi quand des désordres intestinaux se mani-

festent, et surtout quand les centres nerveux sont affectés, que le malade a des convulsions, qu'il est affecté de
la danse de Saint-Guy, qu'il a le train postérieur paralysé.
Certains malades sont réduits à ne marcher que sur les
membres de devant.

Préservatifs. — Logements secs et bien aérés,
beaucoup d'exercice en plein air ; isoler les animaux
sains des malades ; administrer aux jeunes chiens une
nourriture végéto-animale suffisante sans être en excès ;
les garantir des intempéries qui produisent des catarrhes ;
les purger de temps en temps s'ils ont de la tendance à
la constipation.

Traitement. — Si le temps est doux, sec, faire sortir
les malades ; les pourvoir de couvertures et les tenir
dans des lieux spacieux, bien aérés, sans être froids ;
frictionner la peau avec une brosse rude ; diriger des fumigations aromatiques (255, voyez *Formulaire*) sur la
peau, pour exciter la transpiration ; donner des béchiques (3,327) ; nourrir avec du bouillon ou du lait frais
coupé avec de la tisane d'orge ou de chiendent (1) ;
faire prendre des électuaires calmants (8, 295), une
potion contre-stimulante (343) ; administrer matin et
soir un lavement avec une décoction de mauve ou de
guimauve (1, 2) additionnée de quelques gouttes de laudanum ; s'il y a constipation, lavements laxatifs (75,
76), et même donner un purgatif (65). Lorsque la maladie se prolonge, soupe, viande cuite.

Lorsqu'il y a toux, grande difficulté à respirer, éviter
avec plus de soin la fraîcheur et l'humidité ; exciter la
peau, tenir la gorge chaudement au moyen d'un bandage convenable ; mettre un séton (49) au poitrail et les
sinapismes (41) à la face interne des membres ; s'il y a je-

tage, nettoyer le nez et les yeux, faire respirer des vapeurs d'eau tiède ou de décoction de mauves (9); donner un vomitif (82, 83, 88), le répéter deux jours après. Si le poumon est pris, et que le malade soit vigoureux, mettre deux à quatre sangsues sur les parois de la poitrine ; appliquer même une couche d'onguent vésicatoire (30, 31) ou de pommade stibiée (32) sur cette région ; combattre la constipation par des breuvages à l'huile de ricin (65), au mercure doux (60). S'il y a diarrhée, tisane de riz (159, 158), soupe faible, lavements d'amidon avec quelques gouttes de laudanum (174) ; les administrer petits, les répéter dans la journée ; donner peu de nourriture.

Quand la maladie se prolonge, faire prendre des breuvages et des électuaires toniques (225).

La maladie est très-grave quand elle se complique de phénomènes nerveux. On la combat alors en appliquant sur la tête des compresses imbibées d'eau froide (138), d'eau sédative (181) ; en mettant les sinapismes à la face interne des membres et un séton au poitrail (44, 49); en donnant des antispasmodiques (§ XXVI) en breuvages, en électuaires et même en petits lavements. Le traitement est dans ce cas rarement efficace.

Chorée ou Danse de Saint-Guy.

CAUSES. — Prédisposantes : la faiblesse et l'irritabilité ; déterminante : la frayeur. Le plus souvent la chorée est une suite de la maladie des chiens.

SYMPTÔMES. — Mouvements saccadés, convulsifs, involontaires, bizarres ; paralysie plus ou moins étendue ; maigreur. Tantôt la maladie est générale, tantôt les mouvements insolites ne se font remarquer que sur une partie du corps.

TRAITEMENT. — Bains froids, frictions irritantes avec un mélange d'eau-de-vie camphrée (178, voyez *Formulaire*) et d'essence de térébenthine (36) ; à l'intérieur, antispasmodiques (§ XXV), racine de valériane (318, 323) en breuvage ou en électuaire, par petites doses plusieurs fois répétées dans la journée ; purgatif doux (62, 63) tous les quatre ou cinq jours.

Scorbut.

SYMPTÔMES. — Gencives rouges, noirâtres, sanieuses, ulcérées, dents déchaussées, vacillantes, mastication difficile, faiblesse, peau livide, ulcérée, extravasion de sang, haleine fétide, mort.

CAUSES. — Mauvaise nourriture, privation de viande fraîche, froid humide, niche obscure, malpropre, fatigues, perte de sang.

PRÉSERVATIFS. — Grand air, propreté, viande fraîche, aliments variés.

TRAITEMENT. — Toniques (§ XVII) en breuvages et en électuaires ; laver la bouche avec du jus ou de la décoction de cresson et de cochléaria (§ XIX) ou avec de la décoction d'écorce de saule additionnée de 5 à 10 gouttes d'acide nitrique ou d'acide chlorhydrique concentré.

SECTION II.

MALADIES DIVERSES.

Catarrhe de l'oreille.

SYMPTÔMES. — Démangeaisons qui portent les animaux à se gratter, à secouer la tête et à la tenir penchée, douleur à la base de l'oreille produite par la moindre pression ; sécrétion dans l'intérieur de l'organe d'une sérosité jaunâtre, fluide, puis gluante, ichoreuse, très-fétide ; ulcération, altération des tissus malades.

Causes. — Les chiens à poil long, l'épagneul, le griffon, le canard, le terre-neuve, sont prédisposés à cette maladie. L'inaction dans des loges humides, la nourriture échauffante, les bains froids, les corps irritants, les dartres, la produisent ; la maladie est quelquefois occasionnée ou entretenue par un insecte.

Préservatifs. — Grande propreté des oreilles, traitement actif des affections dartreuses et des maladies causées par des insectes, régime doux, exercice à l'air libre.

Traitement. — Au début, faire plusieurs fois par jour des injections légèrement résolutives (175, voyez *Formulaire*) ou anodines (289) dans l'oreille ; après huit ou dix jours, si la maladie persiste, faire des injections astringentes (104, 112), ou résolutives avec l'eau sédative (181). On emploie la créosote (381) ou l'huile de cade (386) à titre d'insecticides, d'antipsoriques. Si la sécrétion est fétide, l'intérieur de l'oreille bourgeonné, y injecter de l'eau phagédénique (116) ou de l'eau de Rabel (131) ou du nitrate d'argent (217). Les poudres dessiccatives (142, 141), employées en petites quantités mais avec persévérance, guérissent quelquefois des catarrhes qui ont résisté aux injections minérales et aux astringents végétaux. Dans tous les cas, quand le mal résiste au traitement local, mettre un exutoire (49) à la nuque, et administrer des purgatifs (62, 65) tous les six ou huit jours.

Chancre des oreilles.

Symptômes. — Tuméfaction et démangeaisons à la pointe et sur le bord des oreilles ; plaies d'abord limitées qui tendent toujours à s'étendre. Les animaux aggravent le mal en secouant la tête et les oreilles.

Causes. — Les chiens à grandes oreilles sont les plus exposés à cette affection. Les morsures, les pressions, les piqûres dans les haies, les buissons, la produisent. Une dartre mal pansée, une plaie d'abord simple, irritée par l'animal qui se secoue, peuvent être suivies d'ulcération rongeante.

Préservatifs. — Dans toutes les plaies des oreilles entourer la tête d'un bandage pour empêcher les chiens de les envenimer en secouant la tête et en se grattant avec les pieds.

Traitement. — D'abord immobiliser l'oreille malade, mettre la plaie à l'abri des violences extérieures en entourant la tête d'un bandage (béguin) pourvu d'une espèce de poche qui reçoit l'oreille et la tient serrée contre la tête ; panser la plaie avec une compresse imbibée de vin chaud (250, voyez *Formulaire*) ou d'extrait de saturne (108) étendu d'eau.

Si ces moyens sont inefficaces, et cela arrive souvent quand le mal est ancien, raviver la plaie en la touchant avec le nitrate d'argent fondu (223) ou en amputant la partie malade soit avec des ciseaux, soit au moyen d'une ligature fortement serrée. Traiter ensuite la plaie simple produite par l'opération avec les vulnéraires en ayant soin de tenir l'oreille immobile. L'amputation de l'oreille (ou des deux oreilles pour établir la symétrie), en totalité ou en partie, est souvent le moyen le plus simple.

Amputation des oreilles.

Cette opération est pratiquée pour changer la forme des oreilles, pour préparer les chiens aux combats en les débarrassant d'un organe qui offre trop de prise aux combattants, enfin pour guérir les plaies que nous venons de décrire. Quand elle n'a pas un but d'utilité réelle, comme dans ce dernier cas, elle constitue un acte barbare qu'on doit blâmer.

On coupe les oreilles avec le bistouri ou avec de bons ciseaux. Si l'opération a lieu à la base de la conque, que l'hémorrhagie soit forte, on l'arrête en saupoudrant la plaie avec une poudre hémostatique (134, 135, voyez *Formulaire*) ou en la cautérisant avec un fer chaud.

Quand on coupe les oreilles trop court, quand on les arrache sur les jeunes chiens, il peut arriver que les bords de la plaie se soudent entre eux et bouchent le conduit auditif. La surdité est une conséquence de l'obstruction. Pour remédier à cette infirmité, on ouvre avec le bistouri la cloison accidentelle qui s'est formée, et on cautérise le bord de la plaie ainsi faite ; on place dans l'ouverture, pour la tenir béante, un tampon d'étoupe ou de charpie enduit d'un corps adoucissant (12, 13).

Surdité.

Causes. — Abcès dans l'oreille par suite de blessures, dépôts de cérumen, occlusion, oblitération du conduit auditif après l'arrachement de l'oreille, affection du cerveau, paralysie du nerf acoustique.

TRAITEMENT. —Nettoyer l'oreille avec de l'eau tiède ou avec de l'alcool ou de l'éther étendu ; enlever ainsi les dépôts de cérumen, de terre s'il y en a ; traiter les abcès ; quand le conduit est obstrué ou clos, l'ouvrir avec un instrument tranchant et le dilater avec des plumasseaux de plus en plus gros.

Gale.

CAUSES.—Celle de la gale de tous les animaux (p. 189.) En outre, un insecte particulier qui vit dans les follicules de la peau et s'y multiplie très-rapidement, produit une gale appelée *rouget*, qu'on ne remarque que sur les chiens.

SYMPTÔMES. — Démangeaisons, poil hérissé, peau rouge, rugueuse.

TRAITEMENT. —Contre la gale du dos, du cou, employer les antipsoriques ordinaires (§ XXXIII, voyez *Formulaire*) en onctions (372, 384), en bains (397) ; contre celle des pattes, verser sur les follicules, ou plutôt sur les parties malades, quelques gouttes de benzine, d'huile de cade (382, 387), d'essence de térébenthine (36), de liqueur insecticide (394, 395). Après quelques jours, donner un bain adoucissant. Il faut souvent répéter plusieurs fois l'application des antipsoriques.

Érythème, rougeur de la peau.

CAUSES. — Niches malpropres, poussière, crasse, piqûres d'insectes, nourriture trop substantielle, agents irritants employés contre la gale.

Symptômes. — Peau épaisse, rougeâtre, fendillée ; poil rare, redressé, surtout sur le dos et sur la croupe.

Préservatifs. — Après l'application des antipsoriques, lavages au savon suivis de bains d'eau de pluie ou d'eau de rivière ; tenir la peau proprement par des frictions et des lavages ; nourriture partie animale, partie végétale.

Traitement. — Lotions légèrement astringentes, résolutives (175, 176, voyez *Formulaire*); purgatifs (60, 65, 62) tous les trois ou quatre jours ; onctions et lotions adoucissantes (15, 14, 13), pour calmer les démangeaisons ; employer les antipsoriques si on a lieu de croire à l'existence de la gale.

Ulcère de la queue.

Causes. — Les blessures produites à l'extrémité de la longue queue des chiens courants dégénèrent quelquefois en ulcères ; les chiens excités par la démangeaison les enveniment en les mordant ; ils les enveniment aussi en les frappant contre les corps durs, contre les broussailles et transforment de légers accidents, des blessures simples, en plaies difficiles à guérir.

Traitement. — La plaie guérit souvent spontanément ou il suffit de la tenir proprement ; si elle persiste, devient bourgeonnée, le moyen le plus simple c'est de raccourcir la queue en faisant l'amputation, avec de forts ciseaux, de la partie malade ; on peut aussi la poser sur un billot et la couper avec un instrument tranchant. On arrête le sang avec une poudre hémostatique ou en cautérisant avec un fer chaud.

La plaie guérit facilement si on empêche les chiens de l'irriter.

Parasites dans les cavités nasales, saignement du nez.

Causes. — Le saignement du nez a été longtemps attribué à la mauvaise nourriture, aux logements malsains, à la fatigue, à la faiblesse, à une altération du sang ; il était considéré comme une fièvre de mauvaise nature produite par la misère. Mais on le considère, aujourd'hui, comme la suite du séjour du pentastome ténoïde dans les cavités nasales. Ce parasite se trouve à l'état incomplet, agame, dans les ganglions mésentériques du mouton, du bœuf, etc. ; mangé par un chien avec les tissus qui le renferment, il envahit les sinus de la tête, s'y développe, devient fécond et produit les symptômes que nous allons indiquer. Si ses œufs parviennent dans les organes digestifs d'un mouton, ils y éclosent et la larve qui en provient arrive dans les glandes où elle se nourrit ; elle reste très-ténue et n'incommode pas d'une manière sensible le ruminant qui l'héberge.

Symptômes. — Outre le signe qui a fait nommer la maladie saignement du nez, on remarque de la tristesse, une certaine inquiétude, des signes de souffrances, la perte de l'appétit, de la faiblesse, de l'amaigrissement, de la gêne dans la respiration : il y a ce qu'on appelle vulgairement, embarras du cerveau, le chien frotte la tête contre la terre.

La maladie ne fait d'abord que des progrès lents ; mais une fois que les parasites renfermés dans les cavités nasales sont développés, s'ils sont nombreux, les symptômes s'aggravent rapidement ; le saignement du nez devient de plus en plus abondant et entraîne en peu de temps le marasme et la mort.

PRÉSERVATIFS. — Détruire les germes de la maladie en abattant, ou en enfermant jusqu'à ce qu'ils soient débarrassés de leurs pentastomes, les chiens affectés de saignement du nez. Préserver ainsi les moutons des germes du parasite et ne donner aux chiens des débris d'animaux connus pour contenir des pentastomes qu'après leur avoir fait subir une cuisson suffisante pour détruire les êtres vivants. Par ces deux précautions on préserve les carnivores et les herbivores de parasites plus ou moins nuisibles.

TRAITEMENT. — Quand le saignement du nez s'est manifesté, il est difficile de le faire cesser, de guérir le malade ; mais, par l'usage des toniques (224, 225, voyez *Formulaire*), des ferrugineux (226, 227), de la viande crue, de la viande rôtie, on peut l'entretenir, le mettre en état de résister à la perte de sang jusqu'à ce qu'il soit débarrassé de ses hôtes. Si les parasites sont nombreux et ne peuvent pas quitter les cavités dans lesquelles ils se sont développés, la maladie est incurable ; les fumigations empyreumatiques et pyrogénées (369, 370, 371) doivent cependant être employées.

Tique des chiens.

CAUSES. — Cet insecte, *ixodus ricinus*, vit sur les végétaux et s'attache aux chiens qui passent à sa portée. Il se multiplie quelquefois d'une manière prodigieuse dans les chenils, tourmente les individus auxquels il adhère, les fait maigrir et peut les faire mourir dans le marasme.

TRAITEMENT. — Tondre les chiens et couper avec les ciseaux les parasites qui, d'abord plats, deviennent rapidement gros, épais ; faire des frictions avec la pommade mercurielle (192, voyez *Formulaire*) ou l'essence de térébenthine (36), ou laver avec une solution insecticide (394, 395), les parties infectées de parasites. Mais il ne suffit pas de les détruire il faut en empêcher d'autres de venir.

PRÉSERVATIFS. — A cet effet, gratter et recrépir au mortier les murailles du chenil, brûler la litière, nettoyer le plancher et les boiseries avec une lessive bouillante, les couvrir d'un vernis au goudron et à la benzine, couper les broussailles à côté desquelles passent journellement les chiens.

CHAPITRE VII.

MALADIES DE LA VOLAILLE ET DES LAPINS.

SECTION PREMIÈRE.

MALADIES DE LA VOLAILLE.

Fièvre charbonneuse.

Encore appelée *choléra*, parce qu'elle s'est montrée pendant le règne de l'épidémie de ce nom, la fièvre charbonneuse attaque les poules, les oies, les canards, etc.

SYMPTÔMES. — Elle est quelquefois foudroyante, et toujours à marche très-rapide ; tristesse et perte de l'appétit ; respiration et circulation profondément troublées ; déjections par l'anus de matières fluides, sanguinolentes, fétides ; dans la poule, crête flétrie, pâle, devenant violette ; convulsions, mort.

CAUSES. — Réunion d'un grand nombre d'animaux dans le même établissement, dans des poulaillers petits, dans des cours étroites, couvertes d'excréments. La maladie se montre dans toutes les saisons mais le plus souvent pendant les fortes sécheresses, quand les boissons sont rares et de mauvaise qualité. La fièvre charbonneuse une fois dans un village en envahit rapidement toutes les basses-cours.

PRÉSERVATIFS. — Propreté, ne pas laisser communiquer les animaux sains avec les malades ; vendre une partie de la volaille si l'épizootie se déclare dans le pays ; tenir constamment à la disposition des poules (elles ont besoin de boire beaucoup et souvent) de l'eau fraîche et limpide ; si on donne des pâtées, en préparer peu à la fois et nettoyer les augettes tous les jours. Lorsque les poules sont enfermées, qu'elles n'ont pas à leur disposition une fontaine ou un ruisseau pour boire à discrétion elles se trouvent bien d'avoir à leur disposision de l'eau rouillée (227) ou de l'eau acidulée (24, voyez *Formulaire*).

TRAITEMENT. — Donner par petites cuillerées, souvent renouvelées, du vin chaud sucré auquel on a ajouté quelques gouttes d'esprit de Mindérérus, ou des infusions d'angélique camphrées et légèrement nitrées, ou des infusions de sauge, de lavande, additionnées de quelques gouttes d'eau-de-vie camphrée et de quelques décigrammes de nitrate de potasse.

Au début, lorsque la maladie se déclare dans un pays, il faut déplacer les animaux si on dispose d'un local convenable pour les recevoir et si on ne craint pas de porter la maladie dans d'autres localités. Si ce moyen n'est pas praticable, sacrifier une partie du troupeau pour en utiliser la viande en ne conservant que quelques animaux précieux pour en propager la race. Lorsqu'on agit à temps, la diminution du nombre des habitants du poulailler contribue à éteindre l'épizootie.

Angine.

SYMPTÔMES. — Tristesse, langueur, abattement ; respiration difficile, se faisant avec bruit ; membrane de la bouche, du palais, de l'arrière-bouche enflammée, ulcérée, grisâtre, couverte de mucosités épaisses ; yeux chassieux ; écoulement par le nez ; crête pâle, tombante, devenant violette ; maladie quelquefois épizootique et alors grave, très-meurtrière.

CAUSES. — Brouillard, pluies, lieux humides, changements brusques de temps, basse température.

PRÉSERVATIFS. — Garantir les animaux, les jeunes surtout, des intempéries, de la pluie ; ne pas laisser communiquer les animaux sains avec les malades.

TRAITEMENT. — Logement sec, proprement tenu, bien aéré, chauffé au besoin ; bons aliments, grains cuits, écrasés, mêlés à de la farine et à des herbes cuites et hachées. Nettoyer le nez, la bouche, l'arrière-bouche des malades avec de l'eau vinaigrée (20, voyez *Formulaire*), de l'eau phéniquée (286), de l'acide chlorhydrique (157) ; faire boire du vin aromatique miellé. Contre la forme épizootique, infusion d'angélique additionnée d'une goutte d'acide chlorhydrique ; tenir à la disposition des oiseaux sains et des malades de l'eau rouillée légèrement nitrée ; donner des boissons laxatives si les malades sont constipés.

Catarrhe, coryza, roupie.

SYMPTÔMES. — Écoulement d'une humeur qui obstrue les narines ; difficulté de respirer, haleine fétide ; tristesse, plumes ternes, yeux chassieux.

CAUSES. — Temps froids, pluvieux ; logements bas, mal aérés, manque d'abris convenables pour la journée ; les poulets, les dindonneaux y sont prédisposés ; quand il règne sous forme épizootique il est grave et on le croit contagieux.

PRÉSERVATIFS. — Quand le mal règne dans le pays, loger les poules pendant la journée dans un local vaste, bien aéré, chauffé au besoin, couvert de sable bien sec ; donner aux bêtes adultes une nourriture suffisante : chènevis, avoine, sarrasin, et aux jeunes poulets de la viande coupée en petits morceaux ou des pâtées formées de viande hachée, de mie de pain et d'une poudre amère, poudre de gentiane, de gland torréfié, d'absinthe. Ne pas laisser communiquer les animaux sains avec les malades.

TRAITEMENT. — Nettoyer le nez et les yeux avec une infusion de sureau (175, voyez *Formulaire*), tenir les malades isolés dans un lieu convenable, donner du vin chaud sucré par petites cuillerées, et une bonne nourriture.

Diarrhée, dyssenterie.

CAUSES. — Les poussins et les dindonneaux y sont fort exposés, surtout ceux qui naissent à la fin de l'hiver, avant

les chaleurs et en automne dans la saison des pluies;
le manque de nourriture, les aliments aqueux, l'herbe
tendre, peuvent produire la maladie.

PRÉSERVATIFS. — Aliments substantiels : chènevis,
sarrasin ; logements chauds et secs.

TRAITEMENT. — Changer la nourriture, donner des
œufs durs écrasés, du pain humecté avec du vin ; pour
boisson une décoction de riz ou une dissolution d'amidon ; petits lavements avec les mêmes liquides auxquels on ajoute deux, trois gouttes de laudanum et
quatre ou cinq gouttes d'extrait de saturne.

Étisie.

SYMPTÔMES. — Tristesse, perte de l'appétit, plumes
ternes, ailes pendantes ; dans la poule, crête pâle,
tombante.

CAUSES. — Les jeunes animaux y sont prédisposés, surtout les dindonneaux au moment ou les caroncules de la
tête se colorent, quand ils poussent le rouge. Les saisons pluvieuses, le manque de nourriture, les aliments
aqueux rendent les oiseaux jeunes étiques.

TRAITEMENT. — Bonne nourriture : viande hachée, œufs
durs écrasés ; feuilles de chicorée hachées et mêlées à
du chènevis écrasé ou à de la farine de sarrasin.

PRÉSERVATIFS. — Contre ces graves maladies, la diarrhée, le coryza, l'atonie, le traitement préservatif est le
même.

Les oiseaux sont difficilement médicamentés. Il faut

compter sur les soins hygiéniques pour les conserver en santé; ceux qu'on soigne convenablement réussissent constamment. Il faut les loger dans des lieux secs, propres, bien aérés, naturellement chauds en hiver ou chauffés. Les oiseaux qui peuvent s'ébattre à l'aise sur un gazon ou sur du sable sec, assez souvent renouvelé, et en hiver sur du fumier de cheval bien exposé, qui sont nourris suffisamment avec des aliments de bonne qualité, selon l'âge, ont rarement des maladies graves si elles ne sont pas communiquées par contagion. Dans tous les cas les soins hygiéniques nécessaires à la conservation de la santé sont indispensables pour le succès du traitement auquel on soumet les malades.

Constipation.

Symptômes. — Excréments durs, en masses rondes, blanches.

Causes. — Chènevis, avoine, sarrasin, orge donnés en trop fortes quantités quand on veut pousser à la ponte. L'action de couver produit la constipation.

Préservatifs et traitement. — Donner des aliments cuits, des pommes de terre, des mélanges de son et d'herbes cuites hachées; jeter dans les cours à la disposition de la volaille, des laitues, des choux, des feuilles de betteraves; faire dissoudre 50 grammes de sulfate de soude dans l'eau destinée à la boisson journalière de douze à quinze poules, administrer en petits lavements une dissolution de 30 grammes de sel de cuisine dans un litre de décoction de mercuriale.

Indigestions.

Symptômes. — Tristesse, perte de l'appétit, refus des aliments. Jabot volumineux.

Causes. — La faiblesse prédispose aux indigestions; les poussins inégalement nourris y sont exposés; l'excès de nourriture, les aliments secs, les matières fibreuses, les herbes coriaces les produisent.

Préservatifs. — Loger chaudement, proprement, et nourrir régulièrement et de manière que les jeunes animaux soient forts et vigoureux.

Traitement. — Presser le jabot, le malaxer doucement pour le faire vider, pour faire rendre par la bouche une partie de la nourriture contenue dans cet estomac ; donner du vin chaud par cuillerées, et un lavement purgatif.

Maladies vermineuses.

Causes. — Celles qui les produisent dans les autres animaux.

Symptômes. — On ne reconnaît les maladies vermineuses que par la présence des vers rejetés du corps.

Traitement. — Donner en boulettes des pâtées composées avec de la poudre d'absinthe ou de tanaisie, du chènevis écrasé et de la farine, le tout suffisamment humecté avec du vin pour former une pâtée ; administrer par cuillerées de l'infusion de semen-contra à laquelle on a ajouté quelques gouttes d'essence de térébenthine.

On peut donner les vermifuges en bols et en lavements.

Chancre.

SYMPTÔMES. — Tristesse, perte de l'appétit ; boutons blancs se montrant d'abord à côté, au-dessous de la langue, et bientôt dans toute la bouche.

CAUSES. — Aliments échauffants. La contagion.

PRÉSERVATIFS. — Ne pas laisser communiquer les animaux sains avec les malades : aussitôt que la maladie se déclare, séparer les malades et nettoyer le poulailler, nourrir avec des pommes de terre cuites, mêlées à de la farine de sarrasin ou de maïs.

TRAITEMENT. — A l'aide d'un pinceau ou d'une plume, ouvrir les boutons et nettoyer la bouche plusieurs fois par jour avec de l'eau acidulée ou de l'eau sédative affaiblie (176, voyez *Formulaire*), ou avec une décoction astringente (152, 153), et ensuite avec du vin chaud miellé ; nourrir avec des grains cuits et des herbages ; faire boire de l'eau miellée ou de l'eau ferrée selon qu'il y a constipation ou diarrhée.

Pépie.

SYMPTÔMES. — Tristesse, ailes basses, appétit diminué, difficulté à manger. Les malades ont la crête pâle, ne boivent pas, sont constipés ou ont la diarrhée ; la pellicule blanche qui couvre la langue est plus visible que dans l'état normal.

CAUSES. — Malpropreté, boissons mauvaises, insuffisantes, aliments insalubres.

Préservatifs. — Renouveler souvent l'eau où s'abreuvent les animaux, afin qu'ils puissent boire à discrétion; bien nourrir.

Traitement. — Rincer la bouche plusieurs fois par jour avec une décoction de feuilles de ronces miellée et légèrement vinaigrée, ou même avec une dissolution étendue d'acide chlorhydrique (157, voyez *Formulaire*); bonne nourriture, faire boire un peu de vin chaud, donner du pain imbibé de ce liquide. S'il y a diarrhée, donner des œufs durs, hachés avec la coquille. L'opération qui consiste à enlever la pépie est souvent nuisible ; mais bien faite, en respectant le tissu corné qui garnit la pointe de la langue, elle peut être utile car elle enlève les produits morbides, les fausses membranes, et met à nu le tissu malade. La plaie vive qui en résulte, mise en contact avec le liquide vulnéraire, se cicatrise rapidement.

Ophthalmie.

Symptômes. — Yeux chassieux, paupières tuméfiées, cornée lucide terne, quelquefois ulcérée.

Causes. — Les vapeurs irritantes qui se dégagent dans les poulaillers malpropres, petits, où les animaux séjournent nuit et jour; les pluies froides, les brouillards.

Traitement. — Loger la volaille dans un lieu propre et la tenir enfermée si le temps est mauvais; lorsque ces moyens ne suffisent pas, lotionner les yeux avec un liquide résolutif (159) ou avec de l'eau de plantain.

Bouton coccygien, tumeur au croupion.

SYMPTÔMES. — Tristesse, plumes ternes ; engorgement de la glande coccygienne ; formation de pus : le sommet de la glande (du bouton) devient blanc.

CAUSES. — Malpropreté, corps irritants, accidents, arrachement des plumes.

TRAITEMENT. — Laver la glande avec de l'eau légèrement sulfureuse, ouvrir l'abcès s'il est formé, faire couler le pus, traiter la plaie avec une goutte d'eau légèrement salée ou avec de la salive ; bien nourrir les poules et les loger proprement.

SECTION II.

MALADIES DU LAPIN.

Hydropisie.

L'ascite, l'anasarque, est la plus commune des maladies du lapin.

CAUSES. — L'humidité est très-nuisible à ce petit quadrupède. L'eau, seulement celle qui est contenue dans l'herbe tendre, dans les racines charnues, les tubercules et les résidus aqueux des fabriques, peut rendre les lapins *hydropiques*, *scrofuleux*, *cachectiques*, s'ils sont exclusivement nourris avec ces aliments. Le séjour dans des loges étroites, malpropres, fétides, est également nuisible.

PRÉSERVATIFS. — On prévient l'hydropisie, l'affection scrofuleuse, en disposant le plancher, le sol des loges,

de manière que les urines coulent facilement au dehors ;
en faisant une bonne litière ; en ménageant pour les
mères et les petits des locaux où l'air se renouvelle constamment sans produire un abaissement sensible de la
température ; en faisant entrer dans la composition des
rations des aliments secs, des grains, du son. Les plantes
amères et odorantes, la pimprenelle, la chicorée, le persil,
le céleri, améliorent la santé et produisent de la bonne
viande.

TRAITEMENT. — La poudre d'angélique, la poudre d'absinthe mêlées avec du son, avec un peu de sel, conservent les animaux en santé en attendant qu'ils aient pris
de la graisse. Les lapins mangent toutes les parties du
genévrier et trouvent dans cet arbrisseau une nourriture tonique qui les préserve de l'hydropisie et donne
un bon fumet à la viande.

Castration.

Les testicules sont faciles à saisir quand on suspend
les lapins en les tenant par les oreilles. Pour les enlever, inciser le scrotum, sortir successivement les deux
testicules et couper les cordons testiculaires en ratissant afin d'éviter l'écoulement du sang toujours nuisible
au lapin. Loger les animaux opérés dans un lieu propre, les laisser tranquilles et donner pendant quelques
jours de bons aliments, mais peu à la fois.

Les maladies diverses qui affectent le cheval, le bœuf,
le mouton, etc. peuvent attaquer aussi le lapin. Il est
même particulièrement prédisposé à en contracter quelques-unes et des plus graves : la phthisie pulmonaire,
les affections chroniques du foie, du péritoine et des

plèvres, les ophthalmies, les hydropisies, les maladies vermineuses, etc. ; ces maladies ne présentent rien de particulier chez le lapin, ni quant aux causes, ni quant aux symptômes, ni quant au traitement.

On les observe rarement dans les garennes bien tenues, parce qu'on sacrifie les animaux avant l'âge auquel ils deviennent ordinairement malades ; on a même intérêt à renouveler souvent les reproducteurs.

FORMULAIRE DU VILLAGE.

Il y a plusieurs médicaments qui devraient se trouver toujours dans les habitations des cultivateurs. Ce sont :

L'acétate de plomb, extrait de saturne ;

L'éther sulfurique, l'ammoniaque ou alcali volatil, que la ménagère emploie au besoin pour enlever les taches de sa robe ;

L'eau sédative ;

L'esprit de vin ;

L'alun cristallisé, qu'il est facile de transformer en alun calciné si c'est nécessaire ;

L'acide sulfurique, l'acide nitrique, l'acide chlorhydrique ou du moins l'un de ces acides ;

Le carbonate de potasse ou le carbonate de soude ;

Le sulfate de soude ;

Le nitrate de potasse ;

L'aloès en nature et à l'état de teinture ;

Le camphre en nature et à l'état de dissolution, dans l'alcool et dans l'huile ;

L'acide phénique en dissolution dans l'alcool ;

L'essence de térébenthine, la benzine, le goudron ;

Le sulfate de cuivre, qui peut être utilisé pour le chaulage des grains ;

Le sulfate de fer ;

Le chlorure de chaux ;

Les baies de genièvre ;

La fleur de soufre.

Avec ces substances, et avec la fleur de tilleul, la fleur de sureau, les fleurs de violettes, la fleur de bourrache, la fleur de coquelicot, la camomille romaine, et les autres plantes médicinales communes dans les jardins, dans les prés et dans les bois, le cultivateur peut donner à ses malades, bêtes et gens, tous les secours qu'il peut se permettre de leur donner sans danger.

La préparation des médicaments simples incombe généralement aux fermières, aussi habiles pour cette préparation que les pharmaciens. Pas n'est besoin de leur dire que les plantes odorantes, administrées comme excitantes, sudorifiques, cordiales, digestives, se traitent par *infusion* : qu'on fait bouillir l'eau ou le vin qui doit servir d'excipient, qu'on plonge la plante dans le liquide bouillant, qu'on couvre le vase, qu'on laisse infuser, et qu'on administre le liquide encore chaud ; que les plantes amères, toniques, astringentes se traitent par *décoction*, c'est-à-dire qu'on les fait bouillir pendant un temps plus ou moins long, selon leur volume et leur consistance ; qu'en les faisant macérer pendant douze ou vingt-quatre heures dans l'eau froide avant de les soumettre à l'action du feu, l'ébullition n'a pas besoin d'être d'aussi longue durée.

§ 1er Émollients.

1° Décoction.

    Racine de guimauve coupée en morceaux. de 20 à   25 gr.
    Eau ....   1 litre.

Faire bouillir, décanter et employer après refroidissement, en breuvages, en boissons, en lavements, en gargarismes, en collyres, en lotions.

Contre les inflammations, les irritations douloureuses.

Pour administrer en breuvages, on peut ajouter de 30 à 40 grammes de miel, et pour donner en boisson aux herbivores, étendre la décoction de deux à trois litres d'eau, et assaisonner avec une poignée de farine. Composer la décoction avec une plus forte dose de racine si elle doit être employée en lotions ou en lavements. Dans tous les cas, proportionner les quantités aux besoins, à la taille des malades.

La *mauve*, le *graine de lin*, peuvent remplacer la guimauve.

Le *chiendent* et le *grain d'orge* peuvent être employés à la place de la guimauve, pour préparer les breuvages et les boissons.

2° AUTRE.

Mauves (tiges et feuilles)...............	une poignée.
Têtes de pavot........................	quatre.
Eau................................	1,000 gr.

Laisser macérer les têtes de pavot dans l'eau pendant quelques heures, ajouter les mauves et faire bouillir un instant. Décoction pour breuvages, lavements, lotions.

On peut remplacer les têtes de pavot par quelques *gouttes de laudanum* ajoutées à la décoction de mauves ou de guimauve.

Contre les inflammations douloureuses.

3° AUTRE.

Racine de guimauve....................	30 gr.
Fleur de tilleul......................	10 gr.
Eau...............................	1 litre.

Préparer la décoction de guimauve, la verser bouillante sur le tilleul, laisser infuser dans un vase couvert, décanter et administrer encore un peu chaud.

Mêmes indications. En outre, employé comme béchique diaphorétique contre le coryza, les angines, les bronchites, etc.

La *fleur de sureau*, la *fleur de bourrache* peuvent remplacer celle de tilleul. *Voyez* ℥ XXVII.

4° Autre.

     Graine de lin.................................   40 gr.
     Huile d'olives.................................   50 gr.
     Eau.. 1,500 gr.

Faire bouillir le lin dans l'eau, décanter la décoction, ajouter l'huile, et administrer en injections dans la bouche pour faciliter le glissement des corps qui obstruent l'œsophage, en lavements pour provoquer l'expulsion des masses stercorales, les excréments durcis, etc.

5° Cataplasme.

     Mauves......................... une poignée.
     Eau........................... quantité suffisante.

Faire cuire les mauves, les écraser, et après refroidissement, les appliquer sur la partie malade à l'aide d'un bandage approprié.

Contre les inflammations.

6° Autre.

     Farine fraîche de graine de lin. quantité selon les besoins.
     Eau chaude .... quantité suffisante.

Délayer la farine avec l'eau, étendre sur un linge, et appliquer sur la partie malade.

Mêmes indications.

7° Autre.

     . Fécule de pommes de terre.. quantité selon les besoins.
     Eau...................... quantité suffisante.

Délayer la fécule avec l'eau, faire chauffer, étendre la pâte molle sur un linge et appliquer tiède.

Mêmes indications.

La *farine ordinaire*, l'*amidon* peuvent remplacer la fécule. Les *pommes de terre*, les *raves*, les *carottes*, les *courges*, etc., cuités, servent au besoin au même usage.

8° ÉLECTUAIRE, BOL.

    Poudre de guimauve............... 200 gr.
    Miel............................. quantité suffisante

Former une pâte molle (électuaire), pour faire prendre avec une spatule, ou une pâte ferme qu'on dispose en bols, en pilules, et qu'on porte avec la main dans l'arrière-bouche. Administrer dans la journée aux grands animaux.

Contre les inflammations des voies respiratoires.

La poudre de *réglisse*, la *farine de froment*, la *gomme arabique* peuvent remplacer la guimauve, et la *mélasse* le miel.

Le *beurre*, l'*axonge*, peuvent servir d'excipient aux poudres émollientes, quand les électuaires et les bols sont destinés au porc et au chien.

9° FUMIGATION.

    Mauves en fleurs...................... 100 gr.
    Fleurs de tilleul .... 50 gr.
    Eau................................... 5 litres.

Faire bouillir les mauves dans l'eau, retirer du feu, ajouter le tilleul et placer le vase garni de linges convenables, de manière que les vapeurs soient conduites sur la partie malade. L'animal ne doit ressentir la chaleur que le moins possible. En éloigner donc suffisamment le vase.

Contre le coryza, l'angine, la bronchite, l'inflammation des mamelles, etc.

La *fleur de sureau* peut remplacer la fleur de tilleul et celle de *bourrache* ou de *bouillon blanc* celle de mauves.

§ II. Adoucissants, antiprurigineux.

10° CÉRAT.

    Cire .... 35 gr.
    Huile d'olives .... 100 gr.

Faire fondre la cire dans l'huile à une douce température, triturer ensuite dans un mortier avec une goutte d'eau froide avant le refroidissement complet.

Contre les irritations, les érysipèles, les brûlures légères, les démangeaisons, les crevasses, les gerçures, etc. Étendu autour des plaies ou sur les linges, les plumasseaux, le cérat empêche le pansement d'adhérer à la peau.

Les *huiles douces*, l'*axonge*, le *beurre* remplacent le cérat. Les choisir frais, et afin de ne pas les laisser rancir sur la peau, laver de temps en temps au savon les parties sur lesquelles on les applique.

11° TOPIQUE.

    Collodion .... 25 gr.
    Huile grasse, huile de ricin .... quelques gouttes.

Étendu en couches minces sur les plaies, ce liniment se dessèche rapidement et forme une pellicule qui préserve les blessures du contact de l'air et facilite la cicatrisation.

Contre les gerçures, les engelures, les crevasses, les brûtures, les blessures superficielles.

La *glycérine* peut remplacer l'huile grasse. Le collodion est souvent employé seul. On l'applique directement en le versant goutte à goutte, ou en en imbibant des plumasseaux qu'on fixe sur les parties malades.

12° GLYCÉRAT (Tabourin).

    Amidon pulvérisé......................... 10 gr.
    Glycérine................................. 50 gr.
    Huile douce............................... 5 gr.

Mêler les trois substances et chauffer légèrement en remuant. La glycérine s'emploie souvent seule.

Pour remplacer le cérat.

13° AUTRE.

    Amidon pulvérisé......................... 10 gr.
    Glycérine................................ 200 gr.
    Carbonate de soude ....   5 gr.
    Eau de pluie ou de rivière.............. 150 gr.

Chauffer l'amidon dans la glycérine, faire dissoudre le sel dans l'eau, mêler le tout.

Contre les démangeaisons, les irritations prurigineuses.

14° POMMADE.

    Carbonate de potasse pilé................ 5 gr.
    Axonge .... 50 gr.

Mêler et triturer.

Contre les inflammations, les irritations avec démangeaisons.

15° TOPIQUE LIQUIDE.

    Carbonate de potasse................ de 5 à 10 gr.
    Eau de pluie ou de rivière.............. 200 gr.

Faire dissoudre le sel dans l'eau.

Mêmes indications.

22.

16° POUDRE.

    Fécule de pommes de terre...................... 10 gr.
    Amidon pulvérisé............................... 10 gr.

Mêler intimement. Chacune de ces poudres peut être employée seule. La poudre de *lycopode* les remplace.

Répandre sur les surfaces enflammées, irritées, excoriées, écorchées, pour hâter la cicatrisation, prévenir la cuisson.

17° ONGUENT DE PIED.

    Cire jaune...................................... 100 gr.
    Huile d'olives.................................. 1,000 gr.
    Axonge... 1,000 gr.
    Térébenthine................................... 200 gr.
    Suie de cheminée............................... 100 gr.

Faire fondre les quatre premières substances, ajouter la suie tamisée, mêler intimement avant le refroidissement.

Étendre sur le sabot pour tenir la corne souple.

18° AUTRE.

    Térébenthine................................... 500 gr.
    Graisse de cheval.............................. 500 gr.
    Noir de fumée.................................. 30 gr.

Préparer de la même manière.

Mêmes indications.

19° AUTRE (Bracy-Clark).

    Suif... 2,000 gr.
    Cire jaune..................................... 125 gr.
    Goudron.. 250 gr.

Faire fondre et conserver.

Mêmes indications.

Il existe une infinité de formules d'onguent de pied. Elles ont pour base des corps gras de peu de valeur, destinés à assouplir la corne, et une matière résineuse qui peut former vernis, retenir le corps gras. Le rôle de la suie est secondaire : noircir le sabot.

§ III. Tempérants.

20° Boisson.

> Eau .... quantité selon les besoins.
> Vinaigre .... quantité suffisante.

Pour donner au liquide un goût acide agréable. Assaisonner avec du miel ou de la farine, selon les animaux auxquels la boisson est destinée.

Contre les fièvres inflammatoires, les irritations des voies digestives, etc.

On appelle *oxicrat* un mélange de trois ou quatre parties de bon vinaigre et de cent parties d'eau.

21° Autre (oximel).

> Vinaigre.............................. 100 gr.
> Miel................................. 300 gr.

Faire réduire le mélange sur un feu doux, à l'état de sirop plus ou moins épais. Sert à aciduler et à édulcorer les boissons.

Mêmes indications.

22° Autre.

> Son........................... une forte poignée.
> Vinaigre..................... 10 gr.
> Eau......................... 1,500 gr.
> Miel........................ 50 gr.

Laisser macérer le son pendant quelques heures, le faire ensuite bouillir un instant, décanter et ajouter le miel et le vinaigre.

Mêmes indications.

Les acides *sulfurique*, *nitrique*, *tartrique*, *citrique* peuvent remplacer le vinaigre, pour aciduler les boissons.

23° Autre (limonade minérale).

Miel..		100 gr.
Eau..		1,000 gr.
Acide sulfurique...................... de 20 à		30 gr.

Ajouter graduellement l'acide pour donner au liquide une saveur aigrelette. L'acide sulfurique peut être remplacé par l'acide nitrique.

Mêmes indications. En ajoutant à l'eau une quantité d'acide suffisante pour donner au mélange une saveur acide bien prononcée, on le rend astringent et on peut l'employer comme tel en boissons, et surtout en injections et en lavements, contre les irritations chroniques.

24° Autre.

Acide nitrique	10 gr.
Nitrate de potasse.........................	15 gr.
Miel.......................................	100 gr.
Eau ordinaire..............................	1,000 gr.

Délayer le miel dans l'eau, y faire dissoudre le sel de nitre et ajouter l'acide. Administrer en breuvages ou étendu d'eau en boissons. Quantités selon la taille des animaux.

Mêmes indications. En outre, préservatif des maladies putrides, des affections charbonneuses.

25° Autre.

Fécule..............................		200 gr.
Eau................................		2,000 gr.
Vinaigre...........................		100 gr.
Miel...................... de 100 à		200 gr.

Délayer la fécule avec l'eau, faire bouillir, ajouter le miel et le vinaigre, et verser le tout dans 5 litres d'eau. Mêmes indications.

26° AUTRE.

Crème de tartre soluble......................	10 gr.
Miel..	100 gr.
Vinaigre .... 20 à	30 gr.
Eau..	1,000 gr.

Faire dissoudre le sel dans l'eau, ajouter le miel et une quantité de vinaigre suffisante pour donner à la boisson une saveur agréable.
Mêmes indications.

27° MÉDICAMENT ALIMENTAIRE.

Petit lait............... quantité selon les besoins.

Pour nourrir les animaux affectés de maladies inflammatoires. Le *lait caillé* peut remplir la même indication.

28° AUTRE.

On donne aux herbivores comme nourriture rafraîchissante, l'*herbe tendre des prairies naturelles*, l'*oseille*, les *pampres de vigne*, les *fruits aqueux*, etc.

§ IV. Révulsifs.

29° EAU CHAUDE.

Eau bouillante............ quantité selon les besoins.

Ramener l'eau bouillante en ajoutant de l'eau froide, à la température qui convient, selon la sensibilité de la partie et le résultat que l'on veut obtenir; mouiller des compresses ou des éponges, et les appliquer là où on veut établir un mouvement fluxionnaire.

Pour produire des effets instantanés contre les coups de sang, la syncope, etc.

30° Onguent vésicatoire.

Poudre de cantharides..........................	400 gr.
Poudre d'euphorbe............................	300 gr.
Poix noire.................................	200 gr.
Colophane..............................	200 gr.
Cire....................................	400 gr.
Huile d'olives..............................	1,000 gr.

Faire fondre la poix et la colophane dans l'huile, à une douce température, retirer du feu et ajouter les poudres quand le mélange commence à devenir épais; remuer jusqu'après refroidissement, afin d'avoir un produit homogène.

L'huile d'œillette peut remplacer l'huile d'olives.

Étendre quantité suffisante d'onguent sur un morceau de grandeur convenable de cuir ou de forte toile, et au moyen d'un bandage approprié, fixer l'emplâtre après avoir coupé le poil sur la partie où on veut produire l'irritation.

On peut se borner à étendre l'onguent vésicatoire sur la peau après avoir coupé le poil.

Pour établir des vésicatoires, pour animer les sétons, faire avorter les inflammations externes, résoudre des tumeurs récentes, et des tumeurs anciennes indolentes.

31° Pommade.

Cantharides en poudre........................	5 gr.
Axonge.....................................	50 gr.

Mêler intimement. Cette pommade peut être préparée instantanément en proportionnant les doses aux besoins du moment. La poudre d'*euphorbe*, celle de *garou* agissent comme la poudre de cantharides, et n'ont pas, comme cette dernière, l'inconvénient d'irriter les voies urinaires.

Mêmes indications.

32° AUTRE (pommade stibiée).

    Émétique en poudre...................... 1 à 6 gr.
    Axonge.................................. 20 gr.

Mêler intimement. Mettre moins d'émétique quand la pommade est destinée à des animaux jeunes, à ceux qui ont la peau tendre, que dans les cas contraires.

En frictions sur les parois de la poitrine, contre les maladies des organes de la respiration.

33° TOPIQUE IRRITANT.

    Émétique en poudre...................... 10 gr.
    Poudre d'euphorbe .... 5 gr.
    Axonge.................................. 50 gr.

Incorporer les poudres dans l'axonge.
Mêmes indications.

34° AUTRE.

    Poivre en poudre........................ 5 gr.
    Axonge.................................. 25 gr.

Pommade pour animer les sétons.

35° AUTRE.

    Huile de croton tiglion................. 3 gouttes.
    Poudre d'euphorbe....................... 30 gr.
    Axonge .... 20 gr.

Incorporer la poudre dans l'axonge, y ajouter l'huile et remuer.

En frictions sur la peau comme révulsif.

36° AUTRE.

    Essence de térébenthine................. 25 gr.
    Ammoniaque.............................. 15 gr.

Mêler, agiter avant de s'en servir.

En frictions comme révulsif, contre les fourbures, les coups de sang, etc., comme résolutif contre les efforts, les engorgements chroniques des membres, etc.

L'essence de térébenthine est souvent employée seule. L'ammoniaque peut la remplacer.

Il ne faut pas renouveler des frictions avec des topiques pouvant entraîner l'altération de la peau et la chute du poil sur une partie, avant d'être sûr que l'effet local produit par les premières ne laisse aucune trace.

37° AUTRE (liniment ammoniacal.)

      Ammoniaque.................................... 5 gr.
      Huile douce................................... 15 gr.

Mêler dans un flacon et conserver. Agiter avant de s'en servir.

Contre les engorgements des membres, les efforts des tendons, etc.

38° AUTRE.

      Ammoniaque................................... 10 gr.
      Alcool....................................... 20 gr.

Mêler, conserver dans un flacon.
Mêmes indications.

39° AUTRE (teinture de cantharides).

      Poudre de cantharides........................ 5 gr.
      Alcool....................................... 50 gr.

Réunir dans un flacon bouché, laisser infuser quinze jours, passer. Conserver.

Révulsif et résolutif énergique. Contre le lombago, les efforts, les engorgements anciens, les suites d'une contusion, etc.

40° Autre.

    Teinture de cantharides (39)................... 10 gr.
    Alcool camphré .... 10 gr.

Mêler.

Mêmes indications.

Les cantharides sont aphrodisiaques, mais elles s'administrent très-rarement à l'intérieur.

Les doses sont de :

    1 à 2 gr..... pour le cheval et le bœuf.
    25 à 50 centigr. pour le porc et le mouton.
    5 à 25 milligr. pour le chien.

Les ruminants en supportent de plus fortes doses que les animaux à un seul estomac.

41° Autre (liniment révulsif).

    Huile de croton tiglion..................... 5 gr.
    Essence de térébenthine..................... 50 gr.
    Ammoniaque .... 50 gr.
    Huile douce................................. 150 gr.
    Térébenthine................................ 10 gr.

Délayer la térébenthine dans l'essence et dans l'huile douce, ajouter l'alcali et l'huile de croton.

Puissant résolutif contre les engorgements anciens, les tumeurs osseuses récentes ; révulsif contre les inflammations internes, les coups de sang, la pneumonie, la pleurésie, la fièvre putride, etc. Comme révulsif, on peut se borner à employer le mélange suivant :

    Huile de croton............ de 10 centigr. à   1 gr.
    Huile douce............................... 100 gr.

On met une quantité plus ou moins grande d'huile de croton selon l'effet que l'on veut produire et selon l'épaisseur de la peau là où on veut l'appliquer.

42° AUTRE.

```
Graines de croton......................... 10 gr.
Alcool.....................................  50 gr.
Huile de lin...............................  10 gr.
```

Écraser les graines, les faire macérer dans l'alcool pendant 24 heures, décanter, ajouter l'huile grasse.

Mêmes indications.

43° ONGUENT BASILICUM.

```
Poix noire................................. 150 gr.
Colophane.................................. 150 gr.
Cire jaune................................. 100 gr.
Huile douce................................ 600 gr.
```

Faire fondre les deux résines à une douce chaleur, y ajouter la cire, et ensuite l'huile; passer à travers un linge. — En été, mettre un peu plus de cire. La graisse peut remplacer l'huile.

C'est le révulsif le plus souvent employé pour animer les sétons, pour entretenir les vésicatoires.

44° SINAPISME.

```
Farine de moutarde.............. 125 gr.
Eau............................. quantité suffisante.
```

Faire une pâte et l'appliquer sur la peau après avoir préalablement coupé le poil. Quantités selon les besoins.

Révulsif et résolutif.

45° CATAPLASME SINAPISÉ.

```
Farine de moutarde......................... 50 gr.
Farine de lin.............................. 200 gr.
```

Délayer la farine de lin dans de l'eau chaude, étendre la pâte sur un linge, la couvrir avec la moutarde, et l'appliquer sur la peau tondue. Proportionner les quantités à l'étendue de la partie où on veut appliquer le cataplasme. On met souvent moins de moutarde que la dose indiquée.

Mêmes indications.

46° Trochique.

Racine d'ellébore noir.

On dispose en cône une partie de cette racine, on la laisse vingt-quatre heures dans du vinaigre, si elle est sèche, et on l'implante ensuite dans le tissu cellulaire après avoir fait une incision à la peau. L'*ellébore vert* et l'*ellébore fétide*, qui est très-commun, peuvent remplacer l'ellébore noir. Attacher la racine à un fil qu'on laisse pendre hors de la plaie pour pouvoir la retirer facilement quand on le croit nécessaire.

Pour produire des effets révulsifs dans le tissu cellulaire sous-cutané.

47° Autre.

Sublimé corrosif.

On en dispose un morceau en cône qu'on implante sous la peau après avoir fait un godet dans le tissu cellulaire de la partie où l'on veut établir la révulsion.

Mêmes indications. En outre on emploie le sublimé pour cautériser les tumeurs charbonneuses.

Ne pas employer plus de 2 à 4 grammes de sublimé pour le bœuf et de 1 gramme pour le porc.

48° Autre.

Sublimé corrosif en poudre..........   1 gr.
Amidon en poudre...................   10 gr.
Mucilage épais de gomme adragante.   quantité suffisante.

Pour former avec les poudres une pâte ferme qu'on dispose en cônes de 2 à 4 centimètres de longueur et

qu'on fait sécher. On les place dans les plaies fistuleuses.
Mêmes indications.

Le sulfate de cuivre, *l'acide arsénieux*, sont employés de la même manière.

49° Séton.

Ruban de fil ou mèche de filasse qu'on enduit ou non d'*onguent basilicum* (43) et qu'on place dans le tissu cellulaire sous-cutané. C'est un *séton simple*. D'autres fois on imprègne le ruban d'une *pommade vésicante* (31, 34) ou d'*essence de térébenthine*. C'est un *séton animé* qu'on emploie, quand on veut produire un effet très-marqué et très-prompt.

50° Lavement.

Feuilles sèches de tabac	64 gr.
Sel ammoniac	32 gr.
Essence de térébenthine	16 gr.
Eau	3 litres.

Faites bouillir les feuilles dans l'eau, passez, dissolvez le sel et mélangez l'essence (en deux doses). (Tabourin.)

Pour produire une révulsion sur l'intestin; contre l'apoplexie, la fourbure, etc.

§ V. — Purgatifs.

51° Breuvage.

Aloès hépatique	40 gr.
Sulfate de soude	300 gr.
Mercuriale	60 gr.
Eau	1,000 gr.

Faire bouillir la mercuriale, décanter, triturer l'aloès en l'arrosant avec la décotion, administrer au cheval en deux fois à 30 ou 20 minutes l'une de l'autre.

Pour vider le rectum ou produire une dérivation sur l'intestin.

L'aloès seul délayé dans l'eau constitue le purgatif le plus usité ; mais il y a intérêt à l'administrer avec une décoction de plantes purgatives : de *mercuriale*, de *gratiole*, d'*hièble*, d'*écorce de sureau*, etc.

L'*aloès* se donne aux doses de :

    50 à 200 gr. au cheval et au bœuf.
    10 à 70 gr. au porc et au mouton.
     1 à 10 gr. au chien.

On peut en administrer de plus fortes doses aux ruminants qu'aux animaux à un seul estomac.

L'aloès succotrin, l'aloès des Barbades sont plus actifs et se donnent à doses moindres.

Le *sulfate de soude* s'emploie seul mais le plus souvent en petites quantités comme laxatif, dissout dans les boissons. Il se donne aux doses de :

    250 à 1,000 gr. pour le cheval et le bœuf.
     50 à   100 gr. pour le porc et le mouton.
     30 à   50 gr. pour le chien.

Il peut être remplacé par le *sulfate de potasse* et le *sulfate de magnésie*, également purgatifs minoratifs, aux doses de :

    150 à 400 gr. au cheval et au bœuf.
     25 à 50 gr. au porc et au mouton.
     10 à 30 gr. au chien.

52° AUTRE.

    Aloès hépatique en poudre...................   45 gr.
    Carbonate de soude ....   50 gr.
    Séné ....   50 gr.
    Eau .... 1,000 gr.

Verser l'eau bouillante sur le séné, laisser infuser;

décanter l'infusion sur l'aloès ; remuer, faire dissoudre le sel, administrer en deux fois.

Mêmes indications. A la jument pleine ou nourrice, contre le pissement de sang des poulains.

Le *séné* est quelquefois employé seul pour les petits animaux ; il se donne aux doses de :

> 100 à 150 gr. pour le cheval et le bœuf.
> 10 à 60 gr. pour le porc et le mouton.
> 5 à 15 gr. pour le chien.

La *rhubarbe* peut le remplacer aux mêmes doses.

53° AUTRE.

> Aloès hépatique............................. 6 gr.
> Jus de pruneaux .... 500 gr.

Faire cuire de 100 à 150 grammes de pruneaux dans 500 grammes d'eau, après les avoir laissé macérer pendant une demi-journée ; décanter, délayer l'aloès dans le liquide et donner en deux fois dans la matinée.

Au poulain contre le pissement de sang.

54° AUTRE.

> Extrait de nerprun........................... 50 **gr.**
> Hiéble....................................... 50 gr,
> Eau... 500 gr.

Faire bouillir la plante dix minutes, décanter, délayer l'extrait de nerprun dans le liquide et donner en deux ou trois fois dans la matinée.

Mêmes indications.

55° AUTRE.

> Mercure doux à la vapeur.................... 6 gr,
> Gratiole..................................... 30 gr,
> Aloès.. 1 gr.
> Eau .... 500 gr.

Faire bouillir la gratiole, délayer l'aloès dans la décoction, ajouter le mercure doux, donner en deux fois.

Contre les affections du foie, les maladies vermineuses.

Les doses de mercure doux sont de :

    5 à 20 gr......... pour le cheval et le bœuf.
    2 à 4 gr......... pour le veau et le poulain.
    50 centigr. à 5 gr. pour le porc et le mouton.
    5 centigr. à 1 gr. pour le chien.

Les animaux à un seul estomac en supportent de plus fortes doses que les ruminants.

En général on l'administre comme purgatif, au porc, au chien, au poulain, au veau, et souvent seul en suspension dans l'eau ou incorporé dans de la graisse, de la pâte, du pain.

56° AUTRE.

    Mercure doux............................   1 gr.
    Lait tiède.............................. 100 gr.

Au chien contre la jaunisse, la constipation. Dans les mêmes circonstances on donne au chien, par jour, trois ou quatre pilules de 5 centigrammes chacune de mercure doux.

57° AUTRE.

    Mercure doux......................   3 gr.
    Décoction de mercuriale........... 250 gr.

Au poulain, en deux fois dans la matinée, contre la jaunisse, le pissement de sang.

58° AUTRE.

    Huile d'olives......................   200 gr.
    Huile de ricin......................   300 gr.
    Décoction de mercuriale............. 1,000 gr.

Donner en deux fois au cheval dans la matinée. Agiter avant d'administrer.

Pour faciliter le glissement des masses-stercorales ; contre les constipations, les affections vermineuses.

Pour tous les animaux en proportionnant les doses à la taille des malades.

L'*huile de ricin* se donne aux doses de :

    500 à 800 gr. aux grands animaux.
    50 à 125 gr. au porc et au mouton.
    15 à 50 gr. au chien.

La *manne* produit le même effet purgatif que l'huile de ricin et se donne aux mêmes doses.

59° AUTRE.

Sulfate de soude	500 gr.
Acétate de soude	50 gr.
Sel de nitre	10 gr.
Pariétaire	60 gr.
Eau	1,500 gr.

Faire bouillir la pariétaire, décanter, ajouter les sels, administrer en deux fois aux grands animaux.

Purgatif et diurétique.

L'*acétate de soude* se donne aux doses de :

    60 à 120 gr. au cheval et au bœuf.
    25 à 50 gr. au mouton et au porc.
    10 à 20 gr. au chien.

L'*acétate de potasse* : mêmes doses.

Comme diurétiques, laxatifs, ces deux acétates se donnent à petites doses dans les boissons.

60° AUTRE.

Mercure doux	80 centigr.
Huile de ricin	30 gr.
Huile de croton	2 gouttes.
Eau	100 gr.

Délayer le mercure doux dans l'huile de ricin, réunir à l'eau, ajouter l'huile de croton, agiter.

Contre les vers intestinaux aux petits animaux.

L'*huile de croton* se donne aux doses de :

> 30 à 60 centigr. ou 12 à 24 gouttes au cheval et au bœuf.
> 10 à 30 centigr. ou 4 à 12 gouttes au mouton et au porc.
> 1 à 5 centigr. ou 1 à 2 gouttes au chien.

On peut la donner seule et purger le porc et le chien en leur faisant prendre une goutte d'huile de croton dans du pain.

61° AUTRE.

Aloès hépatique	10 gr.
Sulfate de soude	80 gr.
Mercuriale	30 gr.
Eau	250 gr.

Faire bouillir la mercuriale, décanter, délayer l'aloès dans la décoction, ajouter le sulfate. Au mouton en deux fois dans la matinée.

Contre les indigestions chroniques.

62° AUTRE.

Sirop de nerprun	50 gr.
Jus de pruneaux	100 gr.

Au chien contre la constipation.

63° AUTRE.

Aloès	1 gr.
Huile de ricin	30 gr.
Bouillon	100 gr.

Au chien en deux fois.

64° AUTRE.

Aloès	50 gr.
Huile d'olives	200 gr.
Décoction de gratiole	1,000 gr.

Pour faciliter le glissement des masses stercorales, l'expulsion des vers intestinaux. En deux fois aux grands animaux.

65° Autre.

Huile de ricin....................................	30 gr.
Jus de pruneaux.................................	100 gr.

Mêler et administrer au chien.

66° Bols.

Mercure doux............................	1 gr.
Huile de croton.........................	2 gouttes.
Pâte de farine de blé............. 30 à	40 gr.

Faire de la pâte deux bols et placer au centre de chacun 50 centigrammes de mercure doux et une goutte d'huile de croton.

Donner dans la matinée les deux bols au porc, à un petit intervalle l'un de l'autre.

On peut remplacer la pâte par un morceau de *pain* ou un *fruit* et l'huile de croton par de l'*aloès*.

67° Autre (White).

Aloès.....................	15 gr.
Savon vert................	25 gr.
Miel.....................	quantité suffisante.

Pour deux bols à faire prendre le matin au cheval.

Les jockeys font souvent usage de bols pour les chevaux en entraînement.

68° Autre.

Aloès	8 gr.
Calomel......................	1 gr.
Savon vert	10 gr.
Gingembre en poudre..........	5 gr.
Miel........................	quantité suffisante.

Mêmes indications.

69° LAVEMENT.

Aloès......................................	60 gr.
Hiéble ou mercuriale	50 gr.
Eau	1,000 gr.

Faire bouillir la plante, décanter, délayer l'aloès dans la décoction. En un ou deux lavements aux grands animaux. Pour les petits animaux, proportionner les doses à la taille des malades.

Contre les indigestions, les coliques.

70° AUTRE.

Aloès	2 gr.
Éther sulfurique...........................	5 gr.
Laudanum de Rousseau.................	50 centigr.
Eau	125 gr.

Délayer l'aloès dans l'eau, ajouter l'éther et le laudanum.

Calmant, vermifuge ; pour le chien et le porc.

71° AUTRE.

Huile d'olives	250 gr.
Miel......................................	100 gr.
Décoction de mercuriale...................	500 gr.

Délayer le miel dans la décoction, ajouter l'huile. En deux lavements, aux petits animaux. Pour les grands proportionner les quantités à la taille.

Contre les vers intestinaux.

72° AUTRE.

Aloès	20 gr.
Huile de croton...........................	4 gouttes.
Tabac à fumer	50 gr.
Eau......................................	1,000 gr.

Faire une décoction du tabac, décanter, délayer l'aloès dans la décoction, ajouter l'huile; en deux lavements.

Pour produire une révulsion sur l'intestin, ranimer la vitalité des malades, expulser les parasites intestinaux, etc.

Le *tabac* desséché se donne en décoction aux doses de :

> 25 à 100 gr. pour le bœuf et le cheval.
> 10 à 20 gr. pour le porc et le mouton.
> 1 à   5 gr. pour le chien.

73° AUTRE (Hayne).

Tabac	120 gr.
Eau	1,000 gr.

Au cheval quand il faut agir vigoureusement sur l'intestin.

74° AUTRE.

Émétique	3 gr.
Aloès	30 gr.
Lait	250 gr.

Délayer l'aloès dans le lait, ajouter l'émétique, en deux lavements au porc.

75° AUTRE.

Décoction de mauves	250 gr.
Huiles d'olive	50 gr.
Huile de ricin	20 gr.

En deux lavements au chien, contre les vers intestinaux, la constipation, les masses stercorales. Augmenter les doses pour les grands animaux.

76° AUTRE.

Mercuriale	100 gr.
Eau	1,500 gr.

Faire bouillir la plante dans l'eau. En deux lavements aux grands animaux et proportionner les quantités à la taille des malades.

Pour tenir le ventre libre au début et pendant les maladies graves.

77° Boisson.

Crème de tartre soluble...................   100 gr.
Sulfate de soude ....   500 gr.
Farine....................................   100 gr.
Eau .... 10,000 gr.

Faire dissoudre les sels dans l'eau et ajouter la farine; agiter le liquide.

Aux grands herbivores, pour tenir le ventre libre dans les maladies inflammatoires. Pour les petits animaux, proportionner les doses à la taille des malades.

La *crème de tartre* se donne aux doses de :

30 à 100 gr. pour le cheval et le bœuf.
10 à 30 gr. pour le porc et le mouton.
 5 à 10 gr. pour le chien.

Elle est souvent associée au nitrate de potasse (79) pour former des boissons laxatives et diurétiques.

78° Autre.

Émétique.................................   10 gr.
Eau......................................   5,000 gr.
Farine...................................   100 gr.

Faire dissoudre l'émétique, ajouter la farine et quelques litres d'eau.

Laxatif, contre-stimulant.

79° Autre.

Crème de tartre..........................   60 gr.
Nitrate de potasse.......................   30 gr.
Farine...................................   100 gr.
Eau .... 10,000 gr

Faire dissoudre le sel, ajouter la farine.
Laxatif diurétique.

80° Autre.

Sulfate de soude .... 500 gr.
Miel .... 100 gr.
Eau .... 5,000 gr.

Faire dissoudre le sel, délayer le miel, ajouter la farine.
Laxatif. Contre les maladies inflammatoires.

81° Autre.

Sulfate de soude .... 150 gr.
Nitrate de potasse............................... 20 gr.
Racine fraîche de consoude..................... 100 gr.
Eau . ... 2,000 gr.

Faire bouillir la consoude dans l'eau, décanter, dissoudre les sels dans la décoction, verser dans six litres d'eau, ajouter de la farine.
Mêmes indications.

§ VI. — Vomitifs.

82° Breuvage.

Émétique........................... 5 à 20 centigr.
Eau... 50 gr.

Au chien en une ou deux fois.
Au début des maladies éruptives; contre les empoisonnements.
L'*émétique* comme vomitif se donne aux doses de :

20 à 100 centigr. au porc.
5 à 30 centigr. au chien.

Le *kermès minéral* en doses doubles peut remplacer l'émétique.

83° Autre.

    Ipécacuanha .... 20 à 80 centigr.
    Eau................................... 50 gr.

Mêmes indications.

L'*Ipécacuanha* en poudre s'administre aux doses de :

    1 à 3 gr......... au porc.
    20 centigr. à 2 gr. au chien.

84° Autre.

    Sirop d'ipécacuanha..................... 10 gr.
    Eau .... 40 gr.

En une ou deux fois.
Mêmes indications.

85° Autre.

    Sulfate de zinc......................   20 centigr.
    Poudre d'ellébore noir...............   50 centigr.
    Eau ....   100 gr.

Contre les empoisonnements.

Le *sulfate de zinc*, se donne aux doses de

    50 à 150 centigr... au porc.
    25 centigr. à 1 gr. au chien.

Et l'*ellébore noir* aux doses de :

    1 à 2 gr..... au porc.
    10 à 80 centigr. au chien.

En cas d'urgence la racine d'*ellébore blanc* ou *vératre* peut être employée. La poudre de cette liliacée
peut être donnée aux doses de :

    15 à 50 centigr. au porc.
    5 à 20 centigr. au chien.

86° Autre.

    Sulfate de cuivre.....................   8 centigr.
    Eau................................... 100 gr.

Le *sulfate de cuivre* se donne aux doses de :

    50 centigr. à 1 gr. au porc.
    10 à 25 centig..... au chien.

Contre les empoisonnements par les narcotiques, par les champignons.

« Quelques praticiens conseillent dans ce cas pour l'homme, 12 décigrammes de sulfate de zinc ou 2 décigrammes de sulfate de cuivre. » (Bouchardat.)

87° BOLS.

Émétique......................	50 centigr.
Pâte de farine..................	quantité suffisante.

Pour former deux bols au centre desquels on place l'émétique.

Dans la matinée au porc, dès le début des fièvres éruptives ; contre les empoisonnements.

88° AUTRE.

Kermès minéral..................	2 gr.
Poudre d'ellébore noir............	2 gr.
Pâte..........................	quantité suffisante.

Pour former deux bols à donner dans la matinée.
Mêmes indications.

89° AUTRE.

Poudre d'ipécacuanha............	2 gr.
Pâte..........................	quantité suffisante.

Pour former deux bols.
Mêmes indications.

Le *pain*, la *viande*, la *graisse* peuvent remplacer la pâte, et l'*ellébore blanc* ou *vératre* l'ipéca.

§ VII. — Diurétiques.

90° Breuvage.

Sel de nitre...............................	10 gr.
Vinaigre scillitique......................	30 gr.
Pariétaire................................	50 gr.
Eau.....................................	1,500 gr.

Faire bouillir un instant la pariétaire, décanter sur le sel, ajouter le vinaigre. Donner en deux jours aux grands animaux.

Contre les inflammations chroniques des voies urinaires.

Le *sel de nitre* se donne aux doses de :

10 à 50 gr. aux grands herbivores.
5 à 20 gr. au porc et au mouton.
1 à 2 gr. au chien.

Les doses du *vinaigre scillitique* sont de :

25 à 40 gr............... pour les grands animaux.
5 à 10 gr............... pour le porc et le mouton.
50 centigr. à 100 centigr. pour le chien.

Le *colchique d'automne* peut remplacer la scille. Il est même plus actif. On conserve dans les pharmacies un vinaigre de colchique.

91° Autre.

Térébenthine.............................	20 gr.
Jaunes d'œufs............................	deux.
Racine de consoude	40 gr.
Eau.....................................	1,000 gr.

Faire bouillir la consoude dans l'eau, décanter, délayer la térébenthine dans les œufs, réunir le tout. Donner aux grands animaux dans la journée.

Mêmes usages.

On peut donner la *térébenthine* aux doses de :

    25 à 50 gr......... au cheval et au bœuf.
     5 à 10 gr....... . au porc et au mouton.
    50 centigr. à 5 gr. au chien.

92° Autre.

    Bourgeons de pin .....,.............   40 gr.
    Vin .... 1,000 gr.

Ecraser grossièrement les bourgeons, les plonger dans le vin bouillant. Laisser infuser et décanter ; on peut traiter les bourgeons par l'eau. Donner dans la journée aux grands animaux.

Contre les inflammations chroniques, contre la suppression des urines.

On emploie aussi les bourgeons résineux en poudre.

93° Autre.

    Carbonate de potasse.....................,   15 gr.
    Nitrate de potasse......................   10 gr.
    Camomille romaine.......................   30 gr.
    Eau ....,...........   2,000 gr.

Plonger la camomille dans l'eau bouillante, laisser infuser, décanter, ajouter les sels.

En plusieurs fois, contre les indigestions gazeuses.

On donne le *carbonate de potasse* aux doses de :

    10 à 25 gr...... pour les grands animaux.
     1 à   5 gr...... pour le mouton et le porc.
    25 à 100 centigr.. pour le chien.

Les ruminants sont moins sensibles à son action que les solipèdes.

L'*ammoniaque*, le *carbonate de soude*, les *cendres de bois* peuvent remplacer le carbonate de potasse contre les indigestions gazeuses.

94° Bol, électuaire.

> Poudre de digitale.. 1 gr.
> Soufre doré d'antimoine .... 1 gr.
> Nitrate de potasse................................. 5 gr.

Introduire ces substances réduites en poudre dans du pain ou de la viande.

Aux petits animaux, un cinquième tous les trois jours. Contre les hydropisies passives.

95° Autre.

> Poudre de scille...................................... 10 gr.
> Farine de graine de lin............................. 20 gr.
> Nitrate de potasse................................... 2 gr.
> Extrait de genièvre................................. 30 gr.

Mêler intimement.

Mêmes indications. Contre la cystite chronique.

La *poudre de scille* se donne aux doses de :

> 10 à 15 gr...... pour le cheval et le bœuf.
> 2 à 5 gr...... pour le mouton et le porc.
> 20 à 30 centigr. pour le chien.

La *poudre de colchique* est plus active. Les doses sont de

> 5 à 10 gr...... pour le cheval et le bœuf.
> 1 à 2 gr...... pour le porc et le mouton.
> 10 à 20 centigr. pour le chien.

96° Autre.

> Poudre de colchique............. 8 gr.
> Nitrate de potasse............... 15 gr.
> Savon vert....................... 10 gr.
> Miel........................... .... quantité suffisante.

Pour former deux bols à faire prendre en deux jours. Au cheval en entraînement ; contre les hydropisies.

97° Autre.

> Poudre de digitale .... 2 gr.
> Nitrate de potasse pilé .... 5 gr.
> Extrait de genièvre............................. 30 gr.

Incorporer la poudre et le sel dans l'extrait.

Contre les hydropisies,

La *digitale* se donne aux doses de :

> 5 à 10 gr...... pour le cheval et le bœuf.
> 1 à 2 gr...... pour le porc et le mouton.
> 5 à 50 centig. pour le chien.

Les ruminants supportent de plus fortes doses de digitale que les monogastriques.

98° Autre.

> Nitrate de potasse .... 15 gr.
> Poudre de digitale................. 5 gr.
> Scille maritime .... 5 gr.
> Fleur de soufre .... 10 gr.
> Miel............................... quantité suffisante.

Pour former un électuaire à faire prendre moitié le matin, moitié le soir.

Mêmes indications.

99° Autre.

> Carbonate de potasse............. 10 gr.
> Nitrate de potasse................ 5 gr.
> Térébenthine...................... 10 gr.
> Poudre de digitale................ 5 gr.
> Extrait de genièvre............... quantité suffisante.

Même préparation, mêmes indications.

100° Autre.

> Térébenthine...................... 25 gr.
> Savon vert........................ 115 gr.
> Baies de genièvre écrasées........ 350 gr.

Former huit bols à donner au cheval en deux jours, pour exciter la sécrétion urinaire. Contre les hydropisies (Stephan).

101° AUTRE.

Nitrate de potasse............... 5 gr.
Camphre......................... 2 gr.
Farine de lin.................... 20 gr.
Miel .... quantité suffisante.

Mêler. Donner au cheval le matin.

Contre les hydropisies, les affections chroniques des plèvres.

102° BOISSONS.

Graine de lin......................... 30 gr.
Sel de nitre.......................... 10 gr.
Sulfate de soude...................... 500 gr.
Eau .... 1,500 gr.

Faire bouillir le lin dans l'eau, verser la décoction dans six litres d'eau, y faire dissoudre le sel, ajouter une poignée de farine.

Contre les inflammations chroniques.

103° AUTRE.

Bicarbonate de soude.................. 30 gr.
Têtes de pavot....................... trois.
Sel de nitre......................... 15 gr.
Eau .... 2,000 gr.

Faire bouillir les têtes de pavot, décanter, ajouter les sels, étendre la décoction de cinq litres d'eau ordinaire, assaisonner avec de la farine et donner à boire.

Mêmes indications.

Le *carbonate de soude* peut remplacer le bicarbonate. Il se donne aux doses de :

15 à 40 gr........ au cheval et au bœuf.
 1 à 5 gr........ au porc et au mouton.
50 centigr. à 1 gr. au chien.

§ VIII. — Astringents.

104° Décoction.

    Écorce de jeune chêne sèche.............. 30 gr.
    Eau .... 1,000 gr.

Laisser macérer l'écorce dans l'eau pendant douze heures et faire bouillir ensuite un quart d'heure. Employer en breuvages, en lavements, en gargarismes, en lotions.

A l'extérieur, résolutif ; à l'intérieur, anti-diarrhéique, anti-catarrhal.

Ajouter une poignée de farine pour donner en breuvage.

Le *tan*, l'*écorce de saule*, celle du *châtaignier*, la *racine de bistorte*, celle de *tormentille*, celle de *fraisier*, les *feuilles de ronce* peuvent remplacer l'écorce de chêne.

Les *enveloppes du marron d'Inde*, le *brou de noix*, les *feuilles de noyer*, traités par l'ébullition, donnent une décoction astringente bonne pour l'usage externe. Les feuilles de noyer peuvent être employées en cataplasmes.

105° Autre.

    Noix de galle pulvérisée.................. 30 gr.
    Eau .... 1,000 gr.

Après vingt-quatre heures de macération de la noix de galle dans l'eau claire, faire bouillir vingt minutes. S'il y a urgence, faire bouillir immédiatement et ajouter de l'eau pour remplacer celle qui s'évapore, de manière à avoir un litre de décoction.

Mêmes indications ; décoction particulièrement indiquée contre les empoisonnements par les narcotiques.

Le *tan*, l'*écorce de chêne* peuvent remplacer la noix de galle.

106° Solution.

    Acétate neutre de plomb...................   8 gr.
    Eau de puits...............................   1,500 gr.

Faire dissoudre le sel dans l'eau et donner la solution froide en petits lavements aux grands animaux, contre les diarrhées chroniques, ou l'employer en injections comme anti-catarrhale, anti-hémorrhagique.

L'*acétate neutre de plomb* se donne aux doses de :

     2 à 10 gr..... pour le cheval et le bœuf.
    25 à 150 centigr. pour le mouton et le porc.
     5 à 25 centigr pour le chien.

107° Autre. (Eau blanche.)

    Sous-acétate de plomb (extrait de saturne)..   10 gr.
    Eau de puits...............................   1,000 gr.

Le *sous-acétate de plomb* peut se préparer avec :

    Acétate neutre de plomb.,.............. ...   100 gr.
    Litharge pulvérisée ....   25 gr.
    Eau de pluie ou de rivière.................   1,000 gr.

Mêler et conserver dans un flacon bouché.

Le sous-acétate de plomb, eau blanche, s'emploie en lotions, en injections contre les inflammations chroniques.

Agiter avant de s'en servir.

108° AUTRE. (Eau végéto-minérale, eau de Goulard.)

Extrait de saturne............................. 10 gr.
Eau-de-vie .... 25 gr.
Eau de puits................................. 500 gr.

Mêler et conserver pour l'usage.

En lotions et en injections comme astringent résolutif. Très-employé.

109° POMMADE.

Noix de galle en poudre...................... 10 gr.
Axonge....................................... 50 gr.
Camphre en poudre............................ 5 gr.
Teinture d'opium .... 2 gr.

Incorporer les poudres dans l'axonge, ajouter la teinture.

Contre les crevasses, les hémorrhoïdes. N'ajouter ni l'opium, ni le camphre, s'il n'y a pas d'irritation à la partie malade.

110° TOPIQUE (eau de chaux).

Chaux.. 50 gr.
Eau de pluie ou de rivière................... 1,000 gr.

Déliter la chaux en l'humectant légèrement, la délayer ensuite dans l'eau, laisser éclaircir le liquide et le verser. On ne doit employer en médecine que l'*eau de chaux seconde*. On la prépare en versant une égale quantité d'eau sur le magma de chaux et en décantant après quelques heures; elle diffère de la première en ce qu'elle ne contient pas de potasse. La chaux ordinaire renferme le plus souvent une certaine quantité de ce dernier alcali.

L'eau de chaux s'emploie contre les maladies atoniques, les affections des os, et, associée à l'eau de riz, contre la diarrhée. A l'extérieur c'est un dessiccatif.

L'eau de chaux se donne à l'intérieur aux doses de :

> 3 à 5 litres.... pour les grands animaux.
> 1 à 2 litres.... pour le porc et le mouton.
> 1 à 2 décilitres pour le chien.

111° Autre. (Lait de chaux.)

> Chaux vive.................................... 200 gr.
> Eau .... 1,000 gr.

Verser d'abord l'eau goutte à goutte, délayer ensuite la chaux dans le liquide et conserver dans un flacon bouché. Agiter avant de s'en servir. Il est mieux de préparer à mesure des besoins. Contre les plaies de mauvaise nature, les ulcères rebelles. Puissant agent de propreté, de désinfection, avec lequel on ne saurait trop souvent blanchir les crèches, les murs des étables.

112° Solution.

> Alun cristallisé....................... de 20 à 30 gr.
> Eau de pluie ou de rivière................... 1,000 gr.

Employer cette dissolution en lotions, en injections, contre les écoulements anciens, les ulcères, les aphtes, etc. Ajouter du miel pour préparer des gargarismes contre certaines angines.

113° Autre.

> Sulfate de cuivre................... de 20 à 100 gr.
> Eau....................................... un litre.

Contre le mal d'âne, les crevasses, les ulcères des pieds dans la cocotte, etc. Mettre plus ou moins de sulfate de cuivre selon l'effet que l'on veut produire.

114° Autre.

> Alun cristallisé............................. 20 gr.
> Sulfate de cuivre .... 15 gr.
> Acide sulfurique .... 5 gr.
> Eau .... 100 gr.

Faire dissoudre les sels, ajouter l'acide.
Astringent dessiccatif. Mêmes indications.

115° AUTRE. (Liqueur de Villatte.)

Sulfate de cuivre...........................	50 gr.
Sulfate de zinc............................	50 gr.
Extrait de saturne.........................	120 gr.
Vinaigre..................................	1,000 gr.

Dissoudre les sels dans le vinaigre et ajouter l'extrait de Saturne.

En lotions et injections contre la carie des cartilages, les plaies de mauvaise nature, les fistules anciennes.

116° AUTRE. (Eau phagédénique.)

Sublimé corrosif pulvérisé..................	1 gr.
Eau de chaux..............................	300 gr.

Verser l'eau de chaux sur le sublimé, conserver dans un flacon. Agiter avant de s'en servir.

Employer en lotions comme dessiccatif caustique.

117° TOPIQUE CAUSTIQUE.

Beurre d'antimoine (chlorure d'antimoine),

S'emploie contre le crapaud, les ulcères farcineux. Toucher avec un linge qui en est imbibé les parties malades.

118° ONGUENT ÉGYPTIAC.

Vert-de-gris	500 gr.
Vinaigre..................................	500 gr.
Miel.....................................	1,000 gr.

Chauffer le vert-de-gris et le vinaigre dans une bassine grande relativement à la quantité de matière ; après la dissolution du sel ajouter le miel graduellement ; continuer, à chauffer et à remuer jusqu'à ce que le mélange, devenu rouge-brun, forme une masse molle, mais assez consistante pour rester homogène après son refroidissement.

Puissant dessiccatif ; contre le piétin, les crevasses, la cocotte, le crapaud, etc.

On peut préparer l'égyptiac à froid (Schaak) en laissant réagir pendant plusieurs jours un mélange de :

    Miel... 20 gr.
    Vinaigre... 20 gr.
    Verdet (vert-de-gris)............................ 80 gr.

Mêmes indications. Particulièrement conseillé contre le crapaud. En enduire la surface du crapaud, couvrir d'une étouppade et fixer au moyen d'un fer pourvu d'une plaque de tôle. Renouveler le pansement tous les trois ou quatre jours jusqu'à guérison.

119° Autre (Solleysel).

    Acide arsénieux pulvérisé....................   2 gr.
    Vert-de-gris pulvérisé....................... 40 gr.
    Sulfate de zinc pulvérisé .... 40 gr.
    Eau-de-vie camphrée .... 60 gr.
    Miel... 250 gr.

Incorporer les poudres dans le miel.

Contre le crapaud, le piétin, les ulcères farcineux, les eaux aux jambes.

120° Cataplasme.

    Suie de cheminée tamisée. 250 gr.
    Terre glaise humide......   50 gr.
    Eau .... quant. suffis. pour faire une pâte

Contre les contusions récentes, les luxations.

121° Autre.

    Terre glaise humide.......................... 100 gr.
    Brou de noix écrasé.......................... 200 gr.
    Alun cristallisé pulvérisé................... 30 gr.

Incorporer les trois substances et ajouter l'eau nécessaire pour faire un magma.

Mêmes indications.

122° Autre.

Glycérine	20 gr.
Amidon	25 gr.
Extrait de saturne	2 gr.

Chauffer légèrement l'amidon dans la glycérine, ajouter l'extrait de Saturne.

Mêmes indications.

123° Autre.

Suie de cheminée tamisée	150 gr.
Amidon	20 gr.
Têtes de pavot	cinq.
Eau	500 gr.

Faire cuire les pavots, délayer la suie et l'amidon avec la décoction et appliquer.

Mêmes indications. Résolutif, calmant, contentif.

124° Emplatre.

Alun pulvérisé	100 gr.
Terre glaise humide	200 gr.
Amidon	20 gr.
Blancs d'œufs	cinq.

Réduire l'amidon en colle avec un peu d'eau et y incorporer l'alun et la terre glaise.

Pour maintenir les parties après la réduction des fractures, des luxations. Puissant résolutif.

Une bande de toile imprégnée de colle d'amidon et enroulée autour d'un membre a été plusieurs fois employée comme emplâtre contentif.

125° AUTRE.

Alun pulvérisé .... 50 gr.
Amidon............................. 75 gr.
Plâtre fin.......................... 50 gr.
Eau chaude......................... quantité suffisante.

Délayer l'amidon, incorporer l'alun dans la colle, et ajouter le plâtre.

Mêmes indications.

126° AUTRE.

Térébenthine....................... 20 gr.
Blancs d'œufs...................... cinq.
Amidon............................. 20 gr.
Alun pulvérisé..................... 50 gr.

Réduire l'amidon en colle avec un peu d'eau chaude, incorporer l'alun dans la colle, ajouter les blancs d'œufs et la térébenthine, triturer le tout.

Mêmes indications.

127° POUDRE.

Poudre de tan .... 10 gr.
Poudre d'armoise.................. 5 gr.
Poudre d'aunée.................... 10 gr.
Sulfate de fer.................... 1 gr.

Administrer le mélange mêlé à du son ou à de la farine, ou incorporé dans de l'extrait de genièvre ou du miel.

Contre les diarrhées chroniques, la pourriture. Donner en un jour à un cheval, à un bœuf ou à dix moutons.

128° AUTRE.

Poudre de tan..................... 10 gr.
Alun pilé .... 5 gr.
Sulfate de fer.................... 5 gr.

Mêler et répandre sur les plaies baveuses, les plaies saignantes. C'est un dessiccatif.

§ IX. — Hémostatiques.

129° Solution.

    Sulfate de fer .... 50 gr.
    Eau de pluie ou de rivière .... 1,000 gr.

Faire dissoudre le sel dans l'eau, imbiber des linges avec la dissolution, et les appliquer sur les plaies saignantes. S'emploie aussi en injections, en lotions, en lavements, contre les hémorrhagies, les diarrhées chroniques (166).

130° Autre.

    Perchlorure de fer................ ...... de 50 à 100 gr.
    Eau de pluie ou de rivière. .... 100 gr.

Mêmes indications.

Le *perchlorure de fer* se donne à l'intérieur aux doses de :

    5 à 10 gr...... pour le cheval et le bœuf.
    1 à 5 gr...... pour le porc et le mouton.
    2 à 50 centigr. pour le chien.

131° Autre (eau de Rabel).

    Acide sulfurique............................... 10 gr.
    Alcool... 30 gr.

Mêler graduellement en remuant le vase.

Puissant astringent et dessiccatif contre le crapaud, le piétin, le noir museau, etc. L'*eau de Rabel* s'emploie aussi contre les diarrhées chroniques, les hémorrhagies, et dans ce cas, on l'ajoute aux lavements ou aux injections, aux doses de 10 à 20 grammes par litre de liquide.

132° Autre.

Eau de Rabel......................................	50 gr.
Alun...	10 gr.
Amidon..	10 gr.
Eau	1,000 gr.

Délayer l'amidon dans l'eau, faire dissoudre l'alun, ajouter l'eau de Rabel. En injections dans les cavités naturelles, dans les fistules ; contre les diarrhées chroniques, contre les hémorrhagies.

133° Eau a la glace.

Glace fondante...................	quantité suffisante.

Mettre de la glace fondante, brisée en petits morceaux, ou l'eau froide dont on dispose, dans une vessie, qu'on applique sur la partie malade ; des linges, des compresses mouillées, remplacent mal la vessie.

134° Poudre.

Colophane pulvérisée..............................	10 gr.
Charbon végétal pulvérisé.........................	10 gr.

Mêler et répandre sur les plaies pour arrêter l'écoulement du sang.

La *poudre d'agaric* peut remplacer la colophane. L'une et l'autre sont souvent employées seules.

135° Autre.

Alun pulvérisé....................................	1 gr.
Sulfate de fer pulvérisé	1 gr.
Colophane en poudre..............................	4 gr.
Poudre de tan....................................	2 gr.
Charbon pulvérisé................................	5 gr.

Mêler et employer contre les hémorrhagies, les plaies ulcéreuses.

§ X. — Vulnéraires.

136° Teinture d'aloès.

    Aloès.. 10 gr.
    Eau-de-vie... 50 gr.

Écraser l'aloès dans un mortier et ajouter l'eau-de-vie en triturant.

S'emploie le plus souvent étendue d'eau pour traiter les enclouures, les plaies récentes contuses, les plaies anciennes qui se cicatrisent difficilement.

137° Baume des cochers.

    Menthe coq... 30 gr.
    Racine d'angélique................................. 40 gr.
    Sommités fleuries de lavande....................... 30 gr.
    Eau-de-vie... 500 gr.

Après quinze jours de macération des plantes dans l'eau-de-vie, décanter, ajouter 5 grammes d'alcool camphré, conserver dans un flacon bouché.

Topique très-employé par les cochers contre les plaies de l'épaule, des côtes, du genou, difficiles à guérir.

138° Liniment.

    Eau de chaux récemment préparée............ 15 gr.
    Huile douce.. 100 gr.

Mêler, agiter, et employer contre les brûlures, contre les plaies superficielles anciennes.

139° Autre.

    Collodion.. 25 gr.
    Huile de ricin..................................... 5 gr.

Mêler et appliquer sur les brûlures, sur les plaies saignantes, les crevasses, les plaies granuleuses.

140° POUDRE.

Chaux délitée......................................	10 gr.
Charbon végétal en poudre	10 gr.

Mêler et appliquer sur les plaies anciennes fongueuses. On pourrait employer le charbon animal.

141° AUTRE.

Vert-de-gris pulvérisé..........................	10 gr.
Charbon pulvérisé...............................	10 gr.

Mêmes indications.

142° AUTRE.

Alun calciné en poudre..........................	20 gr.
Charbon en poudre...............................	5 gr.

Mêmes indications.

143° AUTRE.

Alun calciné en poudre..........................	20 gr.
Poudre de goudron (282).........................	5 gr.

Mêmes indications, particulièrement sur les plaies fétides.

144° AUTRE.

Sulfate de cuivre pulvérisé	10 gr.
Charbon végétal pulvérisé	5 gr.
Poudre de goudron...............................	1 gr.

Mêmes indications.

145° AUTRE.

Sublimé corrosif	5 gr.
Charbon végétal pulvérisé	1 gr.

Mêmes indications.

146° AUTRE.

Sublimé corrosif	5 gr.
Poudre de coaltar (282)..........................	5 gr.

Mêmes indications.

L'addition d'une poudre inerte ou peu active à celle de l'alun et du sublimé, a pour but principal de faciliter la dispersion uniforme du médicament sur toute la surface de la plaie, tout en n'en employant que de minimes quantités.

§ XI. — Collyres.

147° INFUSION.

Roses de Provins......	20 gr.
Eau......	250 gr.

Verser l'eau bouillante sur les roses, laisser infuser.

Contre les ophthalmies.

La *fleur de sureau* peut remplacer les roses.

148° DÉCOCTION.

Feuilles de plantain......	25 gr.
Eau......	250 gr.
Eau végéto-minérale (108)......	1 gr.

Faire bouillir les feuilles dans l'eau, décanter, ajouter l'eau végéto-minérale.

Mêmes indications.

149° AUTRE.

Écorce de chêne......	10 gr.
Alun......	1 gr.
Sulfate de zinc......	1 gr.
Eau......	250 gr.

Faire bouillir l'écorce, décanter la décoction sur les sels.

Contre les ophthalmies chroniques.

150° SOLUTION. (Eau céleste.)

    Sulfate de cuivre.... .... 2 gr.
    Eau de pluie ou de rivière........ 1,000 gr.
    Ammoniaque.................... quantité suffisante.

Dissoudre le sel dans l'eau, ajouter l'ammoniaque goutte à goutte, jusqu'à ce que le précipité qui se forme d'abord soit redissout, que le liquide soit bien limpide.

Mêmes indications.

151° POUDRE.

    Oxyde de zinc en poudre...................... 5 gr.
    Sel ammoniac en poudre...................... 5 gr.
    Sucre en poudre............................. 5 gr.

Mêler, réduire en poudre impalpable, insuffler dans l'œil à l'aide d'un tuyau de plume ou d'une paille.

Contre les taies, les ophthalmies rebelles.

§ XII. — Gargarismes.

152° DÉCOCTION.

    Feuilles de ronces .... 30 gr.
    Vinaigre.................................. 5 gr.
    Miel...................................... 30 gr.
    Eau .... 500 gr.

Faire bouillir les feuilles, décanter, délayer le miel dans la décoction, ajouter le vinaigre, qui peut être remplacé par quelques gouttes d'acide chlorhydrique ou d'acide nitrique.

Contre l'inflammation, les aphtes de la bouche, contre le muguet des agneaux.

153° Autre.

Écorce de chêne........................... 30 gr.
Sulfate de zinc........................... 5 gr.
Chlorure de soude de Labarraque........... 15 gr.
Eau .... 1,000 gr.

Faire bouillir l'écorce dans l'eau, ajouter à la décoction décantée le sel de zinc, et le chlorure.

Contre le glossanthrax, l'angine couenneuse.

154° Autre.

Riz....................................... 30 gr.
Alun cristallisé........................... 15 gr.
Eau .... 500 gr.

Décanter la décoction de riz, y ajouter l'alun.

Contre l'inflammation chronique de l'arrière-bouche.

155° Infusion.

Absinthe.................................. 30 gr.
Sulfate de cuivre, sel ammoniac... de chaque   1 gr.
Alun .... 5 gr.
Alcool camphré .... 1 gr.
Eau .... 500 gr.

Verser l'eau bouillante sur l'absinthe, laisser infuser, décanter sur les sels, et ajouter l'alcool.

Contre le glossanthrax, les aphtes graves.

156° Mixture.

Acide chlorhydrique .... de 15 à 25 gr.
Miel...................................... 50 gr.

Mêler et appliquer à l'aide d'un bâtonnet garni d'étoupes contre les aphtes rebelles, contre le glossanthrax ; contre les angines de mauvaise nature, contre l'angine couenneuse du porc. Pour cette dernière maladie, et en général pour badigeonner la gorge, ne pas dépasser 15 à 16 grammes d'acide pour 50 de miel.

157° AUTRE.

>   Acide chlorhydrique................. de 5 à   10 gr.
>   Eau .... 100 gr.

Ajouter une cuillerée de miel si on veut employer en gargarismes ; contre les angines de mauvaise nature. En lotions contre les aphtes rebelles, les plaies blafardes.

§ XIII. — Antidiarrhéiques.

158° BREUVAGE.

>   Riz.. 125 gr.
>   Eau .... 1,000 gr.

Faire bouillir le riz, décanter, et donner en breuvage ou en deux lavements aux grands herbivores ; pour les petits animaux, proportionner la dose à la taille.

On peut remplacer le riz par 200 grammes de *son*.

159° AUTRE.

>   Riz........................... .... 50 gr.
>   Amidon.................................... 100 gr.
>   Laudanum..................... de 2 à   3 gr.
>   Eau .... 1,000 gr.

Faire bouillir le riz dans l'eau, et décanter le liquide sur l'amidon préalablement délayé dans un peu d'eau froide. Ajouter le laudanum.

Mêmes indications.

Proportionner les doses à la taille des animaux.

L'*amidon* peut se donner aux doses de :

>   100 à 300 gr. pour le cheval et le bœuf.
>   50 à 80 gr. pour le porc et le mouton.
>   15 à 40 gr. pour le chien.

160° **Autre.**

Lait frais	125 gr.
Amidon...	30 gr.
Œufs	deux.
Laudanum	1 gr.

Délayer les œufs dans le lait, verser sur l'amidon en remuant, ajouter le laudanum ; donner au veau ou au poulain en deux fois. Pour le chien, réduire la dose de laudanum à 50 centigrammes, et celle de l'amidon à 20 grammes.

Le laudanum peut être remplacé par l'*extrait d'opium*.

161° **Autre** (de Bernard).

Extrait d'opium................................	4 centigr.
Eau tiède......................................	80 gr.
Lait...	80 gr.

Délayer l'extrait dans l'eau et ajouter le lait.
Contre la diarrhée du poulain.

162° **Autre** (Delafond).

Riz..	60 gr.
Eau	3 litres.
Gomme arabique en poudre......................	60 gr.

Faire bouillir le riz jusqu'à réduction de l'eau à 2 litres. Ajouter la gomme.
Aux bœufs, aux veaux.

163° **Autre.**

Écorce de chêne	40 gr.
Racine de bistorte............................	40 gr.
Camphre.......................................	5 gr.
Têtes de pavot................................	six.
Eau	1,500 gr.

Faire macérer l'écorce et le pavot pendant douze heures, faire bouillir un quart d'heure, décanter, ajouter l'alun, et le camphre préalablement dissout dans un peu d'éther.

Contre les fortes diarrhées, les dyssenteries du bœuf et du cheval.

164° Autre.

Magnésie calcinée.........................	2 gr.
Riz....................................	20 gr.
Poudre de charbon végétal	1 gr.
Œuf...................................	un.
Laudanum.............................	1 gr.
Eau	1,000 gr.

Faire cuire le riz, délayer l'œuf dans la décoction refroidie, ajouter le charbon et le laudanum.

Donner au veau en plusieurs fois, et lui faire même manger le riz cuit. Cette décoction peut être administrée au chien en boisson et en petits lavements.

La *magnésie* se donne aux doses de :

50 à 100 gr. pour le cheval et le bœuf.
25 à 50 gr. pour le porc et le mouton.
10 à 30 gr. pour le chien.

Le riz peut être remplacé par 10 grammes d'*amidon*,

165° Autre.

Racine de bistorte......................	50 gr.
Craie	20 gr.
Farine.................................	200 gr.
Eau	1,000 gr.

Faire bouillir la racine dans l'eau, décanter la décoction sur la farine préalablement délayée dans l'eau tiède, ajouter la craie, remuer, et administrer aux grands animaux.

Mêmes indications.

166° Autre.

Alun	5 gr.
Sulfate de fer......................................	5 gr.
Amidon...	60 gr.
Têtes de pavot.....................................	cinq.
Eau	1.500 gr.

Faire bouillir les têtes de pavot, décanter la décoction
sur l'amidon préalablement délayé dans un peu d'eau
froide, faire dissoudre les sels. En deux breuvages ou
lavements pour les grands animaux. Contre les diarrhées rebelles, les dyssenteries.

Proportionner les doses à la taille des malades.

L'*alun* se donne aux doses de :

    10 à 15 gr......... pour les grands animaux.
    1 à 5 gr......... pour le mouton et le porc.
    5 centigr. à 1 gr. pour le chien.

Et le *sulfate de fer* aux doses de :

    5 à 15 gr. .... pour les grands animaux.
    1 à 5 gr. .... pour le mouton et le porc.
    50 centigr. à 1 gr. pour le chien.

167° Autre (de Clater).

Lait...................................	2 litres.
Alun...................................	15 gr.

Faire bouillir et passer à travers un linge.
Contre la diarrhée, la dyssenterie du bétail.
L'alun peut aussi être associé au *petit lait*.

168° Autre.

Sulfate de fer...........................	5 gr.
Son.....................................	500 gr.
Eau	5,000 gr.

Faire bouillir le son dans l'eau et décanter le liquide

sur le sulfate. En plusieurs breuvages et en petits lavements aux grands animaux.

Mêmes indications.

169° Autre.

Racine de bistorte	100 gr.
Eau de Rabel	15 gr.
Farine de froment	200 gr.
Eau	1.500 gr.

Faire bouillir la racine dans l'eau après quelques heures de macération, décanter la décoction sur la farine préalablement délayée dans un peu d'eau froide, ajouter l'eau de Rabel. Aux grands animaux, en deux ou trois breuvages ou lavements.

Contre la diarrhée et la dyssenterie.

170° Lavement.

Glycérine	50 gr.
Eau	500 gr.
Laudanum	5 gr.

En un ou plusieurs lavements, selon la taille des malades.

Pour couper les fortes diarrhées récentes.

171° Autre.

Écorce de saule	15 gr.
Amidon	20 gr.
Eau	1,000 gr.

Faire bouillir l'écorce dans l'eau, décanter la décoction bouillante sur l'amidon préalablement délayé dans un peu d'eau tiède, et ajouter quelques gouttes de laudanum. En trois ou quatre petits lavements, au poulain, au veau, au porc.

Mêmes indications.

172° Autre.

Laudanum............................	10 gouttes.
Extrait de saturne..................	20 gouttes.
Amidon..............................	15 gr.
Eau.................................	200 gr.

Délayer l'amidon dans 50 grammes d'eau froide, et ajouter 150 grammes d'eau bouillante, l'extrait de saturne et le laudanum. En deux, trois lavements, au chien, au porc.

173° Autre (de Delafond).

Amidon.............................	15 gr.
Eau................................	200 gr.
Laudanum de Sidenham	20 gouttes.

Préparer la décoction, la décanter, et ajouter le laudanum.

Mêmes indications.

La *décoction de riz* pourrait remplacer celle d'amidon.

174° Autre.

Riz................................	20 gr.
Magnésie calcinée..................	5 gr.
Extrait de saturne................	30 gouttes.
Laudanum..........................	1 gr.
Eau...............................	500 gr.

Faire de l'eau de riz, la décanter, y ajouter la magnésie, l'extrait de saturne et le laudanum. En deux, trois lavements au chien, au porc.

Mêmes indications.

§ XIV. — Résolutifs.

175° TOPIQUE.

Fleur de sureau	40 gr.
Extrait de saturne	2 gr.
Eau	500 gr.

Verser l'eau bouillante sur le sureau, laisser infuser, décanter, ajouter l'extrait de saturne.

En lotions, contre les ophthalmies ; en lavements, contre les diarrhées. S'emploie aussi contre les contusions : on en imbibe des linges qu'on applique sur les parties malades.

176° AUTRE.

Têtes de pavot	quatre.
Eau sédative (181)	5 gr.
Eau ordinaire	1,000 gr.

Faire bouillir le pavot, décanter, ajouter l'eau sédative.

Mêmes indications et contre les engorgements douloureux.

177° AUTRE (huile camphrée).

Camphre	10 gr.
Huile d'olives	100 gr.

Verser quelques gouttes d'éther sur le camphre, le pulvériser et le dissoudre dans l'huile en triturant.

Contre les contusions, les efforts douloureux des tendons, etc.

178° AUTRE (alcool camphré).

Camphre	10 gr.
Esprit-de-vin	100 gr.

Faire dissoudre le camphre dans l'esprit de vin, en triturant.

Contre les engorgements qui deviennent chroniques.

179° Autre.

    Sel ammoniac .... de 20 à   50 gr.
    Eau.. 250 gr.

Faire dissoudre le sel dans l'eau.

Contre les engorgements qui viennent à la suite des contusions, des entorses. Est aussi employé à l'intérieur comme fondant.

Le *sel de cuisine* peut remplacer le sel ammoniac comme résolutif. A l'intérieur il se donne aux doses de :

    50 à 150 gr. au cheval et au bœuf.
    20 à 50 gr. au mouton et au porc.
     5 à 10 gr. au chien.

180° Lavement.

    Sel de cuisine ....   250 gr.
    Eau .... 2,000 gr.

Aux grands animaux contre la constipation (Delafond).

181° Eau sédative (Raspail).

    Ammoniaque................................. 80 gr.
    Alcool camphré .... 10 gr.
    Sel marin................................. 60 gr.
    Eau de pluie ou de rivière................ 1 litre.

En imbiber des linges, des compresses, et appliquer.

Contre les engorgements, après les efforts, les contusions, etc.

182° Eau alcoolisée.

    Alcool .... de 2 à   10 gr.
    Eau .... 100 gr.

S'emploie comme vulnéraire en applications sur les

plaies, comme résolutif en injections dans les cavités, après les ponctions.

183° Teinture d'iode.

    Iode... 5 gr.
    Esprit de vin... 60 gr.

Faire dissoudre l'iode dans l'esprit de vin.

En frictions comme fondant résolutif, contre les engorgements superficiels et profonds. Employer de la teinture nouvellement préparée.

184° Solution.

    Teinture d'iode...................... de 5 à   30 gr.
    Eau .... 100 gr.

En injection dans les abcès, les cavités séreuses, les capsules synoviales après les ponctions. On peut ajouter un ou deux grammes d'iodure de potassium.

A l'intérieur, l'*iode* se donne aux doses de :

    5 à 10 gr......... au cheval et au bœuf.
    50 centigr. à 1 gr. au porc et au mouton.
    5 à 25 centigr.... au chien.

Et la *teinture* aux doses de :

    40 à 80 gr. au cheval et au bœuf.
    5 à 20 gr. au porc et au mouton.
    1 à 5 gr. au chien.

185° Breuvage.

    Teinture d'iode.................... de 3 à 10 gouttes.
    Eau sucrée.. 30 gr.

Au chien goîtreux. Répéter dans la journée.

186° Autre (Bouchardat).

    Iodure de potassium...................   4 décigr.
    Iode..................................   3 décigr.
    Eau.................................. 1,000 gr.

Contre les empoisonnements par les narcotiques. Donner à boire à l'homme par verrées ; convient dans les mêmes circonstances aux animaux, en proportionnant les doses à la taille des malades.

187° ÉLECTUAIRE.

Teinture d'iode...................... 2 gr.
Poudre de réglisse............... 20 gr.
Miel.............................. quantité suffisante.

Pour former quatre bols à donner deux par jour au chien, contre le goître.

On peut remplacer le miel par *l'extrait de genièvre*, la poudre de réglisse par la *farine*, et la teinture d'iode par *l'iodure de potassium*, qui se donne aux doses de :

5 à 15 gr ..... pour le cheval et le bœuf.
1 à 4 gr..... pour le mouton et le porc.
20 à 50 centigr. pour le chien.

188° POMMADE.

Camphre.................................... 10 gr.
Axonge .... 40 gr.

Verser quelques gouttes d'éther sur le camphre, pulvériser et incorporer dans la graisse.

Contre les suites des contusions, contre les efforts récents.

189° AUTRE.

Iodure de potassium pulvérisé................. 10 gr.
Axonge..................................... 40 gr.

S'emploie en friction contre les engorgements glanduleux, contre le goître.

190° AUTRE.

Iodure de mercure......................... 5 gr.
Axonge........ .... 40 gr.

Contre les engorgements glanduleux.

191° Autre (pommade mercurielle double).

    Mercure .... 20 gr.
    Axonge .... 20 gr.

Diviser le mercure en le triturant d'abord avec du styrax ou de l'essence de térébenthine, et ensuite en l'incorporant dans la graisse par une très-longue trituration.

192° Autre (pommade mercurielle simple).

    Mercure .... 20 gr.
    Graisse .... 40 gr.

Même préparation.

Ces pommades s'emploient en frictions comme résolutives et comme antipsoriques et insecticides.

193° Autre.

    Pommade mercurielle double .... 10 gr.
    Onguent populeum .... 10 gr.
    Axonge. .... 5 gr.

Mêler par trituration.
Mêmes indications.

194° Autre (de Hertwig).

    Pommade mercurielle simple (192)........... 15 gr.
    Pommade camphrée (188)..................... 4 gr.

Contre les indurations des mamelles et des testicules.

195° Autre.

    Bichromate de potasse... .... de 5 à 15 gr.
    Axonge. .... 40 gr.

Mêler par trituration.
Résolutif, caustique. En frictions au moyen d'un mor-

ceau de drap, pour réduire la hernie ombilicale du poulain, les suros, pour combattre les tumeurs indolentes. Renouveler les frictions quand c'est nécessaire à quelques jours d'intervalle.

196° Onguent fondant (de Girard).

    Sublimé corrosif pulvérisé................ 1 à   2 gr.
    Térébenthine..................................... 10 gr.

Incorporer le sublimé dans la térébenthine par trituration.

En frictions, sur les tumeurs anciennes, sur les boutons de farcin. Ne mettre que 1 gramme ou 1 gramme 5 de sublimé si le médicament est destiné à un animal jeune dont la peau est fine.

197° Autre (de Cruzel).

    Sublimé corrosif en poudre................... 5 gr.
    Poudre de cantharides........................ 10 gr.
    Onguent basilicum .... 250 gr.

Résolutif fondant, révulsif; s'emploie en frictions le long de l'encolure dans la gouttière de la jugulaire, contre les suites du thrombus, dans les phlébites hémorrhagiques.

198° Autre.

    Sublimé corrosif en poudre................... 5 gr.
    Collodion................................... 10 gr.
    Axonge...................................... 10 gr.

Incorporer le sublimé dans la graisse, mêler au collodion.

En frictions, comme fondant.

199° Autre (de Cruzel).

    Sublimé corrosif en poudre................... 2 gr.
    Onguent basilicum .... 3 gr.

En frictions sur les tumeurs charbonneuses, sur les
parties non entamées par les incisions.

200° TOPIQUE (feu français de Prangé).

    Teinture de cantharides .... 500 gr.
    Essence de lavande......................... 60 gr.
    Acide sulfurique............................ 2 gr.
    Goudron........· .... 5 gr.

Mêler avec précaution, délayer le goudron dans le
mélange.

En frictions, contre les tumeurs osseuses, les engorgements chroniques, les efforts, les écarts, le lombago, etc.

201° AUTRE (de Lassaigne, liniment Boyer).

    Teinture de cantharides .... 1 décil.
    Huile d'olives........................... 2 décil.
    Goudron................................ 50 gr.
    Poudre de cantharides.................... 1 gr.
    Sublimé corrosif....................... 50 centigr.

Faire dissoudre le sublimé dans la teinture ; ajouter
l'huile, délayer le goudron dans le mélange et y incorporer les cantharides.

Mêmes indications.

202° AUTRE (feu anglais modifié).

    Poudre de cantharides...................... 30 gr.
    Poudre d'euphorbe .... 30 gr.
    Sel ammoniac en poudre.................... 100 gr.
    Térébenthine .... 50 gr.
    Huile grasse.............................. 200 gr.

Délayer la térébenthine dans l'huile à une douce chaleur, ajouter les poudres au mélange.

Mêmes indications.

203° Autre (feu anglais. Lassaigne).

Essence de lavande...................................... 600 gr.
Huile d'olives .... 300 gr.
Poudre de cantharides................................. 30 gr.
Poudre d'euphorbe.................................... 30 gr.

Mettre les poudres dans l'huile, tenir pendant quelques heures à une douce chaleur, ajouter l'essence et conserver pour l'usage.

Mêmes indications.

204° Autre.

Essence de térébenthine........................... 100 gr.
Huile d'olives.................................... 600 gr.
Poudre de cantharides............................. 30 gr.
Iodure de potassium pulvérisé.................... 10 gr.

Incorporer les poudres dans l'huile, et mêler à l'essence.

Mêmes indications.

205° Charge.

Poix noire.. 200 gr.
Goudron... 50 gr.
Essence de térébenthine........................... 20 gr.

Faire fondre la poix, y délayer le goudron, et y verser essence. Appliquer encore chaud sur la peau.

Contre les douleurs anciennes, le lombago ; après les luxations, etc.

206° Autre.

Poix noire.. 150 gr.
Térébenthine...................................... 200 gr.
Poudre de cantharides............................. 20 gr.
Huile d'olives.................................... 100 gr.

Faire fondre la poix dans l'huile, réunir le mélange à

l'essence, y incorporer le sel et les cantharides, appliquer chaud.

Mêmes indications.

207° AUTRE.

    Goudron... 100 gr.
    Poix.. 100 gr.
    Suif.. 100 gr.
    Essence de térébenthine............................. 50 gr.
    Teinture de cantharides............................. 50 gr.

Après la fusion du suif et de la poix dans le goudron, retirer du feu; ajouter l'essence et la térébenthine.

Mêmes indications.

208° AUTRE.

    Poix noire.. 240 gr.
    Huile de lin.. 100 gr.
    Essence de térébenthine............................. 90 gr.

Faire fondre la poix dans l'huile, retirer du feu, ajouter l'essence.

Mêmes indications.

§ XV. — Fondants.

209° ÉLECTUAIRE OU BOLS.

    Sulfure d'antimoine pulvérisé .... 25 gr.
    Oxyde noir de fer porphyrisé .... 10 gr.
    Poudre de gentiane................................. 30 gr.
    Poudre d'absinthe.................................. 10 gr.
    Extrait de genièvre................... de 50 à 100 gr.

Incorporer les quatre poudres dans l'extrait.

Donner par petites quantités au bœuf, au cheval qui, sans présenter les signes d'aucune maladie particulière, ont la peau adhérente, le poil terne, toussent assez souvent, et ne profitent pas de leur nourriture; proportionner les quantités à la taille des animaux pour les diverses espèces domestiques.

L'*oxyde de fer* peut être donné aux doses de :

    25 a 50 gr........ pour le cheval et le bœuf.
     3 à 8 gr........ pour le mouton et le porc.
    50 centigr. à 3 gr. pour le chien.

et le *sulfure d'antimoine* aux doses de :

    30 à 60 gr. pour le cheval et le bœuf.
     5 à 10 gr. pour le mouton et le porc.
     1 à 5 gr. pour le chien.

Les doses peuvent être plus fortes pour le bœuf que pour le cheval.

210° Autre.

    Fleur de soufre...............................   30 gr.
    Poudre d'aunée ....   30 gr.
    Poudre d'armoise..............................   30 gr.
    Extrait de genièvre.................. de 50 à 100 gr.

Même préparation; mèmes indications.

211° Autre.

    Sublimé corrosif en poudre.......   1 gr.
    Iodure de potassium en poudre ...   5 gr.
    Poudre de gentiane...............   50 gr.
    Sel marin pilé ....   30 gr.
    Extrait de genièvre.............. quantité suffisante.

Pour faire une pâte ferme; donner en électuaire ou en bols le matin à jeun.

Mêmes indications.

Le *sublimé corrosif* se donne aux doses de :

    30 centigr. à 1 gr. au cheval et au bœuf.
     5 à 30 centigr.... au porc et au mouton.
     1 à 5 centigr.... au chien.

212° Breuvage.

Sublimé corrosif......................	50 centigr.
Sel ammoniac........................	50 gr.
Alcool.............................	10 gr.
Racine de guimauve..................	30 gr.
Eau........	1,000 gr.

Verser la décoction de guimauve sur le sel ammoniac, faire dissoudre le sublimé dans l'alcool, et réunir le tout.

Au cheval et au bœuf, en trois jours, contre les affections chroniques du système lymphatique, contre la morve, le farcin (les hippiatres).

§ XVI. — Caustiques.

213° Topique (caustique noir, Bouchardat).

Noir de fumée............	quantité selon les besoins.
Acide sulfurique..........	quantité suffisante.

Pour former une pâte molle.

Contre le crapaud, le piétin; pour ranimer les plaies de mauvaise nature.

L'*acide sulfurique* s'emploie souvent seul; toucher les parties à cautériser avec un tampon imbibé de cet acide; si la plaie est fistuleuse, en verser quelques gouttes, en ayant soin d'observer les effets pour s'arrêter à temps.

L'*acide nitrique*, le *beurre d'antimoine*, le *chlorure de zinc* peuvent remplacer l'acide sulfurique. Ces deux derniers sont souvent employés comme dessiccatifs.

214° Autre (élixir de Haller).

Acide sulfurique	10 gr.
Alcool................................	10 gr.

Mêler avec précaution.

Contre les engorgements chroniques des articulations chez le bœuf.

215° Autre.

L'*ammoniaque* s'emploie pour cautériser les plaies vénéneuses, les plaies venimeuses ; l'étendre avec précaution ou le verser goutte à goutte, selon la forme de la partie à cautériser.

216° Autre.

    Acide nitrique............................... 50 gr.
    Eau.............................. de 25 à 200 gr.

Pour réduire les hernies ombilicales des poulains : il s'agit de tanner la peau en appliquant le caustique avec un pinceau sur la tumeur herniaire. Préparer le médicament moins fort quand l'animal est jeune, la peau fine ; ne pas faire une seconde application avant que tout l'effet de la première ne soit complétement produit.

217° Autre.

    Nitrate d'argent cristallisé.................... 4 gr.
    Eau de pluie ou de rivière........... de 50 à 200 gr.

Toucher les parties malades avec un pinceau doux imbibé de la dissolution, qu'on fait plus ou moins concentrée, selon l'état des plaies, des parties malades.

218° Autre.

    Sublimé corrosif............................ 1 gr.
    Sulfate de cuivre.......................... 5 gr.
    Sulfate de fer............................. 5 gr.
    Goudron.... .... 10 gr.
    Eau de pluie ou de rivière................. 250 gr.

Faire dissoudre les sels dans l'eau, et délayer le goudron dans la dissolution. Toucher avec un pinceau imbibé de ce mélange les polypes qu'on ne peut pas enlever entièrement, et la base de ceux qu'on a extirpés avec l'instrument tranchant, afin d'arrêter l'hémorrhagie.

219° Pate Plasse.

Alun calciné...................... 50 gr.
Acide sulfurique................... quantité suffisante.

Pour former un mélange de la consistance du miel.
Contre le crapaud, la fourchette pourrie, le piétin.

220° Poudre (poudre du frère Cosme).

Arsenic blanc en poudre...................... 10 gr.
Cinabre vermillon en poudre.................. 60 gr.
Sang-dragon................................. 2 gr.

Mêler et triturer les trois poudres ensemble.
Contre les plaies cancéreuses.

221° Autre (poudre de Canquoin.)

Chlorure de zinc .... 5 gr.
Farine................................... 50 gr.

Pour saupoudrer les plaies de mauvaise nature, les plaies cancéreuses, les chairs fongueuses.

222° Autre (poudre de Vienne).

Potasse caustique en poudre.................. 25 gr.
Chaux caustique en poudre .... 25 gr,

Triturer les poudres dans un mortier chaud et bien sec.
Mêmes indications.

223° Pierre infernale.

Nitrate d'argent fondu en cylindre. Placer le cylindre

rendu conique au besoin, dans un porte-crayon en argent, ou l'entourer d'un morceau de papier, et en toucher les parties à cautériser.

Pour cautériser les chairs fongueuses, les plaies de mauvaise nature, détruire les virus.

§ XVII. — Toniques.

224° Décoction.

Racine de gentiane........................	50 gr.
Sel marin	15 gr.
Eau	1,500 gr.

Faire macérer la racine dans l'eau pendant une journée, la soumettre ensuite à une ébullition d'un quart d'heure, et décanter sur le sel. Pour breuvage. Étendre de quatre ou cinq litres d'eau, et ajouter de la farine, pour donner en boisson.

Contre l'atonie, l'anémie, l'inapétence, les mauvaises digestions.

La *racine d'aunée*, celle de la *chicorée*, de la *tormentille*, du *fraisier*, l'*écorce du chêne*, celle du *saule ;* le *trèfle d'eau*, la *petite centaurée*, etc. peuvent remplacer la racine de gentiane.

Proportionner les doses à la taille des animaux. La *racine de gentiane* se donne aux doses de :

> 50 à 100 gr. au cheval et au bœuf.
> 10 à 30 gr. au porc et au mouton.
> 5 à 10 gr. au chien.

225° Autre.

Quinquina	10 gr.
Eau	250 gr.

Traiter le quinquina par décoction après quelques

heures de macération dans l'eau. Pour faire prendre dans la journée au chien.

Mêmes indications.

Le *quinquina* se donne par doses de :

25 à 125 gr. aux grands animaux.
5 à 15 gr. au porc et au mouton.
1 à 10 gr. au chien.

226° BOISSON FERRUGINEUSE (eau ferrée).

Eau..................... quantité selon les besoins.

Plonger dans le liquide des morceaux de fer chauffés au rouge blanc.

Contre les maladies atoniques, l'anémie, la pourriture.

227° AUTRE (eau rouillée).

Eau.................. .... quantité selon les besoins.

Mettre le liquide avec des morceaux de vieux fer dans le vase où s'abreuvent les animaux.

Mêmes indications.

228° ÉLECTUAIRE.

Deutoxyde de fer .... 30 gr.
Poudre de gentiane......................... 200 gr.
Extrait de genièvre........................ 500 gr.

Au cheval, au bœuf. Faire quatre bols à faire prendre en deux jours ; un bol le matin, un bol le soir.

Contre l'inapétence, l'anémie (Delafond).

229° AUTRE.

Oxyde de fer............................ 2 gr.
Poudre de gentiane..................... 10 gr.
Extrait de genièvre.................... 30 gr.

Au chien en deux jours.

Mêmes indications.

230° Autre.

> Poudre de quinquina .... 15 gr.
> Limaille de fer porphyrisée...... 1 gr.
> Extrait de genièvre.............. quantité suffisante.

Pour quatre bols à faire prendre, un le matin, un autre le soir aux petits animaux.

Mêmes indications.

L'*extrait de genièvre* se donne aux doses de :

> 30 à 100 gr. pour le cheval et le bœuf.
> 15 à 50 gr. pour le mouton et le porc.
> 5 à 15 gr. pour le chien.

et les *baies de genièvre* aux doses de :

> 30 à 150 gr. pour le cheval et le bœuf.
> 20 à 40 gr. pour le mouton et le porc.
> 5 à 10 gr. pour le chien.

La *limaille de fer* se donne aux doses de :

> 30 à 60 gr. pour le cheval et le bœuf.
> 5 à 15 gr. pour le mouton et le porc.
> 1 à 5 gr. pour le chien.

231° Autre.

> Poudre de gentiane.............. 30 gr.
> Poudre de quinquina............. 25 gr.
> Essence de térébenthine......... 10 gr.
> Alcool camphré.................. 10 gr.
> Miel........................... quantité suffisante.

Pour faire un électuaire ou des bols.

Contre les symptômes atoniques, putrides des maladies graves.

232° Poudre.

> Fleur de soufre...................... 20 gr.
> Kermès minéral....................... 10 gr.
> Camphre.............................. 2 gr.
> Poudre d'absinthe.................... 20 gr.
> Sel de nitre pilé .... 10 gr.

Pulvériser le camphre humecté de quelques gouttes d'alcool, et mêler les cinq substances. Faire prendre aux grands animaux dans du son, dans de la farine ou dans de l'avoine écrasée, ou incorporer dans du miel, pour faire un électuaire.

Contre l'atonie, l'anémie ; contre la tendance à l'hydropisie qui se montre après les phlegmasies graves.

233° Autre.

Sulfure d'antimoine en poudre	15 gr.
Poudre de plantes aromatiques	30 gr.
Poudre de gentiane	10 gr.
Sel de nitre pilé	30 gr.

Mêler le tout et faire prendre dans la journée au cheval, au bœuf.

Mêmes indications.

§ XVIII. — Analeptiques.

234° Provende.

Poudre de quinquina	5 gr.
Limaille de fer porphyrisée	1 gr.
Farine de féveroles	500 gr.
Baies de genièvre écrasées	30 gr.
Poivre noir en poudre	5 gr.
Farine de maïs	1,000 gr.

Donner au bœuf ou au cheval moitié le matin, moitié le soir. Au besoin, étendre dans de la farine ou du remoulage pour faire prendre.

Contre l'anémie, l'atonie, l'inapétence.

235° Autre.

Avoine écrasée...............................	6,000 gr.
Farine de maïs...............................	5,000 gr.
Farine d'orge	5,000 gr.
Sel de cuisine...............................	250 gr.
Poudre de camomille..........................	200 gr.
Baies de genièvre écrasées....................	500 gr.
Sel de nitre	100 gr.

Au besoin, ajouter comme condiment, pour faire manger le mélange, de la farine blanche.

Pour 100 bêtes à laine, contre la pourriture.

236° Autre.

Farine d'orge	500 gr.
Avoine concassée	1,000 gr.
Sel de cuisine	30 gr.

Au cheval, au bœuf, contre l'inapétence.

237° Autre.

Gland torréfié concassé	1,000 gr.
Farine d'orge	500 gr.
Sel de cuisine	50 gr.
Farine de féveroles..........................	3,000 gr.

Aux grands animaux affaiblis par des maladies graves ou par des privations, par des déperditions, par de longues fatigues.

238° Autre.

Féveroles concassées.........................	1,000 gr.
Chènevis.....................................	500 gr.
Sel de cuisine	30 gr.

Pour le cheval. Mêmes indications.

Continuer jusqu'au rétablissement des forces. On peut remplacer les féveroles par l'*orge* ou le *seigle*.

239° Autre.

Poudre de gentiane...............	10 gr.
Oxyde noir de fer...............	1 gr.
Farine de maïs..................	500 gr.
Eau de chaux...................	quantité suffisante.

Pour former des bols à faire prendre aux jeunes animaux, aux porcs, à la volaille; contre la maigreur, le rachitisme, l'étisie.

240° Autre.

Poudre de gentiane...............	5 gr.
Limaille de fer.................	1 gr.
Farine d'avoine.................	250 gr.
Chaux en poudre.................	1 gr.
Beurre.........................	quantité suffisante.

Pour former des bols. La graisse peut remplacer le beurre.

Au porc ; contre l'atonie, la maigreur, l'inapétence.

241° Lavement.

Farine de blé	250 gr.
Foin de bonne qualité, bien odorant........	500 gr.
Eau...............................	1,000 gr.

Verser l'eau bouillante sur le foin, laisser infuser, et décanter sur la farine déjà délayée dans l'eau tiède. En petits lavements, selon la taille des animaux. Le thé de foin peut être remplacé par une décoction de 300 grammes de son.

Pour soutenir les animaux qui n'avalent la nourriture que difficilement. Peut être donné en breuvage, en boissons.

242° Autre.

Farine............................	200 gr.
Sommités fleuries de plantes aromatiques...	50 gr.
Bouillon de matières animales.............	2 litres.

Verser le bouillon chaud sur les plantes aromatiques, laisser infuser et décanter sur la farine, remuer, donner en petits lavements.

Mêmes indications.

243° Autre.

Farine......................................	50 gr.
Œufs..	deux.
Lait frais..................................	500 gr.

Verser le lait chaud sur la farine déjà délayée dans un peu d'eau tiède, verser après refroidissement sur les œufs crus, remuer, administrer en petits lavements proportionnés à la taille des animaux.

Mêmes indications.

244° Autre.

Farine......................................	40 gr.
Œufs..	six.
Laudanum....................................	10 gr.
Lait..	500 gr.

Délayer la farine dans le lait tiède, y ajouter les œufs et le laudanum.

En petits lavements contre les maladies nerveuses, le tétanos.

245° Autre (de Bourgelat).

Lait..	2 litres.
Œufs..	quatre.

Délayer les œufs dans le lait tiède. Pour soutenir les animaux, dans les cas de tétanos, de vertige.

§ XIX. — Antiscorbutiques.

246° Décoction.

    Écorce de saule...........................   30 gr.
    Cresson de fontaine.......................   250 gr.
    Eau ....   250 gr.

Faire bouillir l'écorce dans l'eau, écraser le cresson et en exprimer le jus dans la décoction. A l'intérieur, aux petits animaux par deux, trois cuillerées ; en lavages, avec un linge, avec une seringue (en gargarismes).

Contre le scorbut, le saignement des gencives.

L'*écorce de chêne*, la *racine de bistorte*, le *quinquina*, peuvent remplacer l'écorce de saule et le *cochléaria* le cresson.

247° Vin.

    Cresson et cochléaria............. de chaque   30 gr.
    Vin .... 500 gr.

Écraser les plantes, les mettre avec le vin dans un flacon bouché et conserver. Administrer par cuillerées aux petits animaux, contre la débilité, l'anémie ; en gargarismes, contre le scorbut, le saignement des gencives.

248° Teinture.

    Cresson de fontaine et cochléaria.............   30 gr.
    Racine de raifort sauvage.....................   30 gr.
    Sel ammoniac..................................   1 gr.
    Eau-de-vie....................................   1 litre.

Écraser le cresson et le cochléaria, couper la racine en tranches minces, faire macérer dans l'eau-de-vie, passer et ajouter le sel ammoniac. Employer étendue d'eau.

Mêmes indications.

§ XX. — Sudorifiques.

249° BREUVAGE.

> Fleur de tilleul............................... 30 gr.
> Eau .... 250 gr.

Verser l'eau bouillante sur le tilleul, laisser infuser dans un vase couvert, décanter, administrer chaud.

Aux animaux qui ont reçu la pluie étant en sueur ; contre les courbatures, les frissons.

La *fleur de sureau*, les sommités fleuries des *plantes aromatiques* peuvent remplacer le tilleul.

250° AUTRE (vin aromatique).

> Vin... 250 gr.
> Sommités fleuries de sauge, de lavande....... 25 gr.
> Eau .... 750 gr.

Verser l'eau bouillante sur les plantes, laisser infuser, décanter, ajouter le vin et administrer.

Mêmes indications. Et à l'extérieur en lotions, comme vulnéraire.

251° AUTRE.

> Plantes aromatiques...................... 100 gr.
> Sel de nitre............................. 25 gr.
> Eau..................................... 2,000 gr.

Verser l'eau bouillante sur les plantes, laisser infuser, décanter et ajouter le sel et une poignée de farine.

Contre les courbatures, les frissons et les inflammations chroniques avec sécheresse de la peau.

252º Autre.

    Infusion aromatique............................. 1,000 gr.
    Ammoniaque. ....   1 gr.
    Alcool.......................................   2 gr.

Réunir l'ammoniaque à l'alcool, et verser le mélange dans l'infusion.

Contre les fortes courbatures avec frissons, sécheresse de la peau.

L'*ammoniaque* se donne souvent seule dans le vin, l'eau, les infusions, à titre de stimulant carminatif, aux doses de :

    10 à 50 gr..... pour le cheval et le bœuf.
     2 à 10 gr..... pour le porc et le mouton.
     5 à 10 gouttes pour le chien.

Les ruminants en supportent de plus fortes doses que les animaux à un seul estomac.

Le *carbonate d'ammoniaque* peut remplacer l'ammoniaque pour les usages internes ; moins actif, il peut être donné aux doses de :

    40 à 80 gr. pour les grands animaux.
    10 à 20 gr. pour le mouton et le porc.
     1 à 5 gr. pour le chien.

253º Électuaire.

    Fleur de soufre .... 5 gr.
    Camphre.......................................   1 gr.
    Sel ammoniac..................................   5 gr.

Humecter le camphre avec une goutte d'éther, le pulvériser, mêler les trois poudres et les incorporer dans de la *pâte* ou de l'*extrait de genièvre* ; faire prendre en plusieurs fois selon la taille des animaux. On peut remplacer la pâte par un morceau de pain ou de viande dans lequel on cache les poudres.

Au porc et au chien ; contre les affections organiques anciennes.

La fleur de soufre peut être remplacée par le *sulfure d'antimoine.*

La *fleur de soufre* se donne aux doses de :

> 30 à 60 gr. pour les grands animaux.
> 10 à 20 gr. pour le porc et le mouton.
> 5 à 10 gr. pour le chien.

Les ruminants en supportent de plus fortes doses que les animaux à un seul estomac.

254° Autre.

> Fleur de soufre.................... 30 gr.
> Sulfure d'antimoine............... 10 gr.
> Carbonate d'ammoniaque........... 5 gr.
> Graine de carvi pulvérisée,....... 15 gr.
> Extrait de genièvre............... quantité suffisante.

Pour faire deux bols à donner dans la matinée au cheval.

Contre les hydropisies, ou comme stimulant diaphorétique ; au cheval de course en entraînement.

255° Fumigation.

> Sommités fleuries de plantes aromatiques.. 1,000 gr.
> Eau .... 6,000 gr.

Faire bouillir l'eau, y plonger les plantes, et porter le tout sous le corps de l'animal enveloppé d'une ample couverture.

Contre la courbature, la pleurésie au début, etc.

256° Autre.

> Baies de genièvre .... une poignée.

Placer sous le corps de l'animal enveloppé d'une grande couverture, une bassinoire contenant des charbons allumés, et y jeter de temps en temps une pincée de baies de genièvre.

L'*encens* peut remplacer les baies de genièvre.

Mêmes indications.

§ XXI. — Cordiaux, stomachiques.

257° BREUVAGE.

> Sommités fleuries de menthe et de romarin, de chaque   20 gr.
> Vin .... 500 gr.
> Eau .... 500 gr.
> Miel .... 30 gr.

Verser l'eau bouillante sur les plantes, laisser infuser, décanter l'infusion sur le vin, y ajouter le miel et administrer.

Contre les indigestions et les digestions difficiles, contre les courbatures et les faiblesses par anémie.

Proportionner les doses à la taille des animaux.

La *menthe* et le *romarin* s'emploient aux doses de :

> 50 à 125 gr. pour le cheval et le bœuf.
> 30 à 50 gr. pour le porc et le mouton.
> 10 à 20 gr. pour le chien.

Le *thé de foin* peut remplacer l'infusion.

258° AUTRE.

> Eau-de-vie ....   1 décilitre.
> Eau............................... 1,000 gr.

Mêmes indications.

On remplace avec avanatge l'eau par une infusion aromatique. Le *cidre*, la *bière*, le *vin* se donnent souvent seuls, à la dose de 1 litre pour les grands animaux.

259º Autre.

Camomille romaine .... 30 gr.
Eau............................... 1,000 gr.
Eau-de-vie .... 1 décilitre.

Verser l'eau bouillante sur les plantes, laisser infuser, décanter, ajouter l'eau-de-vie.

Mêmes indications.

La *camomille* se donne aux doses de :

20 à 40 gr. au cheval et au bœuf.
5 à 15 gr. au porc et au mouton.
1 à 5 gr. au chien.

L'*armoise*, la *tanaisie*, la *germandrée*, peuvent remplacer la camomille, mais données à plus fortes doses.

L'*absinthe*, qui peut la remplacer aussi, se donne en poudre aux doses de :

30 à 60 gr. pour le cheval et le bœuf.
10 à 20 gr. pour le porc et le mouton.

Les sommités fleuries, en infusion, à doses plus fortes.

260º Provende.

Avoine concassée .... 1,000 gr.
Vin................................... 1 litre.
Poivre................................ 2 gr.
Farine................................ 200 gr.

Au cheval fringaleux, exténué.

Le *poivre* peut se donner aux doses de :

25 à 50 gr. au cheval et au bœuf.
5 à 15 gr. au mouton et au porc.
1 à 2 gr. au chien.

Les animaux ruminants en supportent de plus fortes doses que ceux à un seul estomac.

§ XXII. — Carminatifs.

261° BREUVAGE.

Semences chaudes.........................	40 gr.
Camphre........... ....,......	5 gr.
Éther.....................................	10 gr.
Eau	1,000 gr.

Verser l'eau bouillante sur les semences, laisser infuser, dissoudre le camphre dans l'éther, le réunir à l'infusion décantée, et administrer en une ou deux fois.

Contre les indigestions gazeuses des grands herbivores. Proportionner les doses à la taille des animaux.

Les *semences chaudes* (l'*anis*, le *carvi*, le *cumin*, le *fenouil*) se donnent aux doses de :

30 à 60 gr. pour le cheval et le bœuf.
10 à 15 gr. pour le porc et le mouton.
 5 à 10 gr. pour le chien.

262° AUTRE.

Sommités d'absinthe......................	50 gr.
Éther sulfurique.........................	30 gr.
Eau	1,000 gr.

Verser l'eau bouillante sur l'absinthe, laisser infuser, décanter, ajouter l'éther et administrer.

Mêmes indications.

L'*éther* s'administre souvent seul à titre de carminatif, de calmant, contre les indigestions, les coliques, les vives douleurs, dans l'eau ou dans une infusion, aux doses de :

25 à 125 gr. pour le cheval et le bœuf.
 5 à 25 gr. pour le porc et le mouton.
 1 à   5 gr. pour le chien.

263° Autre.

Semences chaudes.......................   20 gr.
Sel de nitre ....   10 gr.
Ammoniaque. ....   5 gr.
Eau .... 1,000 gr.

Verser l'eau bouillante sur les semences, laisser infuser, décanter sur le sel, ajouter l'alcali. Proportionner les doses à la taille des animaux.

Mêmes indications.

264° Autre.

Camomille romaine.......................   30 gr.
Sous-carbonate de soude ....   20 gr.
Sel de nitre.............................   5 gr.
Éther sulfurique.........................   10 gr.
Eau .... 1,000 gr.

Verser l'eau bouillante sur la camomille, laisser infuser, décanter sur le sel.

Mêmes indications.

265° Autre.

Camomille ....   30 gr.
Sulfate de soude........................   500 gr.
Carbonate de potasse....................   10 gr.
Eau .... 1,000 gr.

Verser l'eau bouillante sur la camomille, laisser infuser, décanter sur les sels.

Mêmes indications.

Les *cendres de bois* peuvent remplacer le carbonate de potasse, le carbonate de soude et l'ammoniaque.

266° Autre (Cambron).

Sulfate de soude........................   250 gr.
Aloès...................................   30 gr.
Ammoniaque.............................   15 gr.
Eau................................. 1,500 gr.

Dissoudre l'aloès dans une partie de l'eau, le délayer ensuite en versant le restant du liquide dans le mortier, ajouter l'ammoniaque.

Contre les indigestions qui reparaissent après les repas avec de légers météorismes.

§ XXIII. — Diffusibles.

267° BREUVAGE.

    Racine d'angélique......................... 30 gr.
    Alcool camphré .... 10 gr.
    Eau .... 500 gr.

Plonger la racine dans l'eau bouillante ; laisser un instant devant le feu ; décanter, ajouter l'alcool, administrer aux grands animaux.

Contre les maladies graves avec tendance à l'adynamie. Contre les affections charbonneuses, contre les effets des inoculations venimeuses.

La racine d'*impératoire*, la *camomille romaine* peuvent remplacer l'angélique.

268° AUTRE.

    Graine d'anis et graine de fenouil, de chaque   15 gr.
    Ammoniaque................................   5 gr.
    Eau .... 1,000 gr.

Verser l'eau bouillante sur les graines et laisser infuser ; après refroidissement, décanter, ajouter l'ammoniaque et administrer.

Mêmes indications.

Le *carbonate d'ammoniaque* peut remplacer l'ammoniaque.

269° Autre.

Camomille romaine	40 gr.
Éther sulfurique	50 gr.
Alcool	2 gr.
Eau	1,000 gr.

Verser l'eau bouillante sur les plantes, laisser infuser, décanter, ajouter l'éther et l'alcool. Administrer en deux fois.

Mêmes indications.

270° Autre.

Éther sulfurique	35 gr.
Camphre	5 gr.
Têtes de pavot	cinq.
Acétate d'ammoniaque	15 gr.
Eau	1,000 gr.

Faire bouillir les pavots dans l'eau, décanter sur l'acétate, faire dissoudre le camphre dans l'éther, et verser dans l'infusion. Administrer en plusieurs fois aux grands animaux.

Contre les maladies graves avec tendance à des phénomènes nerveux.

§ XXIV. — Antiputrides.

271° Breuvage.

Acétate d'ammoniaque	150 gr.
Racine d'angélique	30 gr.
Vin	500 gr.
Eau	500 gr.

Plonger l'angélique dans l'eau bouillante, laisser bouillir un instant, décanter sur le vin et l'acétate. En trois fois dans la journée. Proportionner les quantités à la taille des animaux.

Contre les fièvres de mauvaise nature, contre les effets des venins.

L'*acétate d'ammoniaque* ou *esprit de Mindérérus* se donne aux doses de

    100 à 200 gr. pour le cheval et le bœuf.
    20 à 60 gr. pour le mouton et le porc.
     5 à 15 gr. pour le chien.

272° AUTRE.

    Quinquina en poudre.........................   5 gr.
    Fleur d'arnica..............................   40 gr.
    Essence de térébenthine.....................   15 gr.
    Alcool phéniqué (285).......................   20 gr.
    Eau .... 1,000 gr.

Verser l'eau bouillante sur l'arnica, laisser infuser, décanter, ajouter au liquide les poudres, l'alcool phéniqué et l'essence de térébenthine ; en trois ou quatre fois dans la journée.

Mêmes indications.

L'*arnica* se donne aux doses de

    25 à 60 gr. pour les grands animaux.
    10 à 20 gr. pour le porc et le mouton.
     1 à 10 gr. pour le chien.

273° AUTRE.

    Huile phosphorée............................   20 gr.
    Ammoniaque..................................   2 gr.
    Eau-de-vie.................................. 100 gr.
    Infusion de menthe.......................... 500 gr.

Réunir les quatre substances ; agiter avant d'administrer.

Aux grands animaux contre les affections septiques et charbonneuses.

L'*huile phosphorée* se prépare avec phosphore 1 gr.,

huile grasse 100 gr., qu'on chauffe au bain-marie, dans un flacon plein jusqu'à la fusion du phosphore.

Elle se donne aux doses de

20 à 30 gr...... pour le cheval et le bœuf.
1 à 10 gr...... pour le porc et le mouton.
5 à 50 centigr. pour le chien.

274° Autre.

Camphre .... 15 gr.
Racine de gentiane........................... 30 gr.
Éther sulfurique .... 10 gr.
Eau .... 1,500 gr.

Faire dissoudre le camphre dans l'éther et le verser dans la décoction de gentiane préalablement préparée. Aux grands animaux en plusieurs fois dans la journée.

Contre les fièvres adynamiques.

Le *camphre* se donne aux doses de

10 à 30 gr......... au cheval et au bœuf.
3 à 10 gr......... au porc et au mouton.
25 centigr. à 2 gr. au chien.

275° Autre.

Ammoniaque............................... 5 gr.
Alcool camphré .... 10 gr.
Infusion de camomille .... 500 gr.

Réunir les trois liquides. Administrer dans la journée. Mêmes indications.

Le *vin* peut remplacer l'infusion, et le *sel ammoniac* l'ammoniaque.

276° Électuaire.

Poudre de gentiane........................... 15 gr.
Camphre..................................... 5 gr.
Éther sulfurique .... 1 gr.
Extrait de genièvre.......................... 50 gr.

Incorporer la poudre dans l'extrait, dissoudre le camphre dans l'éther et réunir le tout. Administrer au cheval dans la journée.

La *poudre de quinquina* peut remplacer avec avantage la poudre de gentiane.

Mêmes indications.

277° Bols.

      Camphre.......................... 1 gr.
      Poudre de gland torréfié.......... 20 gr.
      Sel ammoniac...................... 10 gr.
      Pâte de farine.................... quantité suffisante.

Pour faire trois ou quatre bols à donner au porc dans la journée.

La *graisse* peut remplacer la pâte.

Contre les affections charbonneuses, les fièvres adynamiques.

Proportionner les doses à la taille des malades.

Le *sel ammoniac* se donne aux doses de

      15 à 50 gr. pour le bœuf et le cheval.
      5 à 10 gr. pour le porc et le mouton.
      1 à 5 gr. pour le chien.

278° Autre.

      Poudre de quinquina............... 2 gr.
      Essence de térébenthine........... 2 gr.
      Camphre........................... 1 gr.
      Pâte.............................. quantité suffisante.

Pour former deux bols à donner au porc dans la journée.

Mêmes indications.

279° Lavement.

      Éther sulfurique................... 10 gr.
      Acétate d'ammoniaque............... 10 gr.
      Solution phéniquée (285)........... 2 gr.
      Eau tiède.......................... 1,000 gr.

Verser l'éther, l'acétate et la solution dans l'eau. Aux grands animaux en deux lavements.

Mêmes indications.

280° POUDRE.

Camphre....................................	2 gr.
Poudre de quinquina.........................	5 gr.
Charbon végétal.............................	5 gr.
Poudre de cantharides.......................	1 gr.
Sel ammoniac................................	2 gr.

Humecter le camphre avec une goutte d'éther, piler le sel et mêler les cinq substances en les triturant dans un mortier.

Répandre sur les plaies après l'ouverture des tumeurs charbonneuses; sur les ulcères fétides.

281° AUTRE.

Alun calciné pulvérisé......................	5 gr.
Poudre de coaltar (282).....................	10 gr.
Poudre de tan..............................	5 gr.

Réunir les trois substances.

Mêmes indications.

282° AUTRE.

Goudron minéral (coaltar) récent, fluide........	5 gr.
Plâtre fin.......................... de 100 à	150 gr.

Triturer en ajoutant progressivement le plâtre pour former une poudre homogène.

Mêmes indications.

Le charbon végétal peut très-avantageusement remplacer le plâtre :

Poudre de charbon de bois passée au tamis.	1,000 gr.
Coaltar fluide..............................	500 gr.

Faire couler le coaltar en petit filet sur 900 grammes

de charbon en triturant, passer à travers un crible métallique et diviser les grumeaux restés sur la toile avec les
100 grammes du charbon qui restent.

Mêmes indications.

« Le concours du charbon et du coaltar est nécessaire
pour fournir un désinfectant complet, propre au pansement des plaies de mauvaise nature. » (Magnes-Lahens.)

283° Autre.

    Chlorure de chaux .... 10 gr.
    Suie de cheminée tamisée......................   5 gr.
    Camphre en poudre ....   1 gr.

Mêmes indications.

284° Autre.

    Poudre de quinquina.......................... 10 gr.
    Charbon végétal en poudre.................... 15 gr.
    Sublimé corrosif pulvérisé....................   2 gr.
    Camphre......................................   1 gr.

Répandre sur les plaies charbonneuses dont la suppuration n'est pas bien établie.

285° Liqueur (alcool phéniqué).

    Acide phénique .... 50 gr.
    Alcool....................................... 50 gr.

Dissoudre l'acide dans l'alcool et conserver dans un
flacon.

Pour traiter les plaies après l'ouverture des tumeurs
charbonneuses ; pour panser la fourchette pourrie ; pour
cautériser les plaies venimeuses, les plaies virulentes.

286° Autre (eau phéniquée pour l'usage interne).

    Alcool phéniqué (285)................ de 15 à 20 gr.
    Eau .... 1,000 gr.

En breuvages, en lavements. L'acide phénique peut être

porté à 12, à 15 pour 1,000 d'eau, et l'eau phéniquée
peut être donnée aux doses de 50 à 1,000 grammes selon
la taille des animaux.

Contre les fièvres putrides, les affections charbonneuses.

287° Autre (eau phéniquée pour l'usage externe).

    Alcool phéniqué.................... de 30 à   60 gr.
    Eau .... 1,000 gr.

Pour laver les plaies fétides, les ulcères dans la cocotte. Pour toucher les plaies blafardes, traiter les affections parasitaires. Dans beaucoup de cas on peut se
servir de l'*acide phénique* du commerce à la dose de 30
à 50 grammes par litre d'eau. Ne pas traiter à la fois
toute la surface du corps d'un animal.

288° Autre.

    Chlorure de chaux........................   100 gr.
    Eau de pluie ou de rivière................. 1,000 gr.

Mettre l'eau et le chlorure dans un flacon bouché et
conserver pour l'usage. On peut renouveler l'eau plusieurs fois à mesure qu'elle est usée.

Pour panser les plaies, les fistules fétides ; pour injecter dans les cavités infectes ; pour laver des plaies
venimeuses et virulentes.

On peut remplacer le chlorure de chaux par une dissolution de *chlore*.

§ XXV. — Narcotiques.

289° Breuvage.

    Têtes de pavot,............................   cinq.
    Graine de lin.............................   10 gr.
    Eau .... 1,500 gr.

Faire bouillir la graine et les pavots dans l'eau.

Contre les gastrites, les entérites ; la décoction peut être donnée en lavements contre les diarrhées, les néphrites, les métrites, la péritonite, etc. En lotions contre les maladies externes douloureuses.

290° AUTRE.

Décoction de mauves......................	1 litre.
Laudanum de Rousseau.....	10 gr.
Camphre...................................	5 gr.
Jaune d'œuf...............................	un.

Pulvériser le camphre, le délayer dans l'œuf et dans la décoction, ajouter le laudanum, et administrer en deux fois au cheval.

Mêmes indications. Peut être donné en lavement. Contre les irritations nerveuses.

Le *laudanum de Rousseau* se donne aux doses de

10 à 20 gr. pour le cheval et le bœuf.
5 à 10 gr. pour le porc et le mouton.
1 à 5 gr. pour le chien.

291° AUTRE.

Extrait d'opium......................	5 gr.
Camphre..............................	10 gr.
Eau..................................	1,000 gr.

Humecter le camphre avec une goutte d'éther, le triturer avec l'extrait, le réunir à l'eau légèrement chauffée, et administrer en une ou deux fois aux grands animaux.

Mêmes indications.

L'*opium* se donne aux doses de

5 à 15 gr. .... au cheval et au bœuf.
1 à 5 gr...... au porc et au mouton.
5 à 50 centigr. au chien.

Les ruminants en supportent de plus fortes doses que

les solipèdes. L'extrait est facile à administrer et se donne à doses moindres.

292° AUTRE.

Laudanum......................................	10 gr.
Éther sulfurique	15 gr.
Camomille romaine	15 gr.
Eau...	1,500 gr.

Verser l'eau bouillante sur la camomille, décanter l'infusion, laisser refroidir, ajouter l'éther et le laudanum.

Peut être donné en petits lavements contre les coliques violentes.

293° AUTRE.

Laudanum.....................................	1 gr.
Infusion de tilleul...........................	125 gr.

Administrer en plusieurs fois au chien dans les vingt-quatre heures.

Contre les maladies nerveuses, contre la péritonite.

294° ELIXIR CALMANT.

Extrait de pavot indigène...................	40 gr.
Éther sulfurique	60 gr.
Alcool camphré	30 gr.
Aloès	20 gr.
Essence de térébenthine.....................	30 gr.
Vin	1,000 gr.

Réunir les six substances dans un flacon bouché et conserver. Administrer par verrées dans cinq ou six cents grammes d'infusion aromatique ou dans 75 centilitres de vin chaud.

Contre les coliques du cheval. Répéter dans la journée si les douleurs persistent.

295° Électuaire.

    Poudre de gomme arabique................. .... 30 gr.
    Opium divisé en petits morceaux .... 1 gr.
    Graisse ou beurre................ quantité suffisante.

Incorporer la gomme et l'opium dans la graisse. Administrer au chien en vingt-quatre heures.

Contre les affections douloureuses, les maladies nerveuses.

296° Autre.

    Camphre... 5 gr.
    Laudanum.. 5 gr.
    Absinthe en poudre............................ 15 gr.
    Extrait de genièvre............................. 50 gr.

Pulvériser le camphre après l'avoir humecté avec une goutte d'éther, incorporer ainsi que l'absinthe dans l'extrait de genièvre, ajouter le laudanum et mêler. Aux grands animaux.

Contre la fièvre ataxique.

297° Autre.

    Poudre de réglisse............................. 25 gr.
    Opium divisé en petits morceaux........... 5 gr.
    Miel... 50 gr.

Mêler, administrer en plusieurs fois. La mélasse peut remplacer le miel.

Contre les affections nerveuses graves.

298° Autre.

    Cyanure de potassium.................... 10 centigr.
    Laudanum .... 2 gr.
    Farine de blé............................... 50 gr.
    Extrait de genièvre .... 100 gr.

Mêler la farine à l'extrait, y ajouter le cyanure pulvérisé et le laudanum. Contre le tétanos, le vertige, les convulsions.

En plusieurs fois pour les petits animaux.

Le *cyanure de potassium* se donne aux doses de

1 à 5 gr....... pour le cheval et le bœuf.
5 à 10 centigr. pour le porc et le mouton.
1 à 5 centigr. pour le chien.

299° AUTRE.

Chloroforme............................... 15 gr.
Farine.................................... 50 gr.
Belladone en poudre....................... 5 gr.
Miel...................................... 200 gr.

Faire absorber le chloroforme par la farine et par la poudre de belladone et incorporer le tout dans le miel.

Donner en plusieurs fois aux petits animaux.

Mêmes indications.

Le *chloroforme* se donne aux doses de

10 à 15 gr..... pour le cheval et le bœuf.
1 à 10 gr..... pour le porc et le mouton.
1 à 50 centigr. pour le chien.

La *jusquiame* remplace à peu près la belladone aux mêmes doses.

300° AUTRE.

Poudre de ciguë .... 50 gr.
Mercure doux.............................. 3 gr.
Miel...................................... 50 gr.

Mêler intimement la ciguë au miel et y incorporer le mercure doux.

Contre les affections nerveuses.

La *ciguë sèche* se donne aux doses de

50 à 100 gr. au cheval et au bœuf.
20 à 50 gr. au porc et au mouton.
1 à 5 gr. au chien.

Le bœuf en supporte de plus fortes doses que le cheval.

301° Autre.

Poudre de digitale......................................	10 gr.
Scille maritime..	5 gr.
Extrait d'opium.......................................	5 gr.
Nitrate de potasse....................................	5 gr.
Extrait de genièvre...................................	50 gr.

Incorporer le tout dans l'extrait. Donner en vingt-quatre heures aux grands animaux.

Contre les fièvres graves.

302° Lavement.

Morelle noire et grande ciguë.... de chaque	50 gr.
Eau...	1,500 gr.

Faire bouillir les plantes, décanter.

Contre les entérites, les néphrites, les péritonites. Ce liquide peut être aussi employé en lotions, en fomentations.

La *jusquiame*, la *belladone*, la *petite ciguë*, la *phellandre*, peuvent remplacer la morelle.

303° Autre.

Éther sulfurique......................................	15 gr.
Laudanum..	10 gr.
Grande ciguë...	50 gr.
Eau...	1,000 gr.

Faire bouillir la ciguë dans l'eau, décanter, laisser refroidir, ajouter l'éther et le laudanum. Administrer en petits lavements.

Mêmes indications.

304° Autre.

Camphre... 4 gr.
Laudanum... 2 gr.
Eau.. 250 gr.

Humecter le camphre avec de l'éther, le pulvériser, le réunir au laudanum, verser dans l'eau tiède. En petits lavements.

Mêmes indications.

305° Gargarismes.

Cyanure de potassium..................... 15 centigr.
Éther sulfurique............................ 10 gr.
Fleur de tilleul............................ 30 gr.
Eau....................................... 250 gr.

Verser l'eau bouillante sur le tilleul, laisser infuser et décanter. Dissoudre le cyanure dans l'infusion. Injecter dans la bouche avec une seringue. Donner en petits lavements.

Contre le tétanos, le vertige.

306° Topique calmant.

Feuilles sèches de grande ciguë............. 50 gr.
Extrait d'opium............................ 5 gr.
Huile d'olives............................ 100 gr.

Laisser macérer pendant huit jours la ciguë dans l'huile à une douce température, passer ensuite, ajouter l'extrait.

Contre les maladies douloureuses de la peau, les contusions, etc.

307° Autre.

Cérat.. 30 gr.
Extrait d'opium...................................... 5 gr.

Mêmes indications.

308° AUTRE.

Chloroforme	100 gr.
Huile grasse	100 gr.
Ammoniaque	100 gr.
Alcool camphré	10 gr.
Térébenthine	50 gr.

Mêler intimement.

Contre les douleurs rhumatismales.

309° AUTRE.

Baume tranquille	30 gr.
Extrait d'opium	5 gr.
Collodion	50 gr.

Réunir les trois substances. Le baume tranquille s'emploie souvent seul.

Contre les affections douloureuses de la peau, les contusions, etc.

310° AUTRE.

Extrait d'opium	5 gr.
Onguent populeum	50 gr.

Mêmes indications.

311° CATAPLASME.

Feuilles de ciguë, de morelle noire.   quantité selon les besoins.

Faire cuire ces feuilles les écraser, et les appliquer à une température convenable sur la partie malade ; les y maintenir.

312° AUTRE.

Farine de lin	200 gr.
Décoction de plantes narcotiques (302).	quantité suffisante.

Réduire la farine en pâte.

Mêmes indications.

313° AUTRE.

Farine de lin .... 200 gr.
Laudanum...... .... 5 gr.
Eau tiède.................... quantité suffisante.

Réduire la farine en pâte et arroser avec le laudanum.

Mêmes indications.

314° AUTRE.

Farine de lin .... 200 gr.
Têtes de pavot............................... quatre.
Eau..................................... 800 gr.

Faire bouillir les têtes de pavot dans l'eau et avec la décoction délayer la farine.

Mêmes indications.

315° Autre.

Pommes de terre........................... 100 gr.
Laudanum....... .... 4 gr.

Faire cuire les pommes de terre à l'eau, les écraser sur un linge. Après refroidissement les arroser avec le laudanum, et appliquer le cataplasme.

Mêmes indications.

Les *carottes*, les *raves* et autres racines charnues peuvent remplacer la pomme de terre.

316° BAIN DE PIED.

Plantes narcotiques (302, 314)... deux fortes poignées.
Eau..................... quantité suffisante.

Faire bouillir les plantes dans l'eau et verser la décoction dans un vase étroit et profond pouvant recevoir la partie malade.

Contre le javart, le panaris, etc.

§ XXVI. — Antispasmodiques.

317° Breuvage.

Camphre..	15 gr.
Assa-fœtida...................................	20 gr.
Jaunes d'œufs.................................	deux.
Fleur de tilleul..............................	15 gr.
Eau...	1,000 gr.

Verser l'eau bouillante sur le tilleul, couvrir le vase, délayer le camphre dans les jaunes d'œufs, y ajouter l'assa-fœtida, triturer et réunir à l'infusion décantée.

Aux grands herbivores en deux fois dans la journée; pour les petits animaux diminuer les quantités.

Contre les maladies accompagnées de convulsions, contre le tétanos, le vertige, la danse de Saint-Guy, l'épilepsie, etc.

318° Autre.

Racine de valériane	4 gr.
Camphre......................................	20 centigr.
Jaune d'œuf...................................	un.
Laudanum.....................................	5 gouttes.
Eau..	250 gr.

Verser l'eau bouillante sur la valériane, laisser infuser. Délayer le camphre dans l'œuf et l'ajouter à l'infusion décantée. Réunir le tout et donner en trois fois au chien dans les vingt-quatre heures.

Mêmes indications.

319° Autre.

Racine de valériane	10 gr.
Éther sulfurique	2 gr.
Eau..	250 gr.

Verser l'eau bouillante sur la valériane, laisser infuser et refroidir ; ajouter l'éther. En plusieurs fois.

Mêmes indications.

La *valériane* se donne aux doses de

    60 à 120 gr. au cheval et au bœuf.
    10 à 40 gr. au porc et au mouton.
     1 à 10 gr. au chien.

320° Autre.

Poudre de noix vomique	10 milligr.
Fleurs de tilleul........................	10 gr.
Eau	200 gr.

Verser l'eau bouillante sur le tilleul. Laisser infuser, y mêler la noix vomique.

Au chien, contre les affections nerveuses, les paralysies.

La *noix vomique* en poudre peut être donnée aux doses de

    5 à 15 gr.......... aux grands animaux.
    5 centigr. à 3 gr. au porc et au mouton.
    5 à 10 milligr. .. au chien.

Les animaux à quatre estomacs en supportent de plus fortes doses que les monogastriques. L'extrait alcoolique en est très-actif. Il n'est donné qu'à la dose de 2 à 6 centigrammes aux grands animaux.

321° Autre.

Éther sulfurique......................	20 gr.
Camphre..............................	5 gr.
Œuf..................................	un.
Eau..................................	1,500 gr.
Têtes de pavot.......................	cinq.

Faire bouillir les pavots ; après le refroidissement, ajouter le camphre délayé dans l'œuf, verser l'éther.

Contre l'épilepsie, la danse de Saint-Guy, etc.

322° Électuaire.

Poudre de noix vomique...................	2 milligr.
Farine..........................	4 gr.
Extrait de genièvre......................	30 gr.

Faire une pâte molle pour le chien, le porc.

Mêmes indications.

On peut remplacer la pâte par du pain dans lequel on met la noix vomique.

323° Autre.

Poudre de valériane......................	5 gr.
Laudanum..........................	5 gr.
Miel..........................	30 gr.

Incorporer la poudre dans le miel, ajouter le laudanum.

On peut remplacer le miel par de la *pâte*, du *pain* ou de la *mélasse*.

Mêmes indications.

324° Autre.

Assa-fœtida..........................	2 gr.
Extrait d'opium......................	5 gr.
Extrait de genièvre......................	30 gr.

Incorporer l'assa-fœtida et l'extrait d'opium dans le miel. Pour le porc.

Mêmes indications.

L'*assa-fœtida* se donne aux doses de

30 à 60 gr...... au cheval et au bœuf.

5 à 20 gr. . ... au mouton et au porc.

15 à 90 centigr. au chien.

§ XXVII. — Béchiques.

325° BREUVAGE.

> Fleurs de bourrache............................ 15 gr.
> Eau .... 250 gr.

Verser l'eau bouillante sur les fleurs ; couvrir, laisser infuser, décanter. Administrer encore chaud. Édulcorer avec du miel ou couper avec du lait pour les petits animaux. Augmenter les quantités pour les grands animaux et assaisonner avec de la farine pour les herbivores.

Contre les rhumes, les bronchites.

Les fleurs de *bouillon blanc*, de *mauve*, de *guimauve*, de *coquelicot*, de *violette*, peuvent remplacer celles de la bourrache.

326° BOISSON.

> Fleurs de mauves .... 60 gr.
> Fleurs de tilleul......................... 50 gr.
> Eau...................................... 2,000 gr.

Faire infuser les fleurs dans l'eau bouillante, verser l'infusion dans cinq litres d'eau, et assaisonner avec de la farine pour les herbivores, avec du miel ou du sucre pour le chien.

Mêmes indications.

327° ÉLECTUAIRE (Béchique stimulant de Hayne).

> Sel ammoniac pulvérisé .... 15 gr.
> Poudre de baies de genièvre...... 30 gr.
> Farine............................ 50 gr.
> Eau............................... quantité suffisante.

Pour faire une pâte avec la farine ; incorporer les

poudres dans la pâte. Aux grands herbivores dans la journée.

Contre le catarrhe chronique des bronches.

§ XXVIII. — Contre-stimulants.

328° Breuvage.

Émétique en poudre...................... ..	10 gr.
Sel de nitre pilé......................	25 gr.
Sulfate de soude............................	100 gr.
Eau	1,000 gr

Dissoudre les sels dans l'eau.

Peut être donné en lavements.

Contre les affections pectorales.

L'*émétique* comme contre-stimulant se donne aux doses de

10 à 15 gr..... aux grands animaux.
 1 à 2 gr...... au porc et au mouton.
10 à 40 centigr. au chien.

329° Boisson.

Émétique en poudre.........................	15 gr.
Miel....................................	50 gr.
Graine de lin...........................	30 gr.
Eau....................................	2 litres.

Faire bouillir le lin, décanter, ajouter l'émétique et le miel. Verser dans un seau d'eau, faire boire dans la journée aux grands animaux.

Mêmes indications.

330° Électuaire.

Émétique en poudre...................... .	10 gr.
Poudre de digitale.........................	5 gr.
Sel de nitre pilé..........................	5 gr.
Miel....................................	200 gr.

Donner au bœuf le matin ; répéter le soir ; proportionner les doses à la force des animaux.

Mêmes indications.

331° Bol.

Émétique en poudre.....................	2 gr.
Nitrate de potasse pilé..................	10 gr.
Camphre...............................	1 gr.
Poudre de camomille...................	5 gr.

Mêler et introduire le mélange dans du pain ou de la
viande. Donner au porc en deux fois, la moitié le matin,
la moitié le soir.

Contre les embarras de la respiration.

332° Autre.

Chloroforme....................	15 gr.
Camphre........................	2 gr.
Farine de lin...................	50 gr.
Eau tiède.......................	quantité suffisante.

Dissoudre le camphre dans le chloroforme, mélanger
avec de la farine, ajouter l'eau nécessaire pour former
des bols ou un électuaire. A faire prendre dans la matinée aux grands herbivores.

Contre le vertige, les convulsions.

333° Autre (de Saunier).

Chloroforme....................... de 10 à	15 gr.
Poudre de guimauve..................	25 gr.
Miel...............................	250 gr.

Donner au cheval contre le vertige.

334° Autre.

Nitrate de potasse pilé.................	25 gr.
Sulfate de potasse....................	50 gr.
Camphre..............................	5 gr.
Poudre de digitale....................	5 gr.
Miel.................................	200 gr.

Humecter le camphre avec une goutte d'éther, le pulvériser, délayer les cinq substances dans le miel ; faire prendre dans la journée au cheval.

Contre les fièvres graves.

335° AUTRE.

Émétique en poudre.............	15 gr.
Sel de nitre...................	40 gr.
Farine de lin	100 gr.
Baies de genièvre écrasées.......	15 gr.
Eau...........................	quantité suffisante.

Former avec la farine une pâte dans laquelle on incorpore les autres substances ; faire six ou huit bols. Administrer aux grands animaux dans la journée.

Contre les affections de poitrine graves.

336° LAVEMENT.

Émétique en poudre..................	5 gr.
Poudre de digitale	5 gr.
Éther sulfurique	15 gr.
Sel de nitre	15 gr.
Poudre de ciguë	30 gr.
Eau................................	1,200 gr.

Faire fondre les sels dans l'eau, et y ajouter les poudres et l'éther. Au cheval en deux lavements ; aux autres animaux, proportionner les quantités à la taille.

Mêmes indications.

§ XXIX. — Expectorants.

337° ÉLECTUAIRE.

Kermès minéral.....................	15 gr.
Poudre de réglisse.................	50 gr.
Miel...............................	300 gr.

Incorporer la poudre dans le miel. Faire prendre dans la journée.

Contre les bronchites chroniques.

Le *kermès* se donne aux doses de

15 à 50 gr. pour le cheval et le bœuf.
5 à 10 gr. pour le mouton et le porc.
1 à 5 gr. pour le chien.

Le *soufre doré* d'antimoine, le *crocus metallorum*, même le *sulfure d'antimoine* bien lavé, peuvent remplacer le kermès.

338° AUTRE (de Héring).

Soufre doré d'antimoine........ ....   1 gr.
Ipécacuanha.... ....   2 gr.
Sucre .... 100 gr.

Mêler, diviser en huit parties à faire prendre en quatre jours, une le soir, une le matin; administrer au chien dans du pain ou du miel.

Mêmes indications.

339° AUTRE.

Kermès minéral................ ...   2 gr.
Farine .... 30 gr.
Graisse .... quantité suffisante.

Faire un bol dans lequel on renferme le kermès.

On peut donner le kermès dans du *pain* ou de la *viande*. Au porc.

Mêmes indications.

340° AUTRE.

Émétique ....   10 gr.
Farine ....   50 gr.
Miel...................................... 100 gr.

Incorporer l'émétique dans le miel et donner dans la journée au cheval.

Mêmes indications.

341° Autre.

Kermès minéral...............	30 gr.
Farine...........................	20 gr.
Poudre de gentiane....................	20 gr.
Miel..............................	200 gr.

Faire une pâte à donner dans la journée aux grands animaux.

Contre les maladies anciennes de la poitrine.

342° Autre.

Sulfure d'antimoine porphyrisé..............	30 gr.
Oxyde noir de fer......................	5 gr.
Extrait de genièvre	50 gr.

Même préparation. — Mêmes indications.

343° Potion (de Delafond).

Émétique .... de 25 à 50 centigr.
Lait tiède .... 2 décil.

Faites dissoudre l'émétique dans deux décilitres d'eau, ajoutez au lait, et administrez tiède. Le kermès, à la dose de 40 à 50 centigrammes, peut remplacer l'émétique.

Aux veaux, aux agneaux, et aux chiens au début de la maladie qui leur est propre.

344° Poudre.

Acide arsénieux pulvérisé	1 gr
Son et farine................. ..... de chaque 250 gr.

Donner au cheval dans un vase à fond uni, répéter pendant cinq, six jours en augmentant graduellement la dose s'il ne survient pas de contre-indications ; discontinuer au besoin pour reprendre quelque temps après.

Contre les vieilles maladies de poitrine, l'emphysème

du poumon, la pousse. Contre la pourriture du mouton.
Les doses de l'*arsenic* sont de

        2 à 8 gr. .... pour les grands herbivores.
        1 à 2 gr. .... pour le porc et le mouton.
        10 à 20 milligr. pour le chien.

Les monogastriques en supportent de plus fortes doses que les ruminants.

On a plusieurs fois administré au cheval dix et douze grammes d'arsenic par jour en poudre et pendant plusieurs jours sans accident. Dans ces cas, l'arsenic traverse le tube digestif comme un corps inerte. S'il était absorbé et il pourrait l'être, une aussi forte dose produirait des irritations, l'empoisonnement.

Pour obtenir avec certitude l'effet que l'on désire, il faut l'administrer en dissolution dans l'eau. Dans cet état les doses peuvent être de

        50 centigr. à 1 gr. pour les grands animaux.
        5 à 10 centigr.... pour le porc et le mouton.
        5 à 12 milligr.... pour le chien.

345° Boisson.

        Acide arsénieux............................   5 gr.
        Carbonate de potasse.......................   5 gr.
        Eau de pluie ou de rivière.................   1,000 gr.

Faire dissoudre l'arsenic et la potasse dans l'eau en chauffant le liquide, et administrer au cheval en dix ou douze jours dans la boisson. Cesser de temps en temps pour reprendre ensuite.

Mêmes indications.

§ XXX. — Sternutatoires.

346° Poudre.

Arnica en poudre	20 gr.
Tabac en poudre	10 gr.
Euphorbe en poudre	5 gr.
Sulfate de zinc pilé	1 gr.

Mêler les poudres, en insuffler sur la pituitaire pour produire des éternuments, de fortes expirations.

Contre les bronchites vermineuses.

347° Vinaigre sternutatoire.

Sulfate de zinc	30 gr.
Alun calciné	50 gr.
Sel de nitre	15 gr.
Sulfure d'antimoine	30 gr.
Poivre noir en poudre	25 gr.
Vinaigre de vin	1,000 gr.

Faire macérer les substances solides réduites en poudre de dix à quinze jours dans le vinaigre, passer à travers un linge fin, ajouter l'essence, conserver pour l'usage dans un vase fermé.

Aux bêtes à cornes par petites cuillerées dans le nez, la tête étant relevée ; au début de la péripneumonie contagieuse du gros bétail.

§ XXXI. — Utérins, obstétricaux.

348° Breuvage.

Sabine		60 gr.
Lavande, sauge	de chaque	25 gr.
Eau		1,000 gr.

Verser l'eau bouillante sur les plantes et laisser infuser.

Aux grandes femelles en une ou plusieurs fois, pour exciter les contractions expulsives de l'utérus. Contre la débilité de cet organe, quand la position du fœtus est bonne. Pour faciliter la délivrance.

Les doses de la *sabine* en poudre sont de

    15 à 60 gr. pour les grandes femelles.
     5 à 10 gr. pour la truie et la brebis.
     1 à 5 gr. pour la chienne.

349° AUTRE.

    Menthe, romarin..................... de chaque   15 gr.
    Sabine...   10 gr.
    Vin blanc..   500 gr.
    Eau..   500 gr.

Verser l'eau bouillante sur les plantes, laisser infuser, ajouter le vin, administrer.

Mêmes indications.

350° LAVEMENT.

    Sommités fleuries d'armoise.................   30 gr.
    Rue en poudre..............................   15 gr.
    Vin...   500 gr.
    Eau.. 1,000 gr.

Verser l'eau bouillante sur l'armoise, laisser infuser, décanter, ajouter la rue et le vin. En petits lavements.

Mêmes indications.

351° ÉLECTUAIRE.

    Poudre d'absinthe..........................   20 gr.
    Poudre de sabine...........................   10 gr.
    Pâte de consistance moyenne................   50 gr.

Incorporer les poudres dans la pâte. Pour les truies en plusieurs bols.

Mêmes indications.

La *rue* agit comme la sabine. Elle est moins active. En poudre elle se donne aux doses de

50 à 120 gr. pour la jument et la vache.
15 à 30 gr. pour la truie et la brebis.
 5 à 10 gr. pour la chienne.

352° BREUVAGE.

Seigle ergoté en poudre ... .   20 gr.
Rue sèche............................   50 gr
Eau ....   500 gr.
Vin................................. 1,000 gr.

Verser l'eau bouillante sur la rue, laisser infuser, décanter, ajouter le seigle ergoté et le vin, administrer en plusieurs fois. Proportionner la quantité à la taille des femelles.

Pour réveiller les contractions de l'utérus. N'employer le seigle ergoté que si la présentation du fœtus est bonne, si l'orifice de la matrice est complétement dilaté et si le bassin est bien conformé. Il peut être utile pour faciliter la délivrance, mais également quand aucun obstacle physique ne s'oppose à la sortie du délivre.

Les doses du *seigle ergoté* sont de

15 à 30 gr. pour les grands herbivores.
 5 à 10 gr. pour la brebis et la truie.
 1 à 5 gr. pour la chienne.

353° AUTRE.

Seigle ergoté en poudre....................   2 gr.
Vin.................................... 50 gr.

Mêler, administrer tiède à une chienne de taille moyenne.

Mêmes indications.

354° Bol.

>   Seigle ergoté en poudre............... .... 4 gr.
>   Pâte de consistance moyenne .... 50 gr.

Un morceau de pain, ou de viande, ou de graisse, peut remplacer la pâte. A la chienne, à la truie.

Mêmes indications.

§ XXXII. — Vermifuges.

355° Breuvage.

>   Huile empyreumatique...................... 30 gr.
>   Éther sulfurique .... 5 gr.
>   Jaunes d'œufs........................... deux.
>   Eau... 1,000 gr.

Délayer l'huile dans l'œuf, ajouter à l'eau et réunir l'éther à ce liquide. Aux grands animaux en deux fois. Agiter avant d'administrer. Peut être donné en lavements et appliqué en lotions.

Vermifuge et insecticide.

L'*huile empyreumatique* se donne aux doses de :

>   25 à 60 gr. aux grands animaux.
>   10 à 15 gr. au porc et au mouton.
>   1 à 3 gr. au chien.

Le bœuf en supporte de plus fortes doses que le cheval.

On la donne souvent seule dans l'eau, ou dans une infusion d'absinthe ou d'armoise.

356° Autre.

>   Essence de térébenthine................... 15 gr.
>   Aloès.................................... 5 gr.
>   Jaune d'œuf........................... un.
>   Eau... 1,000 gr.

Battre l'essence dans l'œuf, réunir à l'eau, agiter et donner en deux fois.

Contre les vers intestinaux.

357° Autre (de Delafond).

Essence de térébenthine	30 gr.
Jaunes d'œufs	deux.
Armoise	25 gr.
Eau	500 gr.

Verser de l'eau bouillante sur l'armoise, délayer l'œuf dans l'essence, réunir le tout et administrer.

Mêmes indications.

L'*essence de térébenthine* se donne aux doses de :

25 à 50 gr. aux grands herbivores.
5 à 10 gr. au porc et au mouton.
1 à 5 gr. au chien.

On l'administre souvent seule dans l'eau ou dans une infusion amère, aromatique.

358° Autre.

Goudron végétal	15 gr.
Huile grasse	50 gr.
Jaune d'œuf	un.
Eau	500 gr.

Délayer le goudron dans l'œuf, y ajouter l'huile, battre le tout, verser dans l'eau, agiter, administrer.

Mêmes indications.

S'emploie aussi à l'extérieur contre la gale.

Le *goudron* se donne aux doses de

15 à 30 gr. au cheval et au bœuf.
5 à 10 gr. au porc et au mouton.
1 à 5 gr. au chien.

Les *pyrogénés*, la *benzine*, l'*huile de pétrole*, l'*huile de cade*, peuvent remplacer le goudron, l'huile empyreu-

matique. On les administre dans l'eau ou dans une décoction amère.

La *benzine* se donne aux doses de

40 à 80 gr. aux grands herbivores.
10 à 40 gr. au porc et au mouton.
5 à 10 gr. au chien.

359° AUTRE.

Mousse de Corse............................. 30 gr.
Éther sulfurique .... 2 gr.
Eau... 250 gr.

Verser l'eau bouillante sur la mousse de Corse, décanter, ajouter l'éther, et administrer au chien en
fois dans la matinée.

Les doses de la *mousse de Corse* sont de

25 à 50 gr. pour les petits animaux.

360° AUTRE.

Cousso...................................... 10 gr.
Éther sulfurique .... 1 gr.
Eau... 125 gr.

Verser l'eau bouillante sur le cousso, laisser refroidir,
décanter, ajouter l'éther.

Au chien contre le ténia.

Le *cousso* se donne aux doses de

5 à 20 gr. pour le chien.

361° AUTRE.

Goudron .... 30 gr.
Acide arsénieux dissout .... 1 gr.
Éther sulfurique............................ 2 gr.
Eau... 1,000 gr.

Faire bouillir un instant l'arsenic, verser la solution
sur le goudron, ajouter l'éther, remuer; administrer au
cheval en deux fois.

Contre les larves d'œstre de l'estomac.

362° Autre.

Suie de cheminée...................... .   60 gr.
Laudanum..............................   5 gr.
Huile d'olives........................   400 gr.
Eau...................................   500 gr.

Faire bouillir la suie dans l'eau, décanter, ajouter
l'huile et le laudanum, agiter, administrer.

Contre les vers intestinaux.

La *suie* se donne aux doses de

50 à 120 gr. aux grands herbivores.
15 à   40 gr. au porc et au mouton.
 1 à   5 gr. au chien.

363° Autre.

Essence de térébenthine ...., ...   5 gr.
Huile empyreumatique.....................   4 gr.
Infusion d'absinthe ou d'armoise ....   125 gr.

Donner en une fois aux poulains, en deux fois au
chien.

Mêmes indications.

364° Autre.

Fougère mâle et écorce de grenadier, de chaque   15 gr.
Aloès...............................   50 centigr.
Eau ....   200 gr.

Faire bouillir la fougère et le grenadier dans l'eau,
décanter sur l'aloès en triturant; donner en deux fois.

Contre les vers intestinaux, le ténia spécialement.

Les doses de la *fougère* sont de

150 à 250 gr. pour les grands herbivores.
 30 à 60 gr. pour le porc et le mouton.
 15 à 30 gr. pour le chien.

Et celles de l'*écorce de grenadier* pour les mêmes animaux, de

  100 à 200 gr.
   25 à 50 gr.
   10 à 20 gr.

365° Électuaire.

Poudre de fougère mâle......................	10 gr.
Suie de cheminée passée au tamis...........	35 gr.
Huile empyreumatique	50 gr.

Ajouter de la farine si c'est nécessaire pour faire une pâte, faire prendre dans la matinée aux grands herbivores; pour les petits animaux, proportionner les quantités à la taille des malades.

Contre le ténia, contre les vers cylindriques.

366° Autre.

Mercure doux...............................	15 gr.
Extrait d'opium............................	5 centigr.
Poudre d'absinthe..........................	15 gr.
Extrait de genièvre........................	50 gr.

Ajouter de la farine, si c'est nécessaire pour faire une pâte; faire prendre un bol au porc dans la journée.

Mêmes indications.

367° Autre.

Mercure doux..............................	4 gr.
Poudre de grenadier.......................	10 gr.
Poudre d'aloès............................	4 gr.

Incorporer ces médicaments dans de la pâte ou les mettre dans du pain; faire prendre au porc à jeun.

Mêmes indications.

368° Lavement.

Huile empyreumatique....................	10 gr.
Tabac à fumer	120 gr.
Acide arsénieux dissout.................	10 centigr.
Eau	1,000 gr.

Faire infuser le tabac dans l'eau bouillante, décanter après refroidissement, ajouter l'huile et la solution arsénicale, donner en deux lavements aux grands animaux. Diminuer les quantités pour les petits.

L'*huile de cade*, la *benzine*, l'*essence de térébenthine* peuvent remplacer l'huile empyreumatique.

Contre les vers des gros intestins, contre les larves de l'œstre hémorrhoïdal.

369° FUMIGATIONS (de Tabourin).

Essence de térébenthine	30 gr.
Éther sulfurique	30 gr.
Goudron	125 gr.

Mêler et agiter en faisant arriver les émanations du mélange dans les fosses nasales.

Contre la bronchite vermineuse.

370° AUTRE.

Éther sulfurique	50 gr.
Essence de térébenthine	1 gr.

Injecter le mélange par cuillerées dans les voies respiratoires après avoir relevé la tête des malades (Cruzel).

Contre les bronchites vermineuses.

371° AUTRE.

Éther sulfurique	20 gr.
Acide phénique alcoolisé	20 gr.

Mêler et faire parvenir les vapeurs dans les voies respiratoires.

Mêmes indications.

L'acide *phénique brut* peut remplacer l'acide phénique alcoolisé.

§ XXXIII. — Antipsoriques.

372° POMMADE.

    Fleur de soufre.......................... 20 gr
    Axonge................................... 60 gr.

Mêler par trituration.
Contre la gale récente.

373° AUTRE.

    Fleur de soufre.......................... 20 gr.
    Essence de térebenthine.................. 5 gr.
    Axonge................................... 60 gr.

Même préparation. — Mêmes indications.

374° AUTRE.

    Sulfure de potasse en poudre............. 25 gr.
    Axonge................................... 100 gr.

Même préparation. — Mêmes indications.

375° AUTRE.

    Acide arsénieux pulvérisé................ 5 gr.
    Fleur de soufre.......................... 5 gr.
    Axonge................................... 50 gr.

Contre les gales rebelles, les dégénérescences de la
peau; employer sur de petites surfaces à la fois.

376° AUTRE.

    Pommade mercurielle (192)................ 10 gr.
    Fleur de soufre.......................... 10 gr.
    Axonge................................... 20 gr.

Mêler la pommade à la graisse, ajouter le soufre.
Mêmes indications.

377° Autre.

Mercure doux	15 gr.
Fleur de soufre	10 gr.
Axonge	50 gr.

Incorporer le mercure doux et le soufre dans l'axonge.
Mêmes indications.

378° Autre.

Benzine	gr.
Fleur de soufre	5 gr.
Axonge	0 gr.

Incorporer ces trois substances par trituration.
Mêmes indications.

379° Autre.

Goudron	10 gr.
Fleur de soufre	5 gr.
Axonge	50 gr.

Même préparation. — Mêmes indications.

380° Autre (de Delafond).

| Goudron | 60 gr. |
| Acide arsénieux en poudre | 2 gr. |

Incorporer l'arsenic dans le goudron.
Contre les gales rebelles.

381° Autre.

Créosote	10 gr.
Fleur de soufre	5 gr.
Axonge	50 gr.

Mêler par trituration. — Mêmes indications.

382° Autre.

Huile de cade	25 gr.
Fleur de soufre	20 gr.
Axonge	20 gr.

Même préparation. — Mêmes indications.

383° Autre.

Poudre d'ellébore noir	5 gr.
Fleur de soufre	5 gr.
Axonge	20 gr.

Même préparation. — Mêmes indications.

384° Liniment (de Vatel).

Savon vert	100 gr.
Sulfure de potasse en poudre	25 gr.

Mêler et étendre sur les parties malades.
Mêmes indications.

385° Autre.

Huile de cade	5 gr.
Essence de térébenthine	20 gr.

L'huile de cade est souvent employée seule.
Mêmes indications.

386° Autre.

Huile de cade	5 gr.
Huile douce ordinaire	20 gr.

Mêmes indications.

387° Autre.

Benzine	25 gr.
Huile de lin de 5 à	20 gr.

On peut remplacer la benzine par la *créosote*.
Mêmes indications.

388° Décoction.

Racine d'ellébore noir	50 gr.
Eau	1,000 gr.

Faire bouillir la racine dans l'eau, frotter les parties

malades avec la décoction refroidie. On peut remplacer la racine desséchée par 100 grammes de racine fraîche.

Insecticide employé contre les poux et les gales récentes.

La graine de *staphisaigre*, la *racine d'ellébore blanc* peuvent remplacer l'hellébore noir. L'ellébore blanc (*veratrum album*) est fort employé dans le Midi sous le nom de *varaire* contre les affections psoriques.

389° Autre.

Tabac à fumer	100 gr.
Eau	1,000 gr.

Faire bouillir un instant, laisser refroidir, décanter, employer en lotions.

Mêmes indications.

Les feuilles sèches naturelles de tabac peuvent remplacer le tabac à fumer.

390° Autre.

Racine d'hellébore noir	20 gr.
Tabac à fumer	30 gr.
Sublimé corrosif	2 gr.
Essence de térébenthine	15 gr.
Eau	1,500 gr.

Faire bouillir le tabac et l'hellébore, décanter sur le sublimé, faire dissoudre ce dernier, ajouter l'essence.

Insecticide très-actif.

391° Solution.

Jus de tabac des manufactures	100 gr.
Eau	200 gr.

Le jus de tabac peut être employé pur ; mais il ne faudrait pas l'appliquer sur une large surface du corps le même jour.

Les bergers guérissent la gale locale de leurs moutons avec leur salive fortement imprégnée du jus d'une pincée de tabac.

392° Autre.

    Goudron végétal.......................... 20 gr.
    Eau .... 100 gr.

Mêler dans un vase couvert, remuer de temps en temps pendant huit jours, décanter et employer.
Contre les gales récentes.

393° Autre.

    Créosote................................. 4 gr.
    Eau .... 100 gr.

Contre les dartres, les vieux ulcères, les écoulements fétides de l'oreille des chiens, les plaies articulaires.

394° Autre.

    Acide arsénieux pulvérisé................ 15 gr.
    Carbonate de potasse..................... 5 gr.
    Eau de pluie ou de rivière............... 500 gr.

Traiter par l'ébullition jusqu'à la dissolution de l'arsenic, employer avec précaution, sur de petites surfaces à la fois.
Puissant antipsorique, insecticide actif.

395° Autre.

    Sublimé corrosif......................... 1 gr.
    Alcool................................... 10 gr.
    Eau .... 500 gr.

Faire dissoudre le sublimé dans l'alcool et mêler à l'eau.
Contre les acares, les poux, les ricins, etc.

396° Autre.

    Sulfure de potasse pulvérisé...... 15 gr.
    Acide sulfurique.................. quelques gouttes.
    Eau de pluie ou de rivière........ 100 gr.

Délayer le sulfure dans l'eau, ajouter l'acide.
Contre les gales récentes, les dartres.

397° Bain.

Sulfure de potasse pulvérisé	500 gr.
Colle de Flandre	250 gr.
Eau	100 litres.

Délayer le sulfure dans l'eau portée à une température convenable, ajouter la colle préalablement fondue dans l'eau, et y plonger les petits animaux dont la gale est générale. Les y laisser un instant.

398° Autre (bain de Tessier pour le mouton).

Acide arsénieux pulvérisé	1 kilogr.
Sulfate de fer	10 kilogr.
Eau de pluie ou de rivière	100 litres.

Faire bouillir l'arsenic jusqu'à dissolution et ajouter le sulfate de fer au liquide tiède; proportionner les quantités au nombre et à la taille des animaux. On a proposé de remplacer le sulfate de fer par l'alun afin de ne pas tacher la laine des moutons; mais comme les animaux doivent être tondus, cette substitution est peu importante et peut entraîner des accidents.

Les personnes chargées de tremper les moutons dans le bain, doivent mettre des gants imperméables s'il y a un grand nombre d'animaux à baigner, surtout si elles ont des ulcérations aux mains.

§ XXXIV. — Contre-poisons.

399° Breuvage.

Magnésie calcinée	60 gr.
Eau de pluie ou de rivière	1,000 gr.

Délayer la magnésie dans l'eau et administrer en plusieurs fois avec ou sans sucre.

Contre l'empoisonnement par les acides.

La *craie*, le *carbonate de magnésie*, les *carbonates de soude* et *de potasse* peuvent remplacer la magnésie calcinée.

400° Autre.

    Cendres de bois non flotté............ deux poignées.
    Eau de pluie ou de rivière............ 1,000 gr.

Verser l'eau bouillante sur les cendres, remuer, décanter et administrer.

Au besoin la *chaux éteinte* pourrait remplacer les cendres.

Mêmes indications.

401° Autre.

    Essence de térébenthine ....   5 gr.
    Eau .... 125 gr.
    Farine....................................... 10 gr.

Délayer la farine dans une goutte d'eau, la réduire ensuite à l'état de colle claire avec l'eau chaude, y ajouter l'essence, agiter, administrer tiède.

Contre l'empoisonnement par le phosphore.

402° Autre.

    Sulfure de potasse...........   10 gr.
    Vinaigre ....   une cuillerée à café.
    Eau de pluie ou de rivière..... 1,000 gr.

Pulvériser le sulfure, verser l'eau dans le mortier en remuant, ajouter le vinaigre et administrer en breuvages et en lavements.

Contre les empoisonnements par les composés métalliques.

Les doses du *sulfure de potasse* sont de :

5 à 15 gr...... pour les grands herbivores.
1 à 5 gr...... pour le porc et le mouton.
10 à 15 centigr. pour le chien.

403° AUTRE.

Peroxyde de fer récemment préparé........   100 gr.
Eau sucrée................................. 1,000 gr.

Délayer l'oxyde dans l'eau et administrer en plusieurs fois.

Contre l'empoisonnement par l'arsenic.

404ª AUTRE.

Blanc d'œuf...............................   un.
Eau.......................................   125 gr.
Sucre.....................................   20 gr.

Faire fondre le sucre dans l'eau, délayer l'œuf dans le liquide et administrer.

Contre les empoisonnements par le sublimé corrosif, par des composés de zinc, de fer, d'étain, de cuivre.

405° AUTRE.

Sous-carbonate de soude ....   30 gr.
Eau ....   250 gr.
Sucre ....   30 gr.

Faire dissoudre le sel dans l'eau sucrée, administrer.

Contre l'empoisonnement par les sels de zinc, de fer, de cuivre.

Le *carbonate de potasse* décompose les sels solubles de ces métaux comme le carbonate de soude.

406° AUTRE.

Sulfate de magnésie.......................   50 gr.
Eau sucrée................................   250 gr.

Faire dissoudre le sel et administrer.

Contre les empoisonnements par les sels de plomb, de baryte.

Le *sulfate de potasse* et le *sulfate de soude* peuvent remplacer le sulfate de magnésie.

407° Autre.

Camphre..	15 gr.
Jaune d'œuf...................................	un.
Eau	1,000 gr.
Racine de guimauve...........................	30 gr.

Faire bouillir la guimauve, délayer le camphre dans l'œuf, mêler et administrer en plusieurs fois en breuvages et en petits lavements; une dissolution de *gomme*, de *sucre*, de *fécule*, peut remplacer la décoction de guimauve.

Contre les empoisonnements par les cantharides.

408° Autre.

Éther sulfurique...................... de 1 à	3 gr.
Laudanum.................. de 25 centigr. à	1 gr.
Eau	150 gr.

Mêler, administrer en breuvages et en petits lavements; proportionner les quantités à la taille des animaux.

Contre les empoisonnements par la noix vomique.

409° Autre.

Solution de chlore.......................	une cuillerée.
Eau	125 gr.

Contre l'empoisonnement par l'acide hydrocyanique et par les cyanures.

410° Autre.

Chlorure de chaux....................	30 gr.
Acide sulfurique....................	quelques gouttes.
Eau	250 gr.

Délayer le chlorure dans l'eau, ajouter l'acide, laisser reposer un instant, administrer le liquide limpide.

Mêmes indications.

411° Autre.

      Sulfate de fer........................... 2 gr.
      Eau de pluie ou de rivière.................. 125 gr.

Faire dissoudre et administrer.

Mêmes indications.

TABLE DES MATIÈRES.

Médecine vétérinaire rurale.

Formulaire du village.

TABLE ALPHABÉTIQUE.

Paris. — Imprimerie Paul Dupont, rue Jean-Jacques-Rousseau, 41

www.ingramcontent.com/pod-product-compliance
Lightning Source LLC
LaVergne TN
LVHW021924060726
842528LV00001B/73